Angststörungen im Alter

# Angststörungen im Alter

von
Sigrun Schmidt-Traub

HOGREFE
GÖTTINGEN · BERN · WIEN · PARIS · OXFORD · PRAG · TORONTO
CAMBRIDGE, MA · AMSTERDAM · KOPENHAGEN · STOCKHOLM

*Dr. rer. pol., Dipl.-Psych., Dipl.-Soz. Sigrun Schmidt-Traub,* geb. 1942. Studium der Psychologie und Soziologie in Tübingen, Hamburg, Berlin, Frankfurt a. M. und an der Yale University in New Haven (USA). 1974 Promotion. Ausbildung in Verhaltens-, Gesprächspsycho- und Hypnotherapie. Seit 1974 eigene psychotherapeutische Praxis und Lehrtätigkeit an Universitäten. Seit 1989 Dozentin und Supervisorin an verschiedenen Ausbildungsinstituten für Klinische Verhaltenstherapie.



**Bibliografische Information der Deutschen Nationalbibliothek**

Die Deutsche Nationalbibliothek verzeichnet diese Publikation in der Deutschen Nationalbibliografie; detaillierte bibliografische Daten sind im Internet über http://dnb.d-nb.de abrufbar.


Göttingen · Bern · Wien · Paris · Oxford · Prag · Toronto
Cambridge, MA · Amsterdam · Kopenhagen · Stockholm
Rohnsweg 25, 37085 Göttingen

**http://www.hogrefe.de**
Aktuelle Informationen · Weitere Titel zum Thema · Ergänzende Materialien



---

Umschlagabbildung: Sigrun Schmidt-Traub, Berlin
Satz: ARThür Grafik-Design & Kunst, Weimar
Gesamtherstellung: Hubert & Co, Göttingen
Printed in Germany
Auf säurefreiem Papier gedruckt

ISBN 978-3-8017-2328-6

*Für Solveig und Henner*

# Inhaltsverzeichnis

# Einführung

Der Bedarf an Psychotherapie für internalisierende Störungen nimmt infolge steigender Lebenserwartung zu. Die meisten Psychotherapeuten[1] haben jedoch wenig Erfahrung mit Patienten über 65 Jahren. Weil für das Verständnis von Angst im Alter und für eine wirkungsvolle Angstbehandlung die Kenntnis von interdisziplinären Befunden zu den Besonderheiten des Alters unerlässlich ist, sind in diesem Buch *zwei thematische Schwerpunkte* gesetzt: *Altern* und *Diagnostik und Therapie von Angststörungen im Alter*.

Altern ist ein komplizierter Prozess, bei dem biologische, psychologische, soziologische und kulturelle Aspekte eine Rolle spielen. Der bekannte Altersforscher, Paul B. Baltes, hat das Altern als „ein körperliches, soziales und geistiges Phänomen" bezeichnet. Er widmete sich vor allem dem Studium der Wechselwirkungen zwischen zunehmender Erfahrung und dem fortschreitenden Verlust von körperlicher und kognitiver Leistungsfähigkeit (Gruss, 2007).

In Deutschland beginnt das Alter gewöhnlich mit dem Ausscheiden aus dem Arbeitsprozess. Eigentlich werden Menschen aber erst dann als alt erlebt, wenn sie Ausfälle haben und bestimmten Tätigkeiten nicht mehr nachgehen können. Obwohl Senioren heute jünger, vitaler und leistungsfähiger sind als noch vor ein bis zwei Generationen und in Deutschland seit 1916 ein gesetzliches Renteneintrittsalter von 65 Jahren gilt, lag das faktische Renteneintrittsalter, das auf der Basis von Alter und verminderter Erwerbsfähigkeit errechnet wird, lange Zeit bei 61 Jahren (BMFSFJ, 2006). Mittlerweile ist es wieder auf 63 Jahre angestiegen (BMFSFJ, 2010).

Die meisten jüngeren Menschen haben ein eher negatives Bild vom Alter. Sie nehmen an, Altern gehe mit körperlichen Erkrankungen und Behinderung einher, die zu Einbußen im Aktivitätsniveau und Selbstwertgefühl führen. Besondere Fähigkeiten und Stärken trauen sie zumindest hochbetagten Senioren kaum mehr zu. Kulturell verbreitete Vorstellungen vom Alter beeinflussen darüber hinaus nicht nur die Einstellungen von Sozialpolitikern und professionellen Helfern beim Umgang mit betagten Personen, sondern auch die Einstellungen von vielen älteren Menschen zu sich selbst.

Dieses Bild beginnt jedoch zu bröckeln, denn die Potenziale von älteren Menschen sind sehr ungleich verteilt. Die Dauer von Gebrechlichkeit steigt keineswegs mehr automatisch mit dem Alter. Infolge verbesserter Gesundheit wird der Tod hinausgeschoben und der körperliche und geistige Verfall nach hinten verlagert (Vaupel, 2010). Zudem gibt es nicht *das* Alter, *den* Alterungsprozess und *den* alten Menschen (BMFSFJ, 2006); vielmehr nimmt die Heterogenität im Alter eher zu.

Das bestätigen gerontologische Untersuchungen, etwa die schon etwas ältere, aber besonders umsichtig durchgeführte, faktenreiche Berliner Altersstudie (Mayer & Baltes, 1996). Völlig unerwartet für die Untersucher der Studie war z. B. das Ergebnis, dass sich die meisten 70- bis 103-jährigen Untersuchungsteilnehmer, auch die ganz hochbetagten,

1 Anmerkung: Der einfacheren Lesbarkeit halber wurde im gesamten Text auf die gleichzeitige Nennung der femininen und maskulinen Form (Therapeut/Therapeutin bzw. Patient/Patientin) verzichtet.

mit ihrem Leben durchaus zufrieden gaben, obgleich es einer ganzen Reihe von ihnen objektiv schlecht ging. In der Mehrheit fühlten sie sich in ihrer Selbsteinschätzung sogar gesünder und unabhängiger als ihre Peers und zeigten sich erfreut darüber, dass sie noch selbstständig über ihr Leben bestimmen konnten. Gesundheitliche Probleme, insbesondere körperliche und sensorische Einschränkungen, wurden allerdings für die Befragten mit zunehmendem Alter immer bedeutungsvoller.

Gut 23 % der untersuchten Senioren hatten eine psychiatrische Störung nach DSM-III-R. Bedauerlicherweise fehlen differenzierte Angaben zum Vorkommen von spezifischen Angststörungen. Angst wird ohnehin im Alter viel zu selten diagnostiziert. Es hat den Anschein, als würden Depressionen und Demenzen in der Gerontopsychiatrie die Aufmerksamkeit für Angststörungen dämpfen. Dabei gehören Ängste zu den besonders häufig vorkommenden Störungen im Alter.

Die Ergebnisse der Berliner Altersstudie und anderer Untersuchungen haben zum Wandel in der Einschätzung von Einbußen im Alter beigetragen. In vielen Altersstudien wird darauf hingewiesen, dass es bei alten und sehr alten Menschen noch ungenutzte Ressourcen und Gestaltungsmöglichkeiten gibt und dass sich einige Beeinträchtigungen im Alter aufheben, vermindern oder aufschieben lassen. Alte Menschen werden durchaus für therapierbar gehalten, sind aber derzeit mit Psychotherapie unterversorgt.

Um Psychotherapeuten den Zugang zur Diagnostik und Behandlung von Angststörungen bei älteren Patienten zu erleichtern, wird im ersten Teil des Buches auf wichtige Ergebnisse der gerontologischen und geriatrischen Forschung eingegangen. Gerontologie oder Altersforschung ist die Wissenschaft, die sich mit den körperlichen, seelischen und sozialen Aspekten des Alters auseinandersetzt. Geriatrie ist die Lehre von den Krankheiten alternder Menschen und ihrer Behandlung. Damit alte und sehr alte Patienten angemessen und wirkungsvoll behandelt werden können, sollten Psychotherapeuten Kenntnisse über die häufigsten körperlichen und geistig-degenerativen Erkrankungen im Alter haben. Sie müssen sich auch sachkundig machen, welche Medikamente eingenommen werden und wie erwünschte und unerwünschte Wirkungen aussehen. Nicht selten kommt es zu Interaktionen mit psychischen Symptomen. Bei der diagnostischen Einschätzung von Angststörungen im Alter ist aber nicht nur auf körperliche und mentale Veränderungen, Verluste und Erkrankungen (Multimorbidität) zu achten, sondern auch auf Ressourcen und Stärken der Betroffenen, die in die Zielanalyse und Therapieplanung einzubauen sind.

Angstpatienten, die eine Alzheimer-Erkrankung oder eine andere Form von Demenz im fortgeschrittenen Stadium haben, können bei den Darstellungen in diesem Buch nicht berücksichtigt werden, weil mir psychotherapeutische Erfahrungen mit ihnen fehlen. Ältere Patienten mit milderen kognitiven Einschränkungen lassen sich hingegen in ähnlicher Weise behandeln, wie Angstpatienten ohne kognitive Einschränkungen.

Einstellungen und Erwartungen von älteren Menschen können die Diagnostik und Behandlung von Angststörungen erschweren. Viele Ältere empfinden es als Schande, psychisch auffällig zu sein. Deshalb verheimlichen sie ihre Angstsymptome und Depressionen oft den Angehörigen und dem Hausarzt gegenüber und beschränken sich auf die Schilderung von körperlichen Beschwerden. Manche fürchten sich davor, als Hypochonder zu gelten. Einige haben Angst, nach der Diagnose von psychischen Störungen in ihrer Unabhängigkeit eingeschränkt zu werden. Andere erliegen dem Irrtum, ihre psychischen Probleme ließen sich nicht behandeln. Am Ende ist es erschreckend, zu sehen, wie wenig ältere Menschen psychotherapeutische Behandlung in Anspruch nehmen.

Umgekehrt sind aber auch in Fachkreisen unangemessene Erwartungen und Haltungen gegenüber älteren Patienten verbreitet. Ganz konträr zur internationalen Befundlage von Lernleistungen im hohen Alter, glauben die meisten Psychotherapeuten, ältere und erst recht hochbetagte Menschen würden nicht mehr genügend auf Psychotherapie ansprechen und halten deshalb den Hausarzt oder Gerontopsychiater für den geeigneten Ansprechpartner. Wie noch zu zeigen sein wird, widersprechen diese Erwartungen den Ergebnissen der gerontologischen und geriatrischen Forschung. Ältere Menschen erweisen sich durchaus als lern- und psychotherapiefähig. Selbst im sehr hohen Alter profitieren sie noch von motorischen und kognitiven Trainingsprogrammen.

## Zu den Themen des Buches

In Kapitel 1 werden die allgemeinen Lebensbedingungen, Problemlagen und Ressourcen von älteren Menschen im Lichte interdisziplinärer Forschung dargestellt, um interessierten Psychotherapeuten Informationen für die Analyse der Problemlagen von älteren Patienten zu geben. Beleuchtet wird der Alterungsprozess, aber auch die subjektive Sicht des Alterns und der individuelle und gesellschaftliche Umgang mit alten und hochbetagten Menschen. Angesichts des dramatischen demografischen Wandels ist Alter(n) heute mit einer Vielfalt von Themen verbunden.

Im Kapitel 2 wird auf internalisierende Störungen, in den Kapiteln 3 bis 7 speziell auf die *diagnostischen* und *therapeutischen* Besonderheiten der einzelnen Angststörungen und in Kapitel 8 auf Depressionen im Alter eingegangen. Die Wirksamkeit von kognitiver Verhaltenstherapie bei der Behandlung von Angststörungen ist wissenschaftlich gut belegt. In allen Altersgruppen gilt kognitive Verhaltenstherapie als Behandlungsmethode der Wahl bei Angststörungen. Wenn auch komorbide körperliche Gebrechen und Depressionen den differenzialdiagnostischen Blick häufig trüben und das therapeutische Vorgehen erschweren, machen ältere Patienten, die unter Angststörungen leiden, mit kognitiver Verhaltenstherapie fast vergleichbar gute Fortschritte wie jüngere Patienten.

Die einzelnen Angststörungen werden in der Reihenfolge ihrer Auftretenshäufigkeit im Alter dargestellt und mit etlichen Beispielen abgerundet. Generalisierte Angststörung (GAS) kommt bei Senioren am häufigsten vor. Angst und Depression treten bei älteren Patienten oft gemeinsam auf, wie zahlreiche Fallbeispiele zeigen, wobei Depressionen häufig die sekundäre Störung sind. Unter anderem ist Angst ein Risikofaktor für Depression. Risikofaktoren für Angst sind Gebrechlichkeit, körperliche und kognitive Erkrankungen und Funktionseinschränkungen. Um gute und nachhaltige Therapieergebnisse bei betagten Patienten zu erreichen, ist eine genaue Differenzialdiagnostik ebenso wie das Zuschneiden der therapeutischen Vorgehensweisen auf die psychischen, kognitiven und körperlichen Beschwerden des einzelnen Patienten von besonderer Bedeutung.

Angesichts der häufigen Komorbidität von Angst und Depression bei älteren Patienten ist ein flexibleres, störungsübergreifendes und umfassendes Therapiekonzept für die

Behandlung von internalisierenden Störungen sinnvoll, bei dem auch altersbezogene Probleme und Ressourcen berücksichtigt werden. Die meisten älteren Menschen verfügen über genügend mentale Reserven, die durch Üben und Lernen aktiviert werden können.

Der Diagnoseprozess und die empathische Erläuterung einer psychischen Störung können sich bereits entlastend auf ältere Patienten auswirken und ihre Therapiemotivation stärken. Evidenzbasierte Vorgehensweisen bei der Angstbehandlung, eine gute interdisziplinäre Zusammenarbeit und regelmäßige Rücksprachen mit Angehörigen führen in vielen Fällen zu erstaunlich guten therapeutischen Ergebnissen.

# 1 Alter und Altern aus psychotherapeutischer Perspektive

„Gott gebe mir den Mut, die Dinge zu verändern, die ich ändern kann,
die Gelassenheit, die Dinge zu akzeptieren, die ich nicht ändern kann,
und die Weisheit, das eine von dem anderen zu unterscheiden."
*(Friedrich Christoph Oetinger, 1702–1782)*

Unter *Alter* wird vor allem das Ergebnis des Älterwerdens im gesellschaftlichen Rahmen verstanden, unter dem Begriff *Altern* der Alterungsprozess und die sich verändernden Bedingungen, die mit dem Älterwerden einhergehen. Das Wort „alt" stammt aus dem indogermanischen Wortstamm „al", bedeutet „wachsen" und „reifen" und legt nahe, dass der Alterungsprozess oder das Altern ein natürlicher Wachstums- und Reifungsprozess ist.

Inzwischen ist bekannt, dass der physiologische Vorgang des Alterns auf der zellulären Ebene beginnt und durch kombinierte Wirkung von äußeren Bedingungen und zelleigenen genetischen Faktoren vorangetrieben wird (Behl & Moosmann, 2008). Experten vermuten, dass dabei eine Vielzahl von Genen mit kleinen Wirkungen im Spiel ist. Zwillingsstudien zufolge dürfte etwa ein Viertel der Variation in der *Langlebigkeit* auf genetischen Unterschieden beruhen, 10 % auf den Lebensbedingungen der ersten Lebensjahre und 65 % auf verschiedenartigen Bedingungen im weiteren Lebensverlauf (Vaupel & Kistowski, 2007). Einfluss auf das Altern nehmen komplexe Faktoren, wie Sozialisationsbedingungen und Persönlichkeitsentwicklung, Schulbildung und sozialer Status, Gesundheitsverhalten und Ernährung, objektiver und subjektiver Gesundheitszustand.

Selbst im hohen Alter wirken sich die Lebensbedingungen und der Lebensstil nachweislich auf die Lebensdauer aus. Eindrucksvoll demonstrieren das Erfahrungen aus den früheren beiden deutschen Staaten. In der DDR war das Sterberisiko stets höher als in der BRD. Nach der Wiedervereinigung (1989 bis 1990) sank die Altersmortalität in den neuen Bundesländern auf das Niveau der alten Länder. An erster Stelle wurde dafür die bessere medizinische Versorgung von hochbetagten Menschen in den neuen Bundesländern verantwortlich gemacht (Maier & Scholz, 2003). Offensichtlich ist es niemals zu spät, um einiges für die Gesundheit zu tun. Selbst wenn erst im Alter damit begonnen wird, kann das, was hochbetagte Menschen für ihre Gesundheit tun, ihr Leben noch verlängern.

In jeder Gesellschaft werden Altersgrenzen festgesetzt und Senioren bekommen bestimmte soziale Rollen als Leitbilder zugeschrieben. Diese Leitbilder beeinflussen nicht nur das Bild, das sich andere von alternden Menschen machen (Fremdbild) und mit entsprechenden Erwartungen verbinden, sondern auch wie alternde Personen sich selbst sehen (Selbstbild) und wie sie ihr Leben im Alter leben wollen. Das ist ein wichtiges Thema für die Psychotherapie.

Das Altern über die gesamte Lebensspanne hinweg wird in der gerontologischen Forschung durch unterschiedliche *Zeitfenster* betrachtet:

- In der internationalen Altersforschung findet man am häufigsten die Lebensspanne in *vier Altersphasen* unterteilt (Baltes, 2007; Staudinger & Baumert, 2007; Westerhof &

Tulle, 2008): Die ersten beiden stehen für Kindheit/Jugend und das Erwachsenenalter bis zur Rente. Mit dem Rentenalter beginnt das *dritte Alter* (65 bis 75 oder 80 Jahre), gefolgt vom *vierten Alter* (der Hochbetagten über 75, heute eher über 80 Jahre). Jedem Alter lassen sich spezifische Leitvorstellungen, Lebensformen und Fähigkeiten zuordnen. Infolge ihrer im Lebenslauf gewonnenen Fertigkeiten sind Menschen im dritten Alter, wenn sie noch weitgehend gesund sind, zu einer selbstständigen Lebensführung und einer Fülle von Aktivitäten fähig. Medizinisch-technologische Entwicklungen und vermehrte Lern- und Bildungsangebote haben dazu beigetragen, die Vitalität älterer Menschen zu steigern, weshalb sich die guten Jahre des Alters vermehren. Folglich verschiebt sich das dritte Alter auch um mindestens 5 Jahre nach oben (auf 80 Jahre und mehr). Die heutigen 70- bis 75-Jährigen sind körperlich und geistig genauso fit wie die 60- bis 65-Jährigen vor etwa 30 Jahren (Baltes, 2007; Staudinger & Baumert, 2007).
Im vierten Alter nehmen Krankheiten, Behinderung, einschließlich Bewegungs- und Verhaltenseinschränkungen zu. Hochaltrige werden einerseits schwächer und gebrechlicher und reagieren vulnerabler auf Stress und Veränderungen im Leben. Andererseits verfügen sie über mehr Lebenserfahrung, emotionale Intelligenz, Wissen und oft noch über gute Sprachfähigkeiten.

- In der gerontologischen Literatur wird außerdem zwischen *normalem Altern* (altersspezifische Einbußen an körperlichen und psychischen Funktionen), *pathologischem Altern* (stärkeres Auftreten von Erkrankungen, Beeinträchtigungen und geringerer Lebenserwartung) und *optimalem Altern* (hohes Maß an Eigenständigkeit, Aktivität und Lebenszufriedenheit) unterschieden (Forstmeier & Maercker, 2008; Heuft, Kruse & Radebold, 2005). Optimales Altern wird gehäuft im dritten Lebensalter bei Personen beobachtet, die nun im Ruhestand weniger Verpflichtungen haben und ihren Handlungsspielraum stärker an ihren persönlichen Lebenszielen ausrichten können. Das dritte Alter ist folglich für die meisten Senioren eine angenehme Lebensphase, die viele Freizeit- und Lernmöglichkeiten und eine besinnlichere Lebensführung gestattet. In dieser Lebensphase sind sie häufig offen für neue Ideen, setzen sich konkrete Lebensziele und beginnen neue Vorhaben.
- In der klinischen Praxis wird schließlich noch zwischen dem *kalendarischen, biologischen* und *gefühlten Alter* unterschieden. Sie stimmen keineswegs immer überein. Selbst wenn sich bei manchen alten Menschen infolge der abnehmenden körperlichen und psychischen Spannkraft die Lebensqualität verringert, lässt sich bei denjenigen, die eine wohlwollende Sicht des Alterns haben, eine Diskrepanz zwischen dem gefühlten, subjektiven und dem tatsächlichen kalendarischen Alter feststellen (Heuft et al., 2005; Kleinspehn-Ammerlahn, Kotter-Grün & Smith, 2008; Mayer & Baltes, 1996). Noch über viele Jahre hinweg, bis 80 oder 85 Jahre, fühlen sich viele Senioren jünger, psychisch und physisch gesünder und mit ihrem Leben zufriedener. Im Allgemeinen hält dies solange an, bis es zu chronischer Erkrankung kommt.

Fast alle Menschen wollen alt werden, aber nicht alt sein, denn Altern wird in den Industriegesellschaften, insbesondere in der Arbeitswelt, eher negativ bewertet. Ältere Menschen gelten als weniger leistungsfähig und werden für hilfsbedürftig, gebrechlich und leidend gehalten. In den Augen mancher Angehöriger sind sie sogar regelrecht lästig. Nüchtern betrachtet wird der Alterungsprozess aber als abnehmende Fruchtbarkeit, Bewegungs- und Kognitionsfähigkeit und als Abbau körperlicher Funktionen definiert. Begleitet wird er von einer Zunahme an altersbedingten Krankheiten, meist sind es kardiovaskuläre Erkrankungen, Krebs und Demenzen (Antebi, 2007).

Vermutlich rufen solche *negativen Altersstereotype* bei nicht wenigen Senioren den Drang hervor, sich mit Jüngeren und Leistungsstärkeren zu messen und zu identifizieren, um das Wohlbefinden und Selbstwertgefühl zu steigern. Getrieben von der Angst vor dem Älterwerden versuchen viele Männer und Frauen, ihr körperliches Aussehen aufzufrischen, um jünger und kompetenter zu erscheinen. Sie färben sich die Haare, kleiden sich modisch bewusst und farbenfroh und machen Sport, um fit und schlank zu bleiben. Manchmal treibt der Schönheitskult jedoch aberwitzige Blüten: Männer wie Frauen unterziehen sich kosmetischen Prozeduren, Haartransplantationen und Schönheitsoperationen, lassen sich Butox-Spritzen und Hormonersatztherapie geben oder steigen in teure Luxuslimousinen, um sich zur Schau zu stellen. Zunehmend werden ältere Menschen in der Werbung abgebildet, denn die Wirtschaft hat die Senioren als neue Konsumentengruppe entdeckt: Vielleicht lässt der einseitige Jugendwahn dadurch ein wenig nach.

Selbstverständlich entziehen sich zahlreiche alternde Menschen dem Druck, Jugendlichkeit um jeden Preis zu bewahren, denn das Altern bietet ihnen noch viele andere Perspektiven, die ihr Leben bereichern – Teilhabe am gesellschaftlichen Leben, Autonomie in der Lebensführung, eine breite Palette von Lebensstilen und die Bereitschaft, sich aktiv für sinnvolle Dinge einzusetzen. Das dritte Lebensalter erscheint dafür die ideale Lebensphase zu sein, um seine persönliche Identität zu entfalten. Vielseitige Beschäftigungen tragen nicht nur zur Sinngebung und zum Selbstwert bei, sondern auch zur Stärkung der Gesundheit und zur Erhaltung der Plastizität des Gehirns.

Viele Fragen gilt es noch zu beantworten: Was führt zum Alterungsprozess? Kann die Lebensführung auf die Verringerung von Krankheitsrisiken Einfluss nehmen? Können Psychotherapeuten dazu beitragen, das Altern zu erleichtern? Eine Fülle von Faktoren, wie körperlich-biologische, kognitiv-emotionale, soziale und gesellschaftliche, beeinflussen das Altern und auf diese wird nun im Weiteren eingegangen.

## 1.1 Körperlich-biologische Veränderungen im Alter

Altern ist ein schicksalhaftes Geschehen, dem sich, wie jeder weiß, keiner entziehen kann. Die *Lebenserwartung* nimmt in den Industrienationen um etwa drei Monate pro Jahr zu und ist innerhalb der letzten 150 Jahre um 40 Jahre gestiegen. Die Hauptgründe für die höhere Lebenserwartung sind verbesserte Lebensbedingungen, wachsender wirtschaftlicher Wohlstand, medizinisch-wissenschaftlicher Fortschritt und eine hochwertige Gesundheitsversorgung (Vaupel & Kistowski, 2007).

Männer in Deutschland werden heute durchschnittlich 76, Frauen 82 Jahre alt (Baudisch, 2007). Über 10 000 Deutsche pro Jahr erreichen mittlerweile das Alter von 100 Jahren und mehr, insbesondere Frauen. Mit 80 Jahren kommen in Deutschland drei Frauen auf zwei Männer und mit 100 Jahren sogar sechs Frauen auf einen Mann (Vaupel, 2010). Noch älter werden die Menschen in Japan, Frankreich und Schweden. Der Anteil der über 65-Jährigen an der deutschen Gesamtbevölkerung beträgt derzeit 18 %. Dieser Anteil soll bis 2050 auf 32 % ansteigen. Die europäischen Durchschnittszahlen liegen bei 16 % bzw. 30 % (Kocka, 2008).

### 1.1.1 Verlängerung der Lebenserwartung

Der Anstieg der Lebenserwartung von alternden Menschen zwischen 60 und 85 Jahren geht, wie bereits gezeigt wurde, mit mehr Lebenskraft und Vitalität einher. Gleichzeitig treten mehr körperliche und degenerative Erkrankungen, insbesondere bei den hochbetagten 85-Jährigen und älteren, auf (Ho, Wagner & Eckstein, 2008). (In Deutschland gibt es immer noch keine Facharztausbildung für Geriatrie.) Da viele Krankheiten erst im höheren Alter beginnen, ist Alter ein hoher Risikofaktor für Erkrankung. Die meisten Erkrankungen im dritten und vierten Alter haben eine starke erbliche Komponente und die Mehrzahl der psychischen und körperlichen Symptome, die bei Menschen in jungen Jahren entstehen, gehen im Verlaufe des Lebens in andere Erkrankungen über: So können spontane Panikattacken oder Migräne bei jungen Leuten im Alter zu Depressionen führen oder das Übergewicht eines Jugendlichen zu Diabetes mellitus (Holsboer, 2007).

Die Frage, *warum und wie Menschen altern*, macht einen *Blick auf die genetische Ebene notwendig:* Menschen altern nicht gleich oder gleich schnell. Mindestens drei Einflussgrößen sind bekannt:

- Das Altern wird vor allem als Folgeerscheinung der *allmählichen Schädigung des genetischen Materials* gesehen. So ist die Akkumulation von Oxidantien im Verlaufe der Zeit ein wichtiger biochemischer Mechanismus des Alterns (Behl & Hartl, 2007). Gene tragen die Bauanleitung für Bestandteile, die die Folgen von *oxidativem Stress* und die Alterungsprozesse der Zelle reduzieren. Zellen des Organismus halten ihre Fähigkeit aufrecht, oxidierende Stoffe zu neutralisieren, indem sie Vorräte an oxidierenden Stoffen lagern. (Oxidativer Stress liegt dann vor, wenn es zu einem Ungleichgewicht zwischen verschiedenen Stoffen und Sauerstoffradikalen kommt und die Entgiftungsfunktion der Zelle überfordert ist. Zelluläre Schäden sind die Folge.) Einige der Gene tragen aber auch das ganze Leben dazu bei, Schäden im Erbmaterial zu beheben und freie Radikale zu verringern. (Freie Radikale sind kurzlebige, aggressive sauerstoffhaltige Verbindungen: Sie fördern die Entstehung von kanzerogenen und anderen schweren Krankheiten.) Antioxidative Moleküle, wie z. B. das Vitamin E, können die zerstörerische Wirkung der Sauerstoffradikalen auffangen und somit das oxidative Alterssignal abschwächen.
- Ein weiteres Merkmal des Alterns ist die zum Teil genetisch vorgegebene *Zunahme von schadhaften Enzymen in Verbindung mit neurodegenerativen Erkrankungen*, wie Alzheimer (vgl. S. 30 und S. 159), Parkinson oder Huntington. Diese Krankheiten zeichnen sich durch eine Anhäufung von fehl gefalteten Proteinen aus (Behl & Hartl, 2007).
- Schließlich ist der *Verlust der Telomere* mit den damit einhergehenden *DNA-Schäden* wahrscheinlich von ausschlaggebender Bedeutung für die Schädigung von Organen und für das Altern des Organismus (Ho et al., 2008). Chromosomen sind Träger der Gene und der DNA im Zellkern und Telomere die Schutzkappen am Ende der Chromosomen. Telomere werden von dem Enzym Telomerase gebildet. Im Verlaufe des Lebens verändern sich Telomere allmählich. So kommt es an Haut- und Geschlechts-

zellen, Krebs- und körpereigenen Stammzellen mit zunehmendem Alter zu einem vermehrten Verlust an Telomeren. Bei jeder Teilung einer gesunden Zelle werden die Telomere und damit die Chromosomen um ein winziges Stück gekürzt. Wird bei dem allmählichen Schrumpfungsprozess der Telomere eine Mindestgröße unterschritten, teilt sich die Zelle nicht mehr und stirbt ab. Auf diese Weise altern Zellen (Greider & Blackburn, 1989).

**Merke:**

Manche genetische Defekte können in interindividuell unterschiedlichem Ausmaß von der genetischen Ausstattung alternder Menschen identifiziert und repariert werden. Vermutlich besteht ein Zusammenhang zwischen der genetischen Reparaturkapazität des Individuums und seiner Lebenserwartung. Des Weiteren modulieren Umwelteinflüsse und Lebensführung die Genexpression. Zu den *Umwelteinflüssen*, die Reparaturmechanismen schwächen, gehören UV-Strahlung, toxische Einflüsse und Hitzeschocks. Während körperliches und kognitives Training ebenso wie Kalorienentzug das Leben nachweislich verlängern, verkürzen Alkohol- und Nikotinmissbrauch, Übergewicht und Bewegungsmangel sowie andere schädliche Faktoren der *Lebensführung* die Lebensdauer (Dichgans, 2008).

### 1.1.2 Körperlicher Abbau und körperliche Erkrankungen

Zum alterstypischen *körperlichen Abbau*, der meist zwischen dem 80. und 85. Lebensjahr spürbar einsetzt, gehören die Schwächung von Vitalität, Organfunktionen, Muskeln und Bindegewebe, die Steigerung der Blutdruck- und Cholesterinwerte und das Nachlassen der Sinnesfunktionen (Linsentrübung, Schwerhörigkeit, Gleichgewichtsprobleme). Die *interindividuellen Unterschiede sind erheblich* und lassen sich mit zahlreichen Faktoren erklären, z. B. mit der genetischen Ausstattung, Risikobelastung im ersten, zweiten, dritten und vierten Alter, sportlichen Aktivität in früheren Jahren, sozialen Integration, Bildung, gesunden Ernährung, hygienischen Lebensführung, wirtschaftlichen Lage, aber auch mit früheren Erkrankungen, der medizinischen Versorgung und Teilnahme an Vorsorgemaßnahmen (Forstmeier & Maercker, 2008; Heuft et al., 2005; Mayer & Baltes, 1996).

Die an der urbanen Westberliner Untersuchungspopulation gewonnenen Ergebnisse der *Berliner Altersstudie* (Mayer & Baltes, 1996) lassen sich wohl nicht ohne Weiteres auf alle alten Menschen in Deutschland übertragen. Aber sie enthalten eine Fülle von wichtigen Hinweisen für das Altern, vor allem für Menschen im sehr hohen Alter, und sie stellen einen bedeutsamen Bezugsrahmen dar. Psychotherapeuten, die mit älteren Patienten arbeiten wollen, finden viele hilfreiche Informationen darin.

Zur engeren Untersuchungsgruppe der Berliner Altersstudie gehörten 516 Personen im Alter von 70 bis 103 Jahren. Derart hochbetagte Menschen sind in anderen Altersstudien nur selten berücksichtigt worden. Teilgruppen wurden nach Alter und Geschlecht geschichtet, um besonders für die Gruppe der sehr alten Menschen statistisch aussagekräftige Vergleiche vornehmen zu können: In jeder Altersgruppe (70 bis 74, 75 bis 79, 80 bis 84, 85 bis 89, 90 bis 94 und 95+ Jahre) wurde die gleiche Anzahl von Männern und

Frauen untersucht. Weil Altern und Alter wechselseitig von physischen, psychischen, sozialen und institutionellen Phänomenen beeinflusst wird, wurden *interdisziplinär* (von Soziologen, Psychologen, Psychiatern, Internisten und Geriatern) in allen Teilgruppen sowohl objektive als auch subjektive Beschwerden und Ressourcen erhoben. Jeder Untersuchungsteilnehmer wurde in 14 Sitzungen von jeweils 1 ½ Stunden Dauer, von denen die meisten bei ihm zu Hause stattfanden, gründlich untersucht.

Ein umfassendes Bild des *objektiven Diagnosespektrums der körperlichen Erkrankungen* ergaben internistisch-geriatrische Untersuchungen, subjektive Einschätzungen der Gesundheit, erhobene Funktionseinschränkungen und medikamentöse Behandlungen. Bei 96 % der untersuchten 70- bis 103-Jährigen wurde mindestens eine und bei 30 % fünf und mehr mittel bis schwere internistische Krankheiten (Herzkreislauferkrankungen, Fettstoffwechselstörungen), neurologische (degenerative zerebrale Veränderungen der Arterien) oder orthopädische Erkrankungen (Rücken-, Gelenk- und Knochen-) festgestellt. Lebensbedrohliche Krankheiten, wie koronare Herzerkrankungen oder Herzinsuffizienz, wurden bei gut einem Drittel der Untersuchten diagnostiziert. Im Vergleich zu nur 6 % der übrigen Untersuchungsteilnehmer verstarben 20 % dieser kardiologisch erkrankten Untersuchungsteilnehmer innerhalb von 28 Monaten nach Beendigung der körperlichen Untersuchungen. Das kardiovaskuläre Risiko bei den 70- bis 84-Jährigen war wesentlich höher als bei den 85-Jährigen und Älteren. Erklärt wurde dieses Phänomen mit selektiver Mortalität (Steinhagen-Thiessen & Borchelt, 1996). Bei den hochbetagten Untersuchungsteilnehmern (85 Jahre und älter) war ein Drittel chronisch krank – die meisten dement.

Erkrankungen waren für die Untersuchungsteilnehmer von ganz unterschiedlicher objektiver und subjektiver Bedeutung. *Subjektiv* wurden bei 49 % der Untersuchten *Schmerzen* aufgrund von Erkrankungen des Bewegungsapparates – Arthrosen (Gelenkverschleiß), Osteoporose (Knochenschwund) und Dorsopathien (Wirbelsäulenleiden) – als besonders beschwerlich erlebt und nicht etwa die lebensgefährlichen Herz-Kreislauferkrankungen. Alte Frauen litten besonders häufig an Erkrankungen des Bewegungsapparates. Die *Selbsteinschätzung* der gesundheitlichen Verfassung fiel bei der Mehrzahl der untersuchten alten und sehr alten Menschen optimistischer aus als es die objektive körperliche Beeinträchtigung vermuten ließ. 29 % der 70- bis 103-Jährigen schätzten ihre Gesundheit als gut bis sehr gut ein und 38 % als befriedigend. Lediglich 33 % hielten ihre gesundheitliche Verfassung für nur ausreichend (19 %) oder mangelhaft (14 %). Die Frage nach der Einschätzung der eigenen körperlichen Gesundheit im Vergleich zu der von Peers beantwortete die Mehrheit (62 %) mit besser oder viel besser bzw. gleich gut (18 %). Lediglich 10 % hielten ihre Gesundheit für schlechter oder viel schlechter als die von Gleichaltrigen (Borchelt et al., 1996).

Hinsichtlich der gesundheitlichen Verfassung brachte die Berliner Altersstudie einige *Geschlechtsunterschiede* zutage: Frauen haben zwar eine entschieden höhere Lebenserwartung als Männer. In einigen Aspekten ist ihr körperlicher Gesundheitszustand jedoch im hohen Alter schlechter. Frauen leben zwar durchschnittlich länger, dafür aber nicht besser, denn sie leiden vermehrt unter multiplen chronischen Krankheiten, insbesondere unter Herz-Kreislauf-Erkrankungen. Frauen erreichen häufiger ein hohes Alter, dafür haben sie aber mehr Behinderungen und funktionelle Einschränkungen als die wenigen Männer, die so alt werden (M. M. Baltes et al., 1996; Steinhagen-Thiessen & Borchelt, 1996).

In einem Alters-Survey (Dittmann-Kohli, Bode & Westerhof, 2001) zeigten *jüngere Erwachsene* im Alter von 40 bis 46 Jahren deutlich *mehr Angst und Sorge vor nachlassender Gesundheit* als 70- bis 86-Jährige, obgleich sie faktisch einen wesentlich besseren Gesundheitszustand hatten. Bei den jüngeren Personen war die Erwartungsangst vor schrecklichen Entwicklungen und Abbauerscheinungen, die sie im hohen Alter treffen könnten, wesentlich größer als bei den alternden Untersuchungsteilnehmern (vgl. Berliner Altersstudie, Mayer & Baltes, 1996).

### 1.1.3 Medikamentöse Behandlung und Krankheitsmanagement

92 % der Untersuchungsteilnehmer der Berliner Altersstudie erhielten mindestens ein Medikament, 24 % fünf oder mehr. Wie sich herausstellte, nahmen unter Vernachlässigung der Selbstmedikation 28 % der gesamten Untersuchungspopulation ein nicht indiziertes, kontraindiziertes oder prinzipiell ungeeignetes Medikament ein. Das betraf vor allem Psychopharmaka (3 %), Magen-Darm-Präparate (2 %) und Diuretika oder Wassertabletten (2 %). Bei 24 % lag eine *Untermedikation* vor, insbesondere bei Bluthochdruck, Fettstoffwechselstörungen, Herzinsuffizienz und Diabetes (Steinhagen-Thiessen & Borchelt, 1996). Individuelle Symptome und pathologische Laborbefunde ließen sich öfters auf *unerwünschte Arzneimittelwirkungen* zurückführen (Borchelt et al., 1996).

**Merke:**

Alte Menschen nehmen mehr Medikamente und auch noch unregelmäßiger und vorschriftswidriger ein als jede andere Bevölkerungsgruppe (Bosworth & Ayotte, 2009). Medikamentöse Behandlung im Alter und die Qualität der Verschreibung ist demnach ein vordringliches Problem. Neben Medikamenten sollten auch andere Behandlungsformen, wie diätische und physikalische Therapie oder Physio- und Ergotherapie, in Betracht gezogen werden.

Von Patienten mit chronischen Krankheiten wird in der Regel erwartet, dass sie ihre Medikamenteneinnahme selbstständig vornehmen. Das gelingt jedoch vielen alten Menschen nicht, weil sie, wie aus verschiedenen Studien hervorgeht, oftmals nur begrenzte Kenntnisse über die Medikamente besitzen, die sie einnehmen. Lediglich 50 bis 60 % der älteren Patienten nahmen die ihnen verschriebenen Medikamente über ein Jahr ein (Bosworth & Ayotte, 2009). Unter den weggelassenen Präparaten befanden sich sogar Medikamente, die bei chronischer Erkrankung unentbehrlich waren. Um mit Medikamenten angemessen und wirkungsvoll umgehen zu können, muss der Patient zunächst einmal die Anweisungen des Arztes verstehen und sich auch an die Anweisungen erinnern können (Bosworth & Ayotte, 2009). Im täglichen Medizinbetrieb wird das viel zu selten überprüft.

In einer weiteren Untersuchung wurden 172 ältere Patienten, die gerade aus dem Krankenhaus entlassen worden waren, telefonisch nach ihren verschriebenen Medikamenten befragt. 86 % wussten noch, dass sie neue Medikamente verschrieben bekommen hatten,

74 % kannten die Anzahl der Medikamente, 64 % ihre Namen, 68 % den Einnahmemodus, 56 % die Dosishöhe und 64 % wussten den Grund für die Medikamenteneinnahme. Lediglich 11 % erinnerten sich daran, über Nebenwirkungen aufgeklärt worden zu sein, und nur 22 % wussten von mindestens einer Nebenwirkung (Maniaci, Heckman & Dawson, 2008). Auch Anweisungen zu anderem Gesundheitsverhalten, wie Sport, Diätvorschriften und Rehabilitationshinweise, werden oft von älteren Patienten nicht richtig verstanden. Ernsthafte gesundheitliche Probleme können die Folge sein.

**Merke:**

Weil die Anleitung zur *Medikamenteneinnahme* oft nicht richtig verstanden wird, sollte in der psychotherapeutischen Behandlung bei Patienten, die sowohl psychisch als auch körperlich krank sind und Medikamente einnehmen müssen, vorsorglich das Verständnis von Medikamenten und die Compliance für die Einnahme verbessert werden. Das macht regelmäßige Absprachen zwischen Psychotherapeut und behandelnden Ärzten notwendig.

Neben der Medikamenteneinnahme gehören zum erfolgreichen *Selbstmanagement von Krankheiten* im Alter noch folgende Aspekte (Barlow et al., 2002):

- Aktivitäten zur Stärkung der körperlichen und psychischen Gesundheit,
- Regelmäßige Arztbesuche und Beherzigung der ärztlichen Empfehlungen,
- Überwachung und Kontrolle des Gesundheitszustands und der getroffenen Behandlungsentscheidungen,
- Überprüfung der Auswirkungen der Krankheit auf die physische, psychische und soziale Funktionsfähigkeit des Patienten.

**Merke:**

Seit einigen Jahren wird darauf verwiesen, dass eine in Selbstmanagement verringerte Kalorienaufnahme bei älteren Menschen zu einem gesünderen Profil und damit auch zu einer Zunahme der Lebenserwartung führt. Die *Kalorienreduktion* löst gezielte biochemische Wirkungen aus, die dem altersabhängigen Nachlassen der Genaktivität entgegenwirken können. Dadurch werden Herzerkrankungen, Schlaganfall und Krebserkrankungen im Alter seltener und die Lebenserwartung steigt (Antebi, 2007; Holsboer & Schöler, 2007).

### 1.1.4 Funktionelle Einschränkungen im Alter

In folgenden Bereichen führen körperliche Erkrankungen und Gebrechlichkeit bei alten Menschen zu funktionellen Beeinträchtigungen (Forstmeier & Maercker, 2008; Tests für körperliche, somatoforme und funktionelle Einbußen, vgl. Kasten):

- *Grundlegende Aktivitäten des täglichen Lebens* (activities of daily living, ADL), wie Duschen, Anziehen, WC benutzen, Essen, Spazierengehen usw.
- *Fortgeschrittene instrumentelle Aktivitäten des täglichen Lebens* (instrumental activities of daily living, IADL; vgl. Liste der Alltagsfertigkeiten und Hilfsmittel im Anhang, S. 185).

**Tests zur Erfassung von körperlichen, somatoformen und funktionellen Einbußen**

- Der Giessener Beschwerdebogen GBB-24 von Brähler, Hinz und Scheer (2006), ein Selbstbeurteilungsfragebogen, unterscheidet zwischen medizinisch objektivierbaren und subjektiven Beschwerden. Er deckt die Syndrombereiche Erschöpfung, Magenbeschwerden, Herzbeschwerden und Gliederschmerzen ab.
- Das Screening für Somatoforme Störungen (SOMS) von Rief, Hiller & Heuser (1997), ebenfalls ein Selbstbeurteilungsverfahren, enthält eine Beschwerdeliste mit Symptomen, die nicht auf eine organische Erkrankung zurückzuführen sind und sich an ICD-10 und DSM-IV anlehnen. Eine Form, das SOMS-2, erfasst die Beschwerden der letzten 2 Jahre, eine andere, das SOMS-7, die Veränderungen der vergangenen Woche. Damit eignet sich das SOMS-7 zur Verlaufsmessung.
- Der Barthel-Index zur Erfassung von Einschränkungen in basalen Alltagsaktivitäten (Lübke et al., 2001) und die IADL-Skala zur Erfassung der instrumentellen Alltagsaktivitäten (Lawton & Brody, 1969) sind Fremdbeurteilungsverfahren (vgl. S. 104 und 105 in Forstmeier & Maercker, 2008).

Die Häufigkeit und Intensität von funktionellen Beeinträchtigungen war bei den Teilnehmern der Berliner Altersstudie nicht so ausgeprägt, wie angenommen. Gebrechlichkeit und Hilfsbedürftigkeit insgesamt nahmen erst ab 85 Jahren deutlich zu, gingen dann aber sprunghaft in die Höhe. Von den sehr alten Untersuchungsteilnehmern benötigten 70 % Hilfe entweder beim Einkaufen, Baden/Duschen, Anziehen oder beim Benutzen von öffentlichen Transportmitteln (Steinhagen-Thiessen & Borchelt, 1996).

Etliche alte Menschen sind infolge ihrer *objektiven Bewegungsstörungen* stärker ans Haus gebunden, andere wegen *subjektiv erlebter Mobilitätsstörungen*, wie der *Fallangst* (S. 130). Probleme ergeben sich, wenn gebrechlich gewordene alte Menschen es nicht akzeptieren können, dass sie nun älter geworden sind, oder wenn sie ihre Funktionseinbußen ignorieren, sich mehr zumuten, als es ihre körperliche und kognitive Verfassung erlaubt und sie Hilfsmittel und Hilfe von anderen ablehnen. Dadurch steigt das Unfallrisiko.

Die Berliner Altersstudie ergab einen ungewöhnlich *hohen Zusammenhang von kognitiver Leistungsfähigkeit und sensorischer Funktionstüchtigkeit* (Sehen, Hören, Gleichgewicht, Gang): 6 von 10 der 70- bis 103-Jährigen hatten mäßig bis schwere Einschränkungen beim Hören und 7 von 10 beim Sehen wie auch beim Hören. Der Anteil der sensorischen Störungen stieg von 10 % bei den 70- bis 79-Jährigen auf 70 % bei den 90- bis 103-Jährigen (Steinhagen-Thiessen & Borchelt, 1996). Die altersbedingte Zunahme der Hilfsbedürftigkeit hängt vor allem mit Einbußen im sensomotorischen Bereich (Gleichgewicht, Gang), sensorischen Bereich (Gehör und Sehvermögen), motorischen Bereich (Beweglichkeit und Muskelkraft) und im kognitiven Bereich zusammen. Diese Beeinträchtigungen werden durch körperliche Morbidität begünstigt, schränken ältere Menschen in ihren Alltagsaktivitäten ein und erschweren das Krankheitsverständnis:

- Die *Gleichgewichtskontrolle* beim Gehen erfordert die Integration vieler Sinnesleistungen: So müssen visuelle, auditorische, vestibuläre und propriorezeptive Sinneserlebnisse aufeinander abgestimmt sein. Diese Sinnesleistungen nehmen im Alter ab, sodass sich die sensorischen Informationen nicht mehr so gut integrieren lassen. Um etwa das Gleichgewicht zu erhalten, werden oft wenig wirksame Ausgleichsbewegungen gemacht. Dadurch kommt es vor allem beim Gehen, das mit zunehmendem Alter immer mehr Aufmerksamkeit beansprucht, zu Beeinträchtigungen und alternde Menschen entwickeln das unsichere Gefühl, nicht mehr sicher auf den eigenen Beinen zu stehen. Werden ältere Personen dazu angehalten, Doppelaufgaben auszuführen, z. B. Worte auf einer Wortliste auswendig zu lernen und gleichzeitig dabei zu gehen, schneiden sie deutlich schlechter ab als jüngere Erwachsene. Die Leistungen von älteren Personen bei Doppelaufgaben sind sogar wesentlich schwächer, als wenn sie nur eine Aufgabe zu lösen haben (Lindenberger, 2007).

- Gleichgewichtskontrolle erfordert viele *kognitive Ressourcen*. Eine der schwerwiegenden Folgen von Problemen mit der Gleichgewichtskontrolle im Alter ist die *Sturzgefahr*, mit orthopädischen Folgeerscheinungen, wie Knochenbrüche, Knie- oder Hüftoperationen. Viele Stürze kommen auch bei Glatteis oder im alkoholisierten Zustand vor (ein Viertel der Stürze erfolgt bei alkoholkranken älteren Personen). Die Gleichgewichtskontrolle lässt sich mit Kraft- und Balancetraining verbessern. Ältere Personen erreichen auch auf dem Laufband deutlich bessere Lernleistungen, wenn sie sich beim Navigieren durch ein (auf die Wand projiziertes) Labyrinth an einem realen Geländer festhalten können. Die Inanspruchnahme von Gehhilfen und weiteren Hilfen setzt Ressourcen frei, die für andere Verhaltensweisen eingesetzt werden können (Lindenberger, 2007, 2008).
- Bei den 70- bis 80-Jährigen steigt die *Hörbeeinträchtigung* nach den Kriterien der WHO auf 75 % (2005). Insbesondere höhere Töne werden von vielen nicht mehr so gut wahrgenommen. Infolge der eingeschränkten Aufmerksamkeit, dem Nachlassen des Arbeitsgedächtnisses (S. 33) und dem Verlust von Haarzellen im Innenohr können sich ältere Menschen in lauter Umgebung kaum mehr an Gesprächen beteiligen (Lindenberger, 2008). Oft fällt es ihnen schwer, zwischen Sprachsignalen und Hintergrundgeräuschen zu unterscheiden (Wingfield, Tun & McCoy, 2005). Die meisten über 80-Jährigen verstehen etwa 25 % der Wörter einer Unterhaltung nicht mehr richtig, insbesondere dann, wenn zu schnell gesprochen wird, mehrere Personen am Gespräch beteiligt sind und der Gesprächsstoff neu und komplex ist. Die Hörbeeinträchtigung erschwert sehr alten Menschen die Orientierung und Kommunikation und manche reagieren misstrauisch. Für viele ist das Einstellen des Hörgeräts sehr mühselig, weshalb sie es häufig sein lassen. Inzwischen gibt es aber Geräte, die ihre Verstärkungseigenschaften automatisch an die Raumbedingungen anpassen (Lindenberger, 2007).
- *Sehschärfe*, Kontrastwahrnehmung und Farbensehen verändern sich ebenfalls im Alter. Ab 60 Jahren lässt sich bei den meisten älteren Personen eine Abnahme des Sehfeldes nachweisen. Folglich sollten Senioren Sehreize immer länger, kontrastreicher und näher zum Zentrum des Sehfeldes angeboten bekommen (Lindenberger, 2007). Viele haben Schwierigkeiten, bei gedämpftem Licht zu lesen, weil sich Buchstaben dann kaum mehr vom Schreibhintergrund abheben. Für solche Schwächen können korrigierende Linsen bis ins hohe Alter kompensieren; aber die Brillen alter Menschen sollten regelmäßig angepasst werden (Schieber, 2006).

Kerngedanke einer kognitiven Strategie zur *Verbesserung der sensomotorischen Leistungen im Alter* ist die Unterstützung älterer Menschen darin, ihre persönlichen Ziele nicht aus den Augen zu verlieren und das, was sie sich vorgenommen haben, auch tatsächlich umzusetzen. Zur Hilfestellung können etwa passende und unterscheidbare Hinweisreize herangezogen werden, die Denken und Handeln verbessern. Es gibt bereits unterstützende Technologien, die in der Lage sind, die Gewohnheiten und Vorlieben ihrer Nutzer zu erlernen und sie anschließend auch bei der Umsetzung von bestimmten Vorhaben zu unterstützen. So können neue Geräte alten Menschen helfen, z. B. bei der Erstellung einer Einkaufsliste oder beim Navigieren zum Supermarkt oder Friedhof (Lindenberger, 2007).

### 1.1.5 Schlafstörungen

Im Vergleich zu jüngeren Erwachsenen leiden ältere Personen häufiger unter Schlafstörungen (S. 109). Schlaflaboruntersuchungen belegen, dass ältere Menschen eine *veränderte physiologische Schlafstruktur* haben: Die Potenzialschwankungen im Elektroenzephalogramm (EEG) weisen bei Senioren vor allem auf eine geringere Schlaftiefe hin und auf häufigere Wechsel von einem Schlafstadium zum anderen. Es kommt auch zu wiederholtem Aufwachen. Der Schlaf von älteren Personen ist weniger effizient als der von jüngeren, denn der prozentuale Anteil des *Tiefschlafs* am gesamten nächtlichen Schlaf nimmt im Verlaufe des Lebens von 13 bis 23 % bei 25-Jährigen auf 5 bis 15 % bei 65-Jährigen und Älteren ab (Holsboer, 2007).

Die veränderte Schlafstruktur bleibt nicht ohne Auswirkungen auf die Gehirnaktivität während des Schlafs. Sie lässt sich mit dem EEG oder der Hormonsekretion messen. Das Gehirn ist das größte hormonaktive Organ des Menschen. Es schüttet z. B. das Neuropeptid CRH (Corticotropin freisetzendes Hormon) aus, das sowohl für die Anpassung des Verhaltens auf Stress, als auch für die hormonelle Antwort auf Stress verantwortlich ist. Bei alten Menschen ist die Cortisolfreisetzung speziell um Mitternacht erhöht (Holsboer, 2007).

Empirisch gesicherte *Ursachen für Schlafstörungen* (Holsboer, 2007; Staedt & Riemann, 2007):

- Einmal ist CRH wahrscheinlich für den flachen und durch häufiges Erwachen charakterisierten Schlaf von älteren Personen verantwortlich. Bekommen Kontrollpersonen CRH injiziert, verändert sich ihr Schlafverhalten: Sie haben weniger Tiefschlaf und wachen häufiger auf. Zum anderen wird das Wachstumshormon GH aus der Hypophyse mithilfe des Freisetzungshormons GHRH ausgeschüttet. Das Hormon GH zeigt starke altersabhängige Veränderungen. Während GH bei Kindern das Wachstum steuert, stimuliert es bei alten Menschen den Schlaf und steuert das Verhältnis von Muskelmasse zu Fett.
- (Schmerzhafte) biologische Erkrankungen, wie Arthritis, Atemstörungen, chronische Bronchitis oder Schlafapnoe können den Schlaf stören. Bewegungsstörungen als Folge von Alterserkrankungen, wie Parkinson oder Restless-Legs-Syndrom (mit Missempfindungen in den Beinen, unter denen etwa 20 % der alten Menschen leiden), führen ebenfalls zu Schlafstörungen.
- Die weitaus *häufigste Ursache für schwere Schlafstörungen* sind jedoch psychiatrische Erkrankungen, wie *Depressionen* und generalisierte Angststörungen (GAS). Das Schlaf-EEG eines jungen depressiven Menschen, der eine erhöhte Stresshormonaktivität hat, ähnelt dem einer älteren, nicht depressiven Person. Das ist nicht ungefährlich,

denn eine unbehandelte *Depression kann zum metabolischen Syndrom führen* (S. 152), das ein Risikofaktor für koronare Herzerkrankungen ist (mit Bluthochdruck, Erhöhung des C-reaktiven Proteins, einem Entzündungsmarker, und Verminderung der appetitzügelnden Wirkung von Leptin, einem in Fettzellen produziertem Molekül). Auch aus diesem Grund müssen psychiatrische Erkrankungen im Alter unbedingt behandelt werden.

- Normalgewicht trägt zu einer guten Schlafhygiene (und zur Förderung der Gesundheit ganz allgemein) bei; folglich ist die *Kontrolle des Gewichts* (Kalorienreduktion, S. 22) von außerordentlicher Bedeutung für einen gesunden Schlaf.
- Äußere Faktoren beeinflussen schließlich auch noch den Schlaf, wie die absichtliche Verkürzung der Schlafdauer, die Einnahme von Koffein, Nikotin und Alkohol usw.

Noch kann der Tiefschlaf medikamentös nicht induziert werden. Sobald das einmal möglich ist, werden sich auch die Gedächtnisleistungen von alternden Menschen verbessern (Holsboer, 2007).

**Fazit:**

Mit zunehmendem Alter lassen Hirnplastizität und Gesundheit nach; Sehschärfe, Hörfähigkeit und Mobilität werden schwächer und es kommt vermehrt zu Hirnatrophie und abnehmenden kognitiven Leistungen (Smith & Baltes, 1999; S. 27). Körperliche Erkrankungen und Handikaps steuern immer stärker die Lebensführung des alternden Menschen und erschweren kulturgebundene und soziale Aktivitäten. Psychoimmunologische Faktoren erhöhen zudem die Sterbewahrscheinlichkeit.

Da mittlerweile Gene identifiziert wurden, die das Erkrankungsrisiko beeinflussen, können die Wechselwirkungen zwischen Veranlagung und äußeren Faktoren genauer bestimmt und entsprechend präventive Maßnahmen getroffen werden. In Zukunft werden mithilfe von Genanalysen und Biomarkern persönliche Risikoprofile erstellt (Holsboer, 2007).

Viele Gerontologische und geriatrische Studien zeigen, welche guten *Anpassungsleistungen* die meisten hochbetagten Menschen erbringen. Diese Fähigkeit wirkt sich förderlich auf die Einstellung zu *Krankheit und Behinderung* aus und erleichtert den Umgang mit körperlicher Schwäche und Funktionseinbußen. Anpassungs- und Gewöhnungsleistungen gelingen etwa Dreiviertel der chronisch kranken Patienten im dritten und vierten Alter. Sie steigern ihre Lebenszufriedenheit.

## 1.2 Psychologische Aspekte des Alterns

Zur psychologischen Dimension des Alterns gehören Veränderungen in den kognitiven Funktionen, Emotionen, Motivationen und sozialen Beziehungen. Alternde Menschen müssen sich auf zunehmende Verluste in diesen Dimensionen einstellen. Trotzdem haben sie aber auch Gewinne, besonders im dritten Alter. Wie eine riesige deutsch-amerikanische Internetstudie an mehreren hunderttausend Personen belegt, steigt das Selbstwertgefühl im dritten Alter so stark an, wie sonst nie im Leben – abgesehen von der Kindheit. Die Männer der Studie zeigten ein höheres Selbstwertgefühl als die Frauen (Baltes, 2007).

Verluste und Gewinne im Alter sind immer ein „Balanceakt“ und wirken sich auf die Einstellung zum Leben und die Gestaltung der Lebensführung aus (Baltes, 2007). Während die heutigen Senioren im dritten Alter zwischen 60 bis 80 Jahren durchschnittlich wesentlich fitter sind als die Generation davor, erleben Menschen zwischen 90 und 100 Jahren einen starken Kräfteverfall und eine Zunahme von körperlichen Beschwerden. In dieser Altersgruppe steigt der Anteil an Demenzerkrankungen enorm.

### 1.2.1 Verlust an kognitiven Fähigkeiten

Geistige Aktivität und die Struktur des Gehirns bedingen sich gegenseitig und diese Wechselwirkung macht die *Plastizität des Gehirns* aus. Kognitives und körperliches Training, ebenso wie die Lebensweise des älter werdenden Menschen, tragen zu einem gesunden Altern bei. Inzwischen ist unstrittig, dass das Gehirn von Erwachsenen über die gesamte Lebensspanne – trotz der Abbauerscheinungen – eine hohe Plastizität behält. Aktivitätsabhängige Fortsätze der Nervenzellen (Neuriten) und Kontaktstellen der Nervenzellen untereinander (Synapsen) weisen ein hohes Ausmaß an Hirnplastizität auf. Zumindest in geringerem Ausmaß werden im Hippocampus und im Riechhirn noch Nervenzellen gebildet *(adulte Neurogenese)*. Das Entstehen neuer Nervenzellen im Erwachsenenalter bleibt aber eher die Ausnahme; die meisten Neuronen werden kurz vor und kurz nach der Geburt gebildet (Kandel, 2006).

Zu den wichtigsten Merkmalen der kognitiven Alterung gehört die *Abschwächung der dopaminergen Neuromodulation* (die unter anderem wichtig ist für Lernen, Erinnern und Konzentration). Sie setzt bereits ab dem Alter von 40 Jahren ein (Lindenberger, 2008). Mit der Absicht, neuronale und behaviorale Theoriebildung zu integrieren, haben Li, Oertzen und Lindenberger (2006) die Theorie des kognitiven Alterns über das Nachlassen der dopaminergen Neuromodulation und ihren Konsequenzen entwickelt. Der Hippocampus ist die Schlüsselregion für Gedächtnis- und Lernvorgänge, demzufolge auch für Demenzerkrankungen, zu deren ersten Symptomen der Verlust der räumlichen Orientierung gehört. Mit fortschreitendem Alter nimmt die Zahl der Synapsen, die im Hippocampus Dopamin ausschütten, ab. Durch Erhöhung der Konzentration des zellulären sekundären Botenstoffes cAMP (zyklisches Adenosin-Monophosphat) beeinflusst Dopamin die Langzeitbahnung und vermutlich auch die Aufmerksamkeit beim räumlichen Gedächtnis (Kandel, 2006).

Die stammzellbasierte Plastizität des Gehirns im Alter ist das Ergebnis vieler Einflussgrößen – genetische Disposition, Aktivitätspotenzial und Umwelteinflüsse. Lebenslang breit angelegte Aktivitäten, vor allem *körperliche Bewegung*, steigern die adulte Neurogenese, die plastische Reserve des Gehirns und die kognitive Gesundheit im Alter (Kempermann, 2008). Die Vitalisierung im dritten Alter kann natürlich nicht alle zunehmenden negativen Alterserscheinungen aufwiegen. Einige Hochbetagte sind besonders stark den Widrigkeiten des Alterns ausgeliefert, insbesondere wenn ihre kognitiven Funktionen nachlassen und sie dement werden (Baltes, 2007; Kempermann, 2007).

In der kognitiven Altersforschung gibt es zahlreiche Belege für konzeptuelle und empirische *kognitive Integrationsleistungen* und deren *altersbedingte Veränderungen* (Baltes, 2007; Lindenberger et al., 1996; Thomae, 1993):

- Altersbedingte Verhaltensänderungen verdeutlichen den Zusammenhang zwischen Verhalten und psychoneuronalen Prozessen. Einige dieser Veränderungen sind universell, andere sind abhängig von der genetischen Disposition, den Lernerfahrungen und individuellen Entwicklungsprozessen. Die kognitive Plastizität des alternden Menschen lässt sich durch körperliche und soziokulturelle Trainingsbedingungen beeinflussen.
- Bei hochbetagten Menschen sind sensomotorische und kognitive Funktionsbereiche stärker miteinander verwoben als bei Erwachsenen in mittleren Altersgruppen. Je älter der Mensch wird, desto mehr Aufmerksamkeit benötigt er für Gleichgewicht und Bewegungsablauf, z. B. für das Aufstehen aus dem Sitzen oder Liegen oder für Kraftakte im Alltag, wie dem Öffnen von Konservengläsern oder Sektflaschen. Durch Training kann das Zusammenwirken dieser Funktionsbereiche optimiert und länger erhalten werden.
- Alternde Menschen, die beim Lösen von Aufgaben in ihren Leistungen deutliche Schwankungen zeigen, erleben in den folgenden Jahren einen stärkeren Abbau ihrer kognitiven Leistungsfähigkeit als ältere Personen mit geringeren Leistungsschwankungen (Berliner Altersstudie, Mayer & Baltes, 1996).

#### *1.2.1.1 Intelligenz und kognitive Einbußen im Alter*

Fähigkeiten und Fertigkeiten bilden die Grundlage für das Ausüben von sinnvollen Aktivitäten. Sie ermöglichen älteren Personen eine selbstständige Lebensführung und erleichtern ihnen den Umgang mit Neuartigem. *Individuelle Unterschiede im Bereich der kognitiven Fähigkeiten stellen besonders stabile Komponenten menschlichen Verhaltens dar.* Ausnahmen werden bei Personen beobachtet, deren Umgebung sich immer wieder rasch verändert (Alwin, 2009). In der amerikanischen gerontologischen Forschung wird zwischen den beiden Kategorien fluide und kristalline Intelligenz (Horn & Cattell, 1966; Cattell, 1971) unterschieden und in der deutschsprachigen Altersforschung in ähnlicher Weise zwischen der Mechanik und Pragmatik der Intelligenz (Baltes, 2007).

Mit *fluider Intelligenz* ist eine „flüssige“, wendige Umstellungs- und Kombinationsfähigkeit, eine gute Orientierung in neuartigen Situationen und die Fähigkeit zu schnellem Problemlösen gemeint. Sie ist weitgehend genetisch bedingt und lässt im Alter nach. Die *kristalline Intelligenz*, die von der fluiden Intelligenz stark beeinflusst wird, bleibt hingegen konstant und nimmt mit dem Alter eher noch zu. Zu ihr gehören kulturspezifisches Allgemeinwissen, Wortschatz, Erfahrungslernen und persönliche Bewältigungsfähigkeiten. Da alle sprachlichen Tests bis zu einem gewissen Grad mit Teilen der kristallinen Intelligenz angereichert sind, lassen sich fluide und kristalline Intelligenz nicht in reiner Form messen (Alwin, 2009).

Schaie (1996) führte mit jüngeren und älteren Personen die Seattle Longitudinal Study (1996) durch, die sich über 21 Jahre hinzog. Die Untersuchungsteilnehmer wurden mehrfach psychologisch untersucht und mit Intelligenztests und anderen kognitiven Verfahren getestet. Das Team konnte belegen, dass die fluide Intelligenz sich bis zum mittleren Lebensalter steigert und dann stetig abfällt, während die kristalline Intelligenz über das gesamte Erwachsenenalter zunimmt. Erst im Alter pendelt sie sich ein und verändert sich dann nicht mehr. Somit bleiben viele kognitive Fähigkeiten bis ins hohe Alter intakt und stabil.

Seit etwa 100 Jahren werden bei alten und hochbetagten Menschen *Geburtskohortenunterschiede* in der *fluiden Intelligenz* und kognitiven Leistungsfähigkeit festgestellt. Sozio-kulturelle Veränderungen schlagen sich in unterschiedlichen Kohorteneffekten nieder (S. 42). Die fluide Intelligenz ist bei den heutigen Senioren im dritten Alter noch etwas ausgeprägter, da sie einer anderen Geburtskohorte angehören als die Hochbetagten im vierten Alter. Sie konnten höhere Bildungsabschlüsse erwerben und infolgedessen auch mehr Interessen entwickeln. Kohorteneffekte bleiben stabil; nur wenige verändern sich bis ins extrem hohe Alter (Zelinski et al., 2009). Wie Längsschnittstudien anschaulich belegen, ist ein maßgeblicher Grund für die Veränderung von Kohorteneffekten der Wandel in der kulturellen Umgebung, der sich z. B. in der Verstädterung am Anfang des 20. Jahrhunderts oder im Übergang vom geschriebenen Wort (Bücher) zur bildlichen Aufbereitung von Informationen (Kino, Fernsehen, Computer) niederschlug. Die fluide Intelligenz wurde zudem durch die Veränderung der schulisch-mathematischen Curricula in den letzten Jahrzehnten gefördert.

So waren die Intelligenzleistungen der im Jahre 1910 geborenen Untersuchungsteilnehmer der Seattle Longitudinal Study signifikant höher als die der 1896 Geborenen (Schaie, 2005). In Anlehnung an Thurstone wurden die Primärfähigkeiten (Wortverständnis, Wortflüssigkeit, Rechenfähigkeiten und logisches Denken) in 7-Jahres-Etappen mit dem Wechsler-Test und anderen Testverfahren überprüft. Den frühesten Leistungsabfall fand die Gruppe um Schaie bei der Wortflüssigkeit, bei der die Reaktionsgeschwindigkeit eine wichtige Rolle spielt. Am stabilsten blieb das Wortverständnis im Alter. Ältere Frauen zeigten bessere Leistungen in logischem Denken und in der Verbalisierungsfähigkeit, Männer hingegen im räumlichen Vorstellungsvermögen. Eine längere und höhere Schulbildung ging mit einem deutlich verlangsamten Altersabbau der kognitiven Leistungsfähigkeit einher. Demnach ist der *Altersabbau der kognitiven Leistungsfähigkeit bildungsabhängig* (Schaie, 1996).

Baltes et al. (1999) entwickelte eine vergleichbare Architektur der Intelligenz; sie setzt sich aus der Mechanik und Pragmatik zusammen. Zu den mechanischen Fähigkeiten, die weitgehend *biologisch* determiniert sind, gehören Merkfähigkeit, schlussfolgerndes Denken und Wahrnehmungsgeschwindigkeit. Leistungen der mechanischen Intelligenz entsprechen der jeweiligen neuropsychologischen Verfassung des Gehirns und werden im Alterungsprozess relativ früh abgebaut. Da sie vor allem für die Informationsaufnahme und -verarbeitung und für das Erlernen von Neuem wichtig sind, haben Menschen im Alter somit größere Schwierigkeiten, Neuartiges rasch und fehlerfrei zu lernen (Staudinger & Baumert, 2007).

Die *kulturell* geprägte *Pragmatik* der Intelligenz bleibt relativ lange entwicklungsfähig. Zur kognitiven Pragmatik gehören erworbenes Wissen, Lebenserfahrung, alltagspraktische Kenntnisse und komplexe Fähigkeiten, wie Sprache, berufliche Fertigkeiten und soziale Intelligenz. Abbauerscheinungen in der kognitiven Mechanik können noch über viele Jahre mit der pragmatischen Intelligenz kompensiert werden (Baltes et al., 1999).

Die Umhüllung von Neuronen im Gehirn mit Myelin ist für ein funktionierendes Gehirn unerlässlich, wird aber erst relativ spät, nämlich im mittleren Lebensalter, vollendet.

Möglicherweise haben ältere Personen deshalb eher einen Blick für das Wesentliche als jüngere. Das *Gehirn* von *ältereren Menschen* scheint sich *umzuorganisieren* und für die Lösung von Aufgaben auch die andere Hirnhemisphäre in Anspruch zu nehmen (Daselaar & Cabeza, 2009).

*Kognitive Einbußen*, insbesondere beim Wahrnehmen, Denken und Handeln, stehen im Mittelpunkt der psychologischen Erforschung des Alter(n)s. Für das Nachlassen der kognitiven Fähigkeiten im Alter gibt es eine Fülle von Belegen; gemeint sind kognitive Fähigkeiten, die mit herkömmlichen Tests gemessen werden können (Bodsworth & Ayotte, 2009). Kognitive Verluste führen zu einer Verschlechterung des psychischen Wohlbefindens (Smith & Baltes, 1999). Die Berliner Altersstudie (Mayer & Baltes, 1996) und die Bonner Gerontologische Längsschnittstudie (Thomae, 1993), die sich über 12 Jahre hinzog, belegen, dass sich kognitive Leistungen erst spät im neunten Lebensjahrzehnt erheblich verschlechtern. Aber auch dann gibt es immer noch eine große Streuung der Testleistungen.

Zu den kognitiven Einbußen im Alter gehören (Baltes, Staudinger & Lindenberger, 1999):
- Tempo und Genauigkeit der Informationsverarbeitung (vor allem die *Geschwindigkeit*, mit der Wahrnehmungs- und Denkaufgaben durchgeführt werden, lässt bei Senioren nach),
- Gedächtnis- und Intelligenzleistungen,
- Entwicklung von Handlungszielen und -plänen,
- Hohe Kontrollanforderungen (z. B. beim gleichzeitigen Durchführen von mehreren Aufgaben),
- Subjektive Erwartung und Selbsteinschätzung.

Ältere Menschen mit *guten Intelligenzleistungen im Kindesalter* zeigen einen geringeren kognitiven Abbau im Alter, wie (unter anderen) eine britische Studie belegt. In zwei großen Untersuchungsgruppen, in der einen war der Jahrgang 1921 vertreten und in der anderen der Jahrgang 1936, wurden alle Untersuchten im Alter von 11 Jahren einem Intelligenztest unterzogen und mit 80 Jahren erneut getestet. Die Intelligenzleistung der Kindheit erwies sich als guter prognostischer Faktor für kognitive Leistungen und kognitive Veränderungen im Alter (Bourne, Fox, Deary & Whalley, 2007).

Durch die Abnahme der grundlegenden kognitiven Fähigkeiten im Alltagsleben werden aber in individuell unterschiedlichem Ausmaß Kompensations- und Anpassungsleistungen mobilisiert (Staudinger & Baumert, 2007; S. 53). Übertriebene Hoffnungen auf kognitive Regenerationsprozesse sind jedoch unrealistisch, denn das alte Gehirn regeneriert zwar immer noch, aber nicht mehr so stark.

Infolge der Verlängerung der Lebenserwartung nehmen starke kognitive Abbauerscheinungen und Demenzerkrankungen zu. Das gilt insbesondere für Mild Cognitive Impairment (MCI), Alzheimer und vaskuläre Demenz (vgl. Kapitel 8.2). Im Jahr 2005 hat die WHO das Konzept der *Mild Cognitive Impairment (MCI)*, Subtyp *Amnestische MCI-A*, herausgebracht: Sie erlaubt die Diagnose einer leichten Gedächtnisbeeinträchtigung ohne Einschränkungen in weiteren kognitiven Bereichen. MCI gilt als Risikofaktor für Demenz (Jean, Bergeron, Thivierge & Simard, 2010, S. 159). Wie Morbus Parkinson gehört auch *Morbus Alzheimer* zu den *neurodegenerativen Erkrankungen* mit pathologischen Veränderungen des Gehirns: Nervenzellen gehen zugrunde, weil sie fehlgeleitete Eiweiße anhäufen. Bei Alzheimer ist es das Beta-Amyloid und bei Parkinson vermutlich das Alphasynuklein (Kempermann, 2008).

Der herannahende Tod beschleunigt den kognitiven Abbau. Die *Abnahme von kognitiven Fähigkeiten* gilt als *Risikofaktor für Mortalität.* In einer Längsschnittstudie, die sich von 1983 bis 2003 erstreckte, wurden 1 414 gesunde Personen im Alter von 49 bis 93 Jahren mit einem Intelligenztest (Heim AH4-1-Test der fluiden Intelligenz) alle 4 Jahre untersucht (Rabbitt, Lunn, Wrong & Cobain, 2008b). Bei den älteren Untersuchungsteilnehmern nahmen das Todesrisiko und der Ausstieg aus der Untersuchung zu, sobald die Testwerte um 10 % bis 20 % abgefallen waren. Diese *Abnahme* der kognitiven Leistungsfähigkeit erlaubte eine bessere Vorhersage der Mortalität als das Niveau der kognitiven Arbeitsleistung (Bosworth & Schaie, 1999). Bei Mitgliedern derselben Geburtenkohorte waren zwischen denen, die dem Tode näher standen (was sich natürlich erst später herausstellte), und jenen, die noch eine höhere Lebenserwartung hatten, signifikant größere kognitive Leistungsunterschiede in verbalen, rechnerischen und Gedächtnistests aufgefallen (Alwin, 2009).

#### *1.2.1.2 Abnahme der Gedächtnisleistungen*

Die meisten Senioren klagen über *nachlassende Gedächtnisleistungen* und Gedächtnisausfälle (Marcoen, Coleman & O'Hanlon, 2008). Aber nur einer von sieben Senioren über 65 hat einschlägigen Studien zufolge ernsthaftere *objektive* Gedächtnisprobleme und über 80 % der 75- bis 79-Jährigen sind noch kognitiv fit (Cabeza, Nyberg & Park, 2009). Bei den Klagen von gesunden älteren Personen handelt es sich meist um *subjektive* Gedächtniseinbußen. In einer Studie waren 257 von 341 (nicht depressiven) Personen subjektiv der Meinung, ihre Gedächtnisleistungen hätten nachgelassen. Zwischen den Untersuchungsteilnehmern mit subjektiv wahrgenommenem Gedächtnisverlust und denen ohne subjektive Gedächtniseinbuße wurden aber keine kognitiven Leistungsunterschiede festgestellt. Viel nahe liegender sei der Zusammenhang von *subjektivem Gedächtnisverlust* und *subklinischer Depression* (Balash et al., 2010; S. 152).

Kognitive Psychologen unterscheiden zwischen verschiedenen Arten von *Gedächtnisformen*, um Beobachtungen über Gedächtnisdefizite besser einordnen zu können. Zu Gedächtnisstörungen kommt es entweder durch das Altern oder durch Gehirnschädigung. Im Folgenden werden die wichtigsten Gedächtnisformen für ein besseres Verständnis der komplexen kognitiven Veränderungen, die sich mit dem Altern ergeben können, im Überblick vorgestellt.

Gedächtnisinhalte sind vor allem in den synaptischen Verbindungen von Nervenzellen festgeschrieben. Durch die Aktivierung der Synapsen kommt es über biochemische Prozesse zu langfristigen strukturellen Veränderungen in den Verbindungen der Neuronen. Sensorisches Gedächtnis, Kurzzeitgedächtnis und Langzeitgedächtnis unterscheiden sich zum einen nach der Dauer der Informationsspeicherung. Zum anderen hebt sich das Kurzzeitgedächtnis, das durch Veränderungen von Synapsen in einem neuronalen Schaltkreis entsteht, durch *funktionelle* Veränderungen vom Langzeitgedächtnis ab. Moduliert durch Serotonin werden in sensorischen Neuronen z. B. auf Angstreize hin Gene aktiviert, die auf chemischem Weg an den Synapsen zu einer erhöhten Ausschüttung des erregenden Neurotransmitters Glutamat führen. Bei sehr starken Angstreizen und bei wiederholtem Angsterleben werden beängstigende Erfahrungen ins Langzeitgedächtnis verschoben, indem vermehrt Synapsen gebildet werden oder indem es zu anatomischen Veränderungen im Zellkern des Neurons kommt (Kandel, 2006).

Die Veränderungen bei der Entstehung des *Langzeitgedächtnisses* sind demgegenüber von *struktureller* Natur. Der Hippocampus ist wesentlich an der Speicherung von Erinnerungen an Orte, Erlebnisse und Personen beteiligt. Grundlage für den unbewussten Abruf aus dem emotionalen Gedächtnis bildet die implizite Gedächtnisspeicherung von Gewohnheiten, Wahrnehmungsabläufen, motorischen Bewegungsmustern und Konditionierungsvorgängen (Kandel, 2006). Mit dem Alter lässt die synaptische Plastizität nach.

Das klassische Gedächtnismodell von Atkinson und Shiffrin setzt sich aus folgenden Komponenten zusammen (Baddeley, 2002, vgl. Abb. 1):

- Das *sensorische* Gedächtnis ist ein Wahrnehmungssystem und hält zumindest für Zehntelsekunden viele unverarbeitete visuelle, akustische, olfaktorische und haptische Sinneseindrücke fest. Die steuerbaren Prozesse Bewusstsein und Aufmerksamkeit spielen eine Rolle bei der Aufarbeitung und Übertragung von Informationen in das Kurzzeitgedächtnis (Merkmalanalyse, Erkennen und Benennen von Reizen und Mustern). Das sensorische Gedächtnis wird weniger durch Alterungsprozesse beeinflusst.
- Zum *Kurzzeitgedächtnis* gehört das *Arbeitsgedächtnis* (Baddeley, 2007), das aus einer Ansammlung von interagierenden Subsystemen im präfrontalen Kortex besteht, in dem eingehende Informationen, wie folgt, überprüft und bearbeitet werden:
  - In einem räumlich-visuellen Notebook kommt es zur kurzfristigen Speicherung von visuellen Eindrücken.
  - In der phonologische Schleife werden verbale Informationen kurz festgehalten; durch inneres Wiederholen bleiben sie für einige Zeit verfügbar.
  - Die zentrale Exekutive verwaltet das räumlich-visuelle Notebook sowie die phonologische Schleife und arbeitet Informationen aus diesen Subsystemen für das Langzeitgedächtnis auf.
- Das *Langzeitgedächtnis* ist als Leistung des Kortex und vieler subkortikaler Bereiche das dauerhafte Speichersystem des Gehirns. Es besteht aus dem deklarativen und dem prozeduralen Gedächtnis.
  - Das *deklarative* oder *explizite* Gedächtnis liegt im Neokortex. Für das Lernen und Überführen von neuen Informationen ist jedoch das Limbische System zuständig, speziell der Hippocampus, der Informationen über Sinnesmodalitäten aufnimmt. Das deklarative Gedächtnis besteht aus zwei Subsystemen, dem
    - *semantischen* oder verbalen Gedächtnis im Temporallappen, das allgemeines Wissen und Wortschatz speichert. Dieses Gedächtnis lässt im hohen Alter deutlich nach und es kommt vermehrt zu Wortfindungsschwierigkeiten.
    - *episodischen* Gedächtnis, das im rechten Frontal- und Temporalkortex gelegen ist und erst allmählich heranreift. Mit ihm werden autobiografische konkrete Ereignisse und Erfahrungen erinnert. Ältere Menschen fällt es zunehmend schwerer, sich an Namen, Worte, Sätze, Bilder oder Ereignisse, die sie vor kurzem gehört oder in der Zeitung gelesen haben, zu erinnern. Das ruft häufig Verlegenheit und Schamgefühle hervor. Extrem starke *negative Emotionen*, die un-

ter Belastung erlebt werden, können die subjektive Lebendigkeit und auch die *Genauigkeit des Erinnerns steigern* (Kensinger, 2007; Yehuda et al., 2007). Wie eine Placebo-kontrollierte Studie ergab, stärkt Cortisol das episodische Gedächtnis von älteren Patienten mit PTBS und auch das von Kontrollpersonen (Yehuda et al., 2007).

– Das *prozedurale* oder *implizite* Gedächtnis ist über verschiedene subkortikale Regionen verteilt, die dem Bewusstsein nicht zugänglich sind. Dazu gehören vor allem das Kleinhirn und die Basalganglien. Für die Speicherung von emotional gefärbten Erinnerungen und die Konditionierung von Angstreaktionen ist die Amygdala zuständig (S. 61). Das prozedurale Gedächtnis ist von Geburt an vorhanden und speichert gelernte Verhaltensweisen, Fertigkeiten und Erwartungen, wie motorische und kognitive Fertigkeiten, auch sehr komplexe (Gehen, Zählen, Lesen, Tanzen, Klavierspielen, Autofahren usw.). Sind sie einmal gelernt, laufen sie künftig ohne Einschalten des Bewusstseins und ohne Nachdenken automatisch und mühelos ab. Das prozedurale Gedächtnis wird im Alter nicht wesentlich eingeschränkt. Oft sind hochbetagte Menschen noch in der Lage, komplexe Handlungen durchzuführen, obwohl sie diese nicht mehr in Worte fassen können.

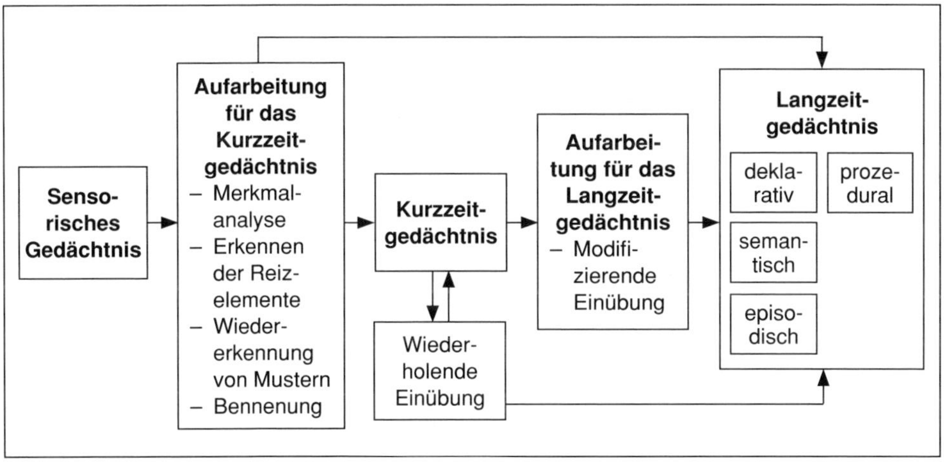


**Abbildung 1:** Modell des menschlichen Gedächtnisses (in Anlehnung an Atkinson & Shiffrin, 1968, aus Baddeley, 2002, S. 4)

Deutlich spürbar lassen mit fortschreitendem Alter das *Arbeitsgedächtnis*, das *episodische* und zum Teil auch das *semantische* Gedächtnis nach (Marcoen, Coleman & O'Hanlon, 2008). Visuelle und akustische Gedächtnisinhalte werden länger behalten als verbale (Forstmeier & Maercker, 2008). In einer amerikanischen Längsschnittuntersuchung über 9 Jahre nahm die Leistungsfähigkeit von mehrfach getesteten Senioren insbesondere in der Wort- und Faktenerinnerung ab. Nur bei den Hochbetagten der Untersuchung ließ auch das Erinnerungsvermögen für Geschichten nach (Hultsch, Bielak, Crow & Dixon, 2009).

Nachdem ältere Menschen gerade eine ganze Reihe von Erinnerungsschwächen an sich beobachtet haben, sehen sie ihre Erwartung vom altersbedingten Nachlassen des Erinnerungsvermögens bestätigt. Ihre Überzeugung, die Gedächtnisleistungen wären in der Vergangenheit sehr viel besser gewesen, nimmt dann zu. Solche *metakognitiven Überzeugungen* beeinflussen die Rekonstruktion von weiter zurückliegenden Ereignissen stärker als die Erinnerung an Ereignisse aus jüngster Zeit (Hultsch et al., 2009).

Obwohl ältere Personen über eine ausgewogenere und positivere Gefühlsregulation als jüngere verfügen (Labouvie-Vief, Grühn & Mouras, 2009), haben sie mehr *Probleme beim Erinnern von erregenden Ereignissen* und zeigen auch längere Reaktionszeiten bei der Bearbeitung von erregendem Material. Stress reduziert nicht nur bei älteren, sondern auch bei jüngeren Personen die Erinnerung an Namen, Geburtstage und biografische Erinnerungen (Merz, Wolf & Hennig, 2010). In einer kontrollierten Studie wurden Untersuchungsteilnehmer zweimal aufgefordert, sich an biografisch und sozial bedeutsame Daten und Ereignisse zu erinnern, einmal in einer ruhigen Situation und dann nach einer belastenden öffentlichen Rede, die sie aus dem Stegreif halten mussten. Im Anschluss an die belastende öffentliche Ansprache waren die Erinnerungsleistungen der Untersuchungsteilnehmer wesentlich schwächer. Speichelproben hatten während der Rede einen enormen Cortisolanstieg ergeben. Augenscheinlich hat die Stresshormonausschüttung die Fähigkeit des Hippocampus (S. 61) eingeschränkt, biografisch bedeutsame Erinnerungen aufzurufen (Merz et al., 2010).

Erinnerungen an *persönliche biografische Ereignisse* sind hochgradig *selektiv*. Im Alter werden sie tendenziell in eine positive Richtung *verzerrt*, denn beim Erinnern wirkt das Individuum stets mit, ohne sich dessen bewusst zu sein (Hultsch et al., 2009; Mayer & Baltes, 1996). Seine heutigen kognitiven Schemata und metakognitiven Überzeugungen tragen wesentlich dazu bei, die weit zurückliegende Vergangenheit zu reproduzieren (Hultsch et al., 2009; Welzer, 2008). Autobiografische Erinnerungen sind niemals archivarisch genau, denn sie werden mehr oder weniger mit späteren persönlichen Erlebnissen, Medienberichten oder Romaninhalten vermengt, um im Rückblick Teilen der eigenen Lebensgeschichte Sinn und Form zu geben (Welzer, 2008). Das ist bei der Reminiszenztherapie (S. 105) zu beachten.

#### *1.2.1.3 Auswirkungen von kognitiver Anregung und Training*

Alternde Menschen klagen oftmals über Gedächtnisstörungen, über ihre Unfähigkeit, mit neuer Technologie umzugehen und über Angst vor weiteren kognitiven Ausfällen. Die meisten unterschätzen ihre tatsächliche kognitive Leistungsfähigkeit. Zur Verlangsamung des kognitiven Abbaus können *im Alter* das Arbeitsgedächtnis, das episodische Gedächtnis und die Wahrnehmungsgeschwindigkeit noch *gut trainiert* werden. Das Training sollte sich über einen längeren Zeitraum von 100 Stunden und mehr erstrecken (Baltes et al., 2006; Colcombe & Kramer, 2003; Heuft et al., 2005; Lindenberger, 2008).

Untersuchungen belegen, dass kognitive Aktivitäten den kognitiven Leistungsabbau im Alter aufhalten können (Holsboer, 2007; Jean et al., 2010). Ältere Menschen finden Mittel und Wege, sich an ihre abnehmenden kognitiven Funktionen im Alltag zu gewöhnen und für sie zu kompensieren, indem sie automatisch ablaufende Prozesse zum einen und Umgebungsreize zum anderen besser nutzen und sich vermehrt auf ihr erworbenes Wissen verlassen. Alltagsbeschäftigungen gelingen mit zunehmendem Alter sogar oft noch besser, weil alternde Menschen über mehr Erfahrung und spezifisches Wissen verfügen.

Damit können sie ihre Selbstständigkeit in der Alltagsbewältigung noch für längere Zeit erhalten (Bosworth & Ayotte, 2009; Jean et al., 2010). Folgende Untersuchungen zeigen, dass Senioren generell noch lernfähig sind und ihre *Intelligenzleistungen im Alter steigern* können, wenn auch nicht mehr so, wie früher:

- In einer britischen Längsschnittuntersuchung (Rabbitt et al., 2008c) nahmen nach nur zwei- bis viermaliger *Wiederholung von Intelligenz-, Wortschatz- und Gedächtnistests* in Abständen von 4 Jahren die Intelligenztestleistungen bei 5 842 Untersuchungsteilnehmern im Alter von 19 bis 93 Jahren signifikant zu. Verglichen mit den Baseline-Werten fielen die Übungsgewinne bei den hochbetagten Teilnehmern allerdings etwas geringer aus.
- In einer amerikanischen klinischen Studie (Willis & Schaie, 2006) wurde über 5 Jahre hinweg das *logische Denken* von älteren Menschen im dritten und vierten Alter mithilfe von Testaufgaben *trainiert*. Ihren eigenen Angaben zufolge waren sie am Ende des Untersuchungszeitraums noch immer in der Lage, instrumentelles Alltagsverhalten, wie Medikamenteneinnahme, Gesundheitsverhalten oder die Regelung von finanziellen Angelegenheiten, selbstständig und erfolgreich umzusetzen.
- In einer schwedischen Längsschnittuntersuchung wurde die *kognitive Entwicklung* von 288 nicht dementen älteren Menschen der Jahrgänge 1901 bis 1902 vom 70. Lebensjahr *bis zum Lebensende* genau untersucht. In regelmäßigen Abständen wurden drei kognitive Fertigkeiten gemessen. Es zeigte sich, dass es zu einem kognitiven Abbau für (1) verbale Intelligenz im Durchschnitt 6,6 Jahre vor dem Tod kam, (2) räumliches Vorstellungsvermögen 7,8 Jahre davor und (3) Wahrnehmungsgeschwindigkeit 14,8 Jahre zuvor. Die Zeit des *kognitiven Abbaus* setzte individuell unterschiedlich ein und auch das Nachlassen der drei primären kognitiven Fähigkeiten variierte stark (Thorvaldsson et al., 2008).
- Die *Kombination von körperlichem Training und Gedächtnistraining* in den Erlanger und Nürnberger Trainingsexperimenten, die im Rahmen der Erhaltung und Förderung von Selbstständigkeit im Alter durchgeführt wurden (SIMA, Oswald, Hagen & Rupprecht, 1998), erwiesen sich als besonders wirkungsvoll.
- In vielen internationalen Studien wurde gezeigt, dass der *Zusammenhang von Sensomotorik und Kognition* im Alter zunimmt (S. 23 und S. 52). Die wechselseitige Abhängigkeit dieser beiden Funktionsbereiche legen die Risiken und Chancen einer selbstständigen Lebensführung im hohen Alter weitgehend fest (Huxhold, Schäfer & Lindenberger, 2009).
- Schließlich ist empirisch belegt, dass eine *aktive Teilhabe am sozialen Leben* den altersbedingten Rückgang von kognitiven Leistungen abschwächt (Lövdén, Ghisletta & Lindenberger, 2005) und die Entstehung von Demenz verzögert (Fratiglioni, Paillard-Berg & Winblad, 2004).

Hertzog (2009) unterstreicht drei Möglichkeiten zur Anregung und Förderung von kognitiven Funktionen:

1. Gezieltes Training.
2. Wissensanreicherung durch intellektuelles Engagement.
3. Breit angelegte Aktivitäten, insbesondere soziale Aktivitäten.

Was an psychomotorischer Einschränkung gesehen und als Alterungsprozess verstanden wird, ist in Wirklichkeit oft nur die Auswirkung von mangelhaftem Training (Lehr, 2007).

Bei wohlwollender Einstellung gegenüber *unterstützender Technologie* und *frühzeitiger* und flexibler Nutzung dieser Technologie, wie z. B. Online-Banking oder Navigationssysteme, fällt es älteren Personen auch im höheren Alter leichter, mit der sich weiter entwickelnden Technologie umzugehen. Mit ihrer Hilfe lässt sich die Selbstständigkeit im Alter noch sehr viel länger erhalten (Lindenberger, 2007).

*Kognitives Training:* Ältere Personen können kognitive Fähigkeiten, wie das Arbeitstempo, die Gedächtnisleistung, logisches Denken und Reaktionsvermögen, mit wirkungsvollen kognitiven Interventionen, wie dem Useful Field of View (UFOV), einem Speed of Processing Training aus dem Advanced Cognitive Training for Independent and Vital Elderly (ACTIVE; Wolinsky et al., 2010) trainieren. Ein solches Training wirkt sich positiv auf diverse *Alltagskompetenzen*, wie altersbedingte Funktionseinschränkungen und Autonomie in der Lebensführung, aus und führt zu einem *Aufschub von Pflegebedarf*. Derzeit wird am Beispiel Autofahren untersucht, welche Trainingsprotokolle für welche älteren Personen besonders wirkungsvoll sind und ab wann mit einem kognitiven Training begonnen werden sollte (Wolinsky et al., 2010). *Reaktionszeiten* werden vom gesundheitlichen Zustand, von persönlichen Eigenschaften und vom früheren beruflichen Status beeinflusst. Sie lassen sich ebenfalls im Alter durch Training verbessern (Lehr, 2007).

Gegenwärtig werden besonders viele *Gedächtnistrainings* entwickelt und erprobt. In einer kontrollierten Studie wurde z. B. bei alten bis sehr alten Frauen ein Gedächtnistraining (1) im Gruppensetting als angeleitetes Gedächtnistraining und (2) in Selbsthilfe eingesetzt (Hastings & West, 2009). Das Training in Selbsthilfe führten ältere Frauen durch, die ein etwas höheres Bildungsniveau hatten und sich nicht mehr so gut bewegen konnten. Mit dem Training konnten sämtliche 185 Untersuchungsteilnehmerinnen ihre (Kurzzeit-) Gedächtnisleistungen vom Pretest bis zum Posttest signifikant verbessern. Im Gruppentraining fielen die erzielten Gedächtnisleistungen höher aus; das wurde mit sozialen Aspekten und gruppendynamischen Bedingungen, wie Modelllernen, gemeinsame Erfahrungen, gemeinschaftliches Problemlösen und allgemeine soziale Unterstützung, erklärt.

**Merke:**

*Im Alter ist Neurogenese möglich,* sofern sich alternde Menschen kognitiv beschäftigen, viel bewegen, ausgewogen ernähren, soziale Herausforderungen suchen und Neues wagen. Mit genügend Aktivität und Training lässt sich die kognitive Leistungsfähigkeit bis ins hohe Alter erhalten, insbesondere wenn ausreichend früh mit dem Training begonnen wird und es gelingt, das Trainierte in die Lebensführung zu integrieren.

#### *1.2.1.4 Kontrollüberzeugung*

Ältere Personen mit niedrigem Bildungsniveau haben in aller Regel geringere Kenntnisse über Krankheiten und Behandlungsmaßnahmen. Das kann sich fatal auf den Verlauf von körperlichen und kognitiven Erkrankungen auswirken. Zahlreiche Studien belegen den Zusammenhang von Gesundheitszustand, geringer Bildung, Krankheitswissen, Inanspruchnahme von präventiven Angeboten, Zahl der Krankenhausaufenthalte und Mortalität (Balash et al., 2010; Dewalt et al., 2004; Johnson et al., 2009; Mayer & Baltes, 1996;

Sudore et al., 2006; Wolf, Gazmararian & Baker, 2005). Dieser Personenkreis benötigt viel Psychoedukation, am besten verbunden mit jährlichen Patientenschulungen, um Kontrollüberzeugungen zu stärken und *mehr Compliance und Selbstverantwortung für den Umgang mit chronischer Erkrankung* zu entwickeln.

Der *Glaube an die eigenen Kontrollfähigkeiten* ist eine *Schlüsselvariable für erfolgreiches Altern* (Lachman, Rosnick & Röcke, 2009). Mit dem Gefühl von Kontrollfähigkeit und Selbstwirksamkeit ist das Ausmaß gemeint, mit dem eine Person glaubt, Fortschritte und Erfolge im Leben (oder in Teilbereichen) mit persönlichen Fähigkeiten und Handlungen erzielen zu können. In einer 9-jährigen Längsschnittstudie (Midlife in the United States Study) wurden in den Jahren 1995 bis 1996 und 2004 bis 2006 zwei Befragungen durchgeführt. An der ersten Erhebung nahm ein nationales Sample (7 120 Personen im Alter von 24 bis 75 Jahren) teil. In der zweiten Untersuchung wurden 70 % der ursprünglichen Population (nunmehr im Alter von 32 bis 84 Jahren) nochmals befragt. Ein wichtiges Ergebnis der Längsschnittstudie war, dass ältere Menschen, die höhere Kontrollüberzeugungen hatten und davon überzeugt waren, ihre Gedächtnisleistungen kontrollieren zu können, tatsächlich in Tests, wie z. B. Gedächtnistests, besser abschnitten. Die Untersuchungsteilnehmer mit höherer Kontrollüberzeugung offenbarten auch mehr Lebenszufriedenheit, zeigten sich subjektiv gesünder, waren objektiv auch seltener chronisch krank und hatten geringere körperliche Funktionseinschränkungen. Sie litten auch weniger unter Depressionen. Insgesamt zeigten sie eine positive Sicht des Alter(n)s. Im sehr hohen Alter nahmen ihre Kontrollüberzeugungen jedoch wieder etwas ab (Lachman et al., 2009). Ähnliche Ergebnisse sind aus der Berliner Altersstudie bekannt (Mayer & Baltes, 1996).

Mit Blick auf die zunehmenden Verluste, die das Alter mit sich bringt, spielen Kontrollüberzeugungen eine wichtige Rolle bei der Aufrechterhaltung der Lebenszufriedenheit. Das subjektive Empfinden von Kontrollfähigkeit ist somit auch ein wichtiger *Schutzfaktor für das Wohlbefinden* (Lachman et al., 2009).

**Fazit:**

Viele Studien zeigen, dass Lernvorgänge im hohen Alter möglich sind, auch wenn sie schwerfälliger verlaufen als in jüngeren Jahren. Das betrifft sowohl die Lösung von bekannten und erfahrungsabhängigen Problemen, als auch die Fähigkeit zur Bearbeitung von neu aufgetretenen Schwierigkeiten. Der kognitive Abbau im Alter ist in der überwiegenden Zahl der Fälle nicht so ausgeprägt, dass ältere Menschen im dritten und vierten Alter ihre Selbstständigkeit aufgeben müssten.

### 1.2.2 Kognitiv-emotionale Gewinne im Alter

Das lebenslange Training von kognitiven Fähigkeiten und Fertigkeiten ist neben körperlicher Fitness und Umgang mit Sozialpartnern eine wichtige Voraussetzung, um im hohen Alter gesund und zufrieden zu sein. Umso eher kommt es zur Entwicklung von Resilienz und Altersweisheit.

*Resilienz* ist die Fähigkeit des Individuums, Stress beladenen Situationen, seien es Misserfolge, Unfälle oder traumatische Erfahrungen, erfolgreich zu widerstehen und schwierigen Situationen mit positiver Einstellung zu begegnen. Psychologische Ressourcen, die hierfür benötigt werden, sind Selbstbewusstsein, persönliche Kompetenz und Kontrollfähigkeit (Windle, Markland & Woods, 2008). Resilienz ist keine feste Persönlichkeitseigenschaft, denn sie ist über die Zeit und in verschiedenen Situationen unterschiedlich stark ausgeprägt.

Gebildete ältere Menschen leben gesünder und in einem besseren kognitiven und körperlichen Zustand als Bildungsschwächere, wie aus einer britischen Zwillingsstudie an 1 053 über 70-jährigen Zwillingspaaren hervorgeht. Sie hatten zudem mehrheitlich eine höhere Resilienz entwickelt (Johnson, Deary, McGue & Christensen, 2009). In einer Untersuchung von 70- bis 80-Jährigen (Hildon, Smith, Netuveli & Blane, 2008) wurde mit Interviews, Fragebögen und Aktivitätstagebüchern die Belastbarkeit von Personen untersucht. Wie sich herausstellte, konnte eine ganze Reihe von Untersuchungsteilnehmern in leidvollen Situationen auf soziale und individuelle Ressourcen zurückgreifen, etwa auf soziale Rollen und Aktivitäten, die sie von früher beibehalten hatten, auf erfolgreiche Bewältigungsstrategien oder die Unterstützung von Nahestehenden. Sie vermochten es auch, frühere leidvolle Erlebnisse im Lichte ihrer heutigen Erfahrungen neu zu interpretieren.

Zur Stärkung der Resilienz gibt es eine ganze Reihe von Anknüpfungspunkten für die Therapie. So kann dem Patienten die ressourcenorientierte Anpassung an das dritte und vierte Alter erleichtert werden: Im Vergleich zu jüngeren Menschen verfügen ältere über mehr Erfahrungswissen, effektivere Lern- und Gedächtnisstrategien und wirkungsvollere Bewältigungsmechanismen für die Erfordernisse des Alltags. Sie können z. B. leichter den Verlust von Nahestehenden verschmerzen und Belastungen generell besser verarbeiten (Dixon, 2000; Mayer & Baltes, 1996). Ihre Lebenserfahrung und größere innere Ruhe stärken zudem ihre Bereitschaft, Einstellungen und Meinungen von anderen gelten zu lassen. Meist blicken sie zuversichtlicher in die Zukunft und erleben das Rentenalter als persönliche Bereicherung, nicht zuletzt wegen der Abnahme von externen Verpflichtungen und der Zunahme an Freiräumen in der Lebensgestaltung.

Unter *Altersweisheit* wird das Wissen um die Probleme des Lebens und ihre Bewältigung, die Relativität von Werten und Prioritäten und der Umgang mit Unsicherheit und Unvorhersagbarkeit verstanden (Baltes & Staudinger, 2000). Weisheit bezieht sich besonders auf die pragmatischen Eigenschaften des Verstandes, in die kulturell erworbene Informationen und Kenntnisse integriert sind. Ältere Menschen gelten als ‚weise', wenn sie aufgeschlossen, erfahren und selbstständig im Denken sind. Sie können zwischenmenschliche Beziehungen besser einschätzen, erkennen positive Aspekte in Konflikten und urteilen in sozialen Situationen meist ausgewogener als jüngere Personen. Sie sind auch eher bereit, die Meinung von anderen zu berücksichtigen und in Kompromisse einzuwilligen. Aber sie versuchen, weniger Energie in unlösbare Probleme zu investieren. Vielleicht gelingt es ihnen deshalb auch eher, ihre Emotionen zu kontrollieren als jüngere Erwachsene. Im Allgemeinen nehmen sie Kritik besser an als Jüngere und fixieren sich weniger auf negative Kommentare.

Bei den meisten älter werdenden Personen verbessert sich somit die psychische Verfassung mit dem Alter. Psychische Erkrankungen, die nicht mit Demenz zusammenhängen, kommen sogar etwas weniger bei älteren Menschen vor als bei jüngeren (Ayers et al., 2007; Charles, 2009).

Auch hier spielen *Erwartungen*, insbesondere Kontrollüberzeugungen, eine entscheidende Rolle. In einer Längsschnittstudie wurden ältere Versuchspersonen entweder auf negative oder auf positive stereotype Vorstellungen zum Altern eingestimmt. Diejenigen, die negative Bewertungen vorgegeben bekamen, zeigten stärkere cardiovaskuläre Stressreaktionen und schnitten bei Gedächtnisleistungen (Memoryspiel) und motorischen Aufgaben (Schreiben und Gehen) merklich schlechter ab. Diejenigen, die eine positive Selbstwahrnehmung und wohlwollende Einstellung zum Älterwerden hatten, erwiesen sich 20 Jahre später als gesünder und lebten auch länger (Levy, 2003). Sie zeigten deutlich mehr Kontrollüberzeugung, eine bessere kognitiv-emotionale Verfassung, waren selbstbewusster, stimmungsmäßig stabiler und mit ihrem Leben zufriedener.

In einer *holländischen epidemiologischen Altersstudie* (Westerhof & Tulle, 2008), in der nach den positiven und negativen Seiten des Alterns gefragt wurde, gaben die befragten Senioren folgende Verluste und Gewinne beim Altern an:

Negative Aspekte betrafen den
- körperlichen Abbau, insbesondere den Verlust an Vitalität und Beweglichkeit,
- nachlassenden Kräftehaushalt und
- Verlust an persönlichen Beziehungen, sozialen Positionen und persönlicher Unabhängigkeit.

Zu den positiven Aspekten des Alterns gehörten
- mehr Freiraum im sozialen Bereich, weniger Verantwortung, mehr Respekt von anderen und die Beziehung zu Enkeln,
- mehr persönliche Lebenserfahrung, Weisheit und innere Gelassenheit.

### 1.2.3 Veränderungen von Emotionen und Motivationen

Persönlichkeit umfasst alle Eigenschaften, Erlebnis- und Handlungsweisen, die bezeichnend für die individuelle Eigenart einer Person sind, insbesondere die emotionalen, motivationalen und sozialen Züge. Trotz der Zunahme an Einbußen und Verlusten im Alter sind die meisten betagten Personen aus persönlichkeitspsychologischer Sicht noch in der Lage, den Herausforderungen des Alterungsprozesses mit individuellen Bewältigungsstrategien zu begegnen. Studien zu Befindlichkeitsindikatoren, wie allgemeines Wohlbefinden, Selbstwertgefühl oder Zufriedenheit mit dem eigenen Lebensalter, weisen auf *mehr Stabilität im Alter* als in jüngeren Jahren hin (Rabbitt et al., 2008a; Staudinger, 2008).

Die *Persönlichkeitsentwicklung* bis ins hohe Alter wird aus der Perspektive der Lebensmechanik und Lebenspragmatik betrachtet (Baltes, Lindenberger & Staudinger, 2006b; Staudinger, 2008; vgl. S. 29). Beide beeinflussen sich wechselseitig, da die Plastizität menschlicher Entwicklung immer von biologischen, kulturellen und psychischen Ressourcen abhängig ist. Lernen und persönliche Handlungsentscheidungen sind die Motoren der Persönlichkeitsentwicklung. Lebensmechanik und -pragmatik setzen sich zusammen aus
- strukturellen Aspekten der Persönlichkeit, wie den Big Five-Persönlichkeitseigenschaften (Neurotizismus, Extraversion, Offenheit für Erfahrungen, Verträglichkeit und Gewissenhaftigkeit; Costa & McGrae, 1994),
- dem Selbstkonzept und der Selbstwirksamkeit.

Zahlreiche Querschnitts- und Längsschnittuntersuchungen, darunter auch einige interkulturelle, liefern Belege dafür, dass ältere Menschen stärker dazu neigen als jüngere, positive Emotionen intensiver zu verarbeiten (Staudinger & Baumert, 2007). *Persönlichkeitseigenschaften*, wie die Big Five, verändern sich im Laufe des Lebens. Neurotizismus und Offenheit für neue Erfahrungen nehmen mit dem Alter ab, während Umgänglichkeit und Zuverlässigkeit zunehmen. Altersforscher unterscheiden bei der Extraversion zwischen sozialer Vitalität, die mit dem Alter geringer wird, und sozialer Dominanz, die allmählich stärker zum Vorschein tritt.

Die meisten Veränderungen der Persönlichkeitseigenschaften im Alter haben mit einer *Zunahme von sozialer Kompetenz* zu tun (Staudinger, 2008). Ältere Menschen kontrollieren ihre negativen Emotionen immer besser, indem sie das eigene Anspruchsniveau senken, unerreichbare Ziele aufgeben oder Vergleichsmaßstäbe ändern. Senioren gehen Situationen, die zu negativen Emotionen führen, möglichst aus dem Weg, vielleicht um die geringe Lebenszeit nicht unnötig zu belasten. Obwohl ihr persönliches Wachstum kaum noch zunimmt, bleibt ihr subjektives Wohlbefinden stabil. Möglicherweise lassen sich diese Beobachtungen aber auch mit *altersgebundenen Hirnveränderungen* erklären (Baltes, Reuter-Lorenz & Rösler, 2006a; Staudinger, 2008).

Die Persönlichkeitsentwicklung wird außerdem von physiologischen und neuropsychologischen Faktoren beeinflusst. Auf die *Herzratenvariabilität* wirken z. B. sympathische und parasympathische Anteile des autonom gesteuerten Nervensystems ein. *Verhaltenshemmung*, wie sie bei ängstlichen Patienten beobacht wird, und *geringere* Herzratenvariabilität gehen mit einer erhöhten sympathischen Reaktivität einher (Grawe, 2004; Kagan, 1998). Ebenfalls empirisch gesichert ist der Zusammenhang zwischen *höherer* Herzratenvariabilität und *Annäherungsverhalten*, das von positiven Gefühlen begleitet wird (Grawe, 2004).

*Bewältigungsstile* für Belastungen sind ebenfalls mehr oder minder stabile Persönlichkeitszüge (Lehr, 2007; Norcross, 2002). Individuelle Bewältigungsstile werden von Erfahrungswissen, beruflichen Fähigkeiten, Persönlichkeitseigenschaften, dem Selbstkonzept, der Selbstregulation und den Wechselwirkungen dieser Variablen beeinflusst. Obgleich viele Verluste im Alter zu einer *kumulativen Stressreaktion* führen, hatten nur sehr wenige Hochbetagte in der Berliner Altersstudie die Erfahrung gemacht, dass ihre Bewältigungsmöglichkeiten zusammenbrachen (Mayer & Baltes, 1996).

Die *subjektive Sicht des Alterns* war für die Mehrzahl der Untersuchungsteilnehmer der Berliner Altersstudie besser als ihre reale Situation. Je älter die Untersuchungsteilnehmer waren, desto gesünder fühlten sie sich im Vergleich zu ihren Peers (Smith & Baltes, 1996). Die Zufriedenheit mit dem Leben und die *Überlebenswahrscheinlichkeit* war umso höher, je mehr alte und sehr alte Untersuchungsteilnehmer, darunter auch körperlich beeinträchtigte und demente, sich psychisch robust und sozial integriert zeigten (Mayer & Baltes, 1996).

Auf der sozialpsychologischen Ebene wurden bei den sehr alten Untersuchungsteilnehmern *erstaunliche Anpassungsfähigkeiten* beobachtet (M. M. Baltes et al., 1996). Die meisten alten Menschen waren in der Lage, sich an Behinderung, Einschränkungen und an den Verlust von Nahestehenden anzupassen. Einigen fehlte es jedoch an Belastbarkeit und Anpassungsfähigkeit. In dieser Gruppe der betagten und hochbetagten instabilen und weniger anpassungsfähigen Menschen treten Angststörungen und Depressionen häufiger auf (Marcoen et al., 2008; Smith & Baltes, 1996).

Für das Wohlbefinden im Alter ist schließlich noch die *Akzeptanz des Alterungsprozesses* von großer Bedeutung. Sind alternde Menschen in der Lage, die Abnahme ihrer Leistungsfähigkeit, Gesundheit und Teilhabe am gesellschaftlichen Leben als einen natürlichen Entwicklungs- und Alterungsprozess zu sehen und können sie altersbedingte Einschränkungen im täglichen Leben hinnehmen, werden sie sich einer wesentlich besseren *Lebensqualität* erfreuen als jene, die mit diesen Veränderungen im Alter hadern (Butler & Ciarrochi, 2007). Die Akzeptanz des Alterns lässt sich in der psychotherapeutischen Behandlung stärken.

**Fazit:**

Im Hinblick auf die Persönlichkeitsentwicklung zeigen Senioren sowohl Wachstum und Stabilität als auch Verluste. Zum Selbstschutz gehen älter werdende Menschen negativen Emotionen eher aus dem Weg.

## 1.3 Soziale Aspekte des Alterns

Aus kultureller Sicht wird vermehrt auf Wahrnehmungen und Bewertungen, Rollen und Stereotype des Alterns geachtet und aus sozialer Perspektive stärker auf die Rahmenbedingungen, etwa die Lebenslage und die Alltagspraktiken von älteren Menschen. Soziale Lage, Bildungsniveau und finanzielle Ressourcen beeinflussen noch im Alter soziale Rollen, Entwicklungsmöglichkeiten und die gesundheitliche Verfassung.

### 1.3.1 Sozialer Status und Geburtskohorten

Der *soziale Status* lässt sich bei Menschen im dritten und vierten Alter schwerer bestimmen als bei jüngeren Erwachsenen, wie eine amerikanische Längsschnittuntersuchung zeigt (Section of Socioenvironmental Studies SSES des National Institute of Mental Health Intramural Research Program; zwei Befragungen von 706 Untersuchungsteilnehmern im Jahr 1974 und 1994; Schooler & Caplan, 2009). Dieser Studie zufolge geht ein relativ niedriger sozialer Status, gemessen am früheren Bildungsstand, Beruf und Einkommen, mit tendenziell schlechter psychischer und körperlicher Gesundheit im Alter einher. Infolge schwieriger Lebensumstände und vermehrtem psychologischen Stress kommt es bei Angehörigen von niedrigen sozialen Schichten häufiger zu körperlichen Missempfindungen und Erkrankungen; der körperliche Gesundheitszustand hat auch eine besonders starke Auswirkung auf den psychischen Leidensdruck (Schooler & Caplan, 2009).

In dem repräsentativen Deutschen Alters Survey (DEAS; Schöllgen, Huxold & Tesch Römer, 2010) wurden 2 787 Personen im Alter von 40 bis 85 Jahren im Hinblick auf einen möglichen Zusammenhang von sozialökonomischem Status (Bildung, Einkommen und Anlagekapital) und Gesundheit (körperliche Erkrankungen, körperliche Funktionsstörungen und subjektives Gesundheitsempfinden) untersucht. Auch hier zeigten sich vor allem statusabhängige Benachteiligungen in der gesundheitlichen Verfassung. Die soziale Ungleichheit in der Lebenslage von Personen mit niedrigerem sozialökonomischen Status war, unabhängig vom Geschlecht oder Wohnort in Ost oder West, ziemlich stabil über die gesamte zweite Lebenshälfte hinweg.

Viele gesellschaftliche, arbeitsrechtliche und demografische Entwicklungen haben in den letzten zwei bis drei Jahrzehnten das Altern tief greifend verändert. Alte Menschen unterscheiden sich nicht nur im Hinblick auf Alter, Geschlecht und sozialen Status, sondern auch im Hinblick auf die jeweilige *gesellschaftshistorische Periode*, in der sie aufgewachsen und gealtert sind. Personen desselben Jahrgangs werden längerfristig durch soziale, kulturelle und wirtschaftliche Erfahrungen geprägt, die sie im selben oder vergleichbaren Zeitraum gemacht haben, und bilden Alters- oder Geburtskohorten.

Auch wenn sie sich nicht präzise belegen lassen, sind *Kohorteneffekte* historisch verankerte Bedingungskonstellationen, die den Lebenslauf erheblich mit gestalten (Zelinski et al., 2009). Geburtskohorten haben spezifische Normen und Auffälligkeiten. Jede Generation zeigt andere Wertorientierungen und Gewohnheiten als die der Eltern und als frühere Generationen. Am meisten unterscheiden sich Geburtskohorten noch im schulischen Bildungsniveau. Folglich müssen die Auswirkungen von historischen Veränderungen bei der Einschätzung der kognitiven, sozialen und anderen Unterschiede in Altersstudien berücksichtigt werden (vgl. S. 29).

Psychometriker wissen bereits seit geraumer Zeit, dass die Ergebnisse von standardisierten Tests tendenziell von einer Generation zur nächsten ansteigen (Alwin, 2009; vgl. S. 29). Es gibt eine ganze Reihe von weiteren Unterschieden zwischen den Generationen: Vertreter von Geburtskohorten vor dem Zweiten Weltkrieg waren z. B. stärker an ökonomischer Sicherheit und politischer Ordnung interessiert, während Vertreter der Geburtsjahrgänge der Nachkriegszeit sich vermehrt nach Freiheit und Selbstentfaltung sehnten (Inglehart, 1977).

Die Kohorten der Geburtsjahrgänge 1920 bis 1935 haben die Nazizeit, den Zweiten Weltkrieg, Flucht, Kriegsgefangenschaft und Inflation erlebt und einige anschließend die DDR. Viele mussten sich ohne vernünftige Ausbildung oder Startkapital eine berufliche Existenz aufbauen. Die Unterschiede in den Lebensbedingungen von älteren Menschen, die entweder in Ost- oder in Westdeutschland aufgewachsen sind, erscheinen jedoch lange nicht so ausgeprägt wie die Unterschiede zwischen älteren Menschen, die vor dem Zweiten Weltkrieg geborenen wurden, und denen, die danach zur Welt kamen (Jüchtern, 2002).

Beim Vergleich verschiedener Längsschnittstudien wird deutlich, dass Kohorteneffekte verantwortlich sind für wesentliche Unterschiede im Alter. Die Größe und Richtung dieser Unterschiede variieren je nach Gegenstand der Untersuchung und je nach Zielsetzung (Schaie, 2005).

### 1.3.2 Bildung, Einkommen und Selbstständigkeit von alternden Menschen

Nach dem Verständnis von Wilhelm von Humboldt umfasste *Bildung* nicht nur akademische Qualifikationen, sondern auch persönlichkeits- und allgemein bildende Inhalte. Diesem Bildungsverständnis folgt die Definition des lebenslangen Lernens der Europäischen Kommission: Lebenslanges Lernen bezieht sich auf Wissen und Fähigkeiten im beruflichen, persönlichen, sozialen und bürgerschaftlichen Bereich (Staudinger & Baumert, 2007). Das Bildungsniveau der Bevölkerung war noch nie so hoch wie heute, obwohl es extreme individuelle Unterschiede gibt.

In der internationalen Altersforschung erweist sich der *Bildungsstatus* als ein besonders guter Prädiktor für erfolgreiche Lebensführung und produktives Altern. Für Verluste im Alter bietet Bildung außerdem kompensatorische Möglichkeiten (Staudinger & Baumert, 2007). Hoher Bildungsgrad und gesicherter finanzieller Status ermöglichen es Senioren weiterhin, eine ganze Bandbreite von sozialen Rollen auszuüben. Mit Bildung lassen sich auch altersabhängige Einbußen und Verluste ausgleichen und die Widerstandskraft stärken. Inzwischen gibt es wesentlich mehr Möglichkeiten für ältere Menschen, Fähigkeiten und Fertigkeiten neu zu lernen oder weiterzuentwickeln (Heuft et al., 2005; Lindenberger, 2007).

Der Zulauf von älteren Menschen zu Bildungsangeboten scheint parallel zum allgemeinen gesellschaftlichen Trend der letzten Jahre in Richtung höherer Ausbildungsabschlüsse zu gehen. Die Interessengebiete von Senioren decken sich jedoch weniger mit ihren früheren beruflichen Erfahrungen; vielmehr werden sie oft von berufsfremden Ressourcen bestimmt (BMFSFJ, 2006). Das *Interesse* alternder Menschen im dritten Alter *an Bildungs- und Weiterbildungsangeboten wächst* in den letzten Jahren kontinuierlich. Hochschulen, wie etwa die Freie Universität Berlin, machen der Zielgruppe Senioren spezifische, thematisch breit gefächerte Bildungsangebote über Geschichte, Politik, Sozialwissenschaften, Kunstgeschichte, Umgang mit dem Computer usw. Die Nachfrage ist groß und viele Kurse sind ausgebucht. Aber auch hier stellen Senioren, die bereits über eine höhere berufliche Qualifikation verfügen, die Mehrzahl der Bildungsinteressenten.

*Einkünfte im Alter:* Durch die Reform der Sozialversicherung im Verlaufe des Wirtschaftswunders der 1950er und 60er Jahre wurden alte Menschen in Deutschland materiell abgesichert und die *Rente* Grundlage eines erwerbsfreien Lebensabends für die große Mehrheit der Bevölkerung (Kocka, 2008). Infolge leistungsfähiger Alterssicherungssysteme geht es, durchschnittlich gesehen, den alten Menschen in Deutschland heute materiell, gesundheitlich und sozialrechtlich so gut wie noch nie. Unabhängiges Leben im Alter, ohne Unterstützung von Kindern oder anderen Familienmitgliedern, ist zu so etwas wie einem Wohlstandsphänomen geworden. Das wird allerdings nicht von Dauer sein, denn das demografische Alter steigt, sodass die wirtschaftlichen Perspektiven für junge und alte Menschen in Zukunft wesentlich ungünstiger werden (Kaufmann, 2008).

Nur wenige alte Menschen (3 %) machen sich ernsthaft Sorgen um ihre finanzielle Lage. Dazu gehören sehr alte Frauen, Singles (meist über 85 Jahre) und Geschiedene, deren Einkommen unter der Armutsgrenze liegt. Diese Frauen stellen sich wesentlich schlechter als Verheiratete und Verwitwete, die den überwiegenden Teil ihrer Altersversorgung durch den Partner erhalten (Mayer & Baltes, 1996; BMFSFJ, 2006). Andere Frauen hatten hohe Ausfallzeiten durch die Familienphase und mussten auch häufiger einer unqualifizierten Arbeit nachgehen. Kleine Renten werden bei Pflegebedarf zu einem besonders großen Problem, denn bei zunehmender Gebrechlichkeit und Pflegebedürftigkeit wird vermehrt kostspielige Hilfe im Haushalt notwendig. Soziale Ungleichheiten im Alter lassen sich häufig nicht mehr korrigieren (BMFSFJ, 2006).

In Deutschland beginnt das Rentenalter für ältere Langzeitarbeitslose und für vorzeitig Berentete immer früher. Gleichzeitig erfreuen sich Senioren sehr viel länger an einer körperlich und kognitiv-emotional guten Verfassung. Das Lebenserwartungsalter steigt, sodass sich das dritte und vierte Alter inzwischen über 3 bis 4 Jahrzehnte und mehr erstreckt. Das wirkt sich dramatisch auf die Proportion der Rentner und die Bezugsdauer ihrer Renten aus: Im Jahr 2030 sollen 50 Senioren auf 100 Erwerbstätige kommen (BMFSFJ, 2006). 2005 waren es 32 (Statistisches Bundesamt, 2007). Aus diesem Grund ist die Umverteilung von Arbeit zu einem besonders wichtigen Thema geworden.

Das durchschnittliche monatliche *Realeinkommen* von Rentnern und Pensionären ist sehr unterschiedlich. Gebildete hatten zumeist höhere Einkommen und das wirkt sich auch auf die Höhe ihrer Rente oder Pension aus. Oft gibt es mehrere Renten in einem Seniorenhaushalt – die normale Altersrente, vielleicht zusätzlich noch eine Betriebsrente oder eine Zusatzversorgung für Arbeiter und Angestellte im öffentlichen Dienst. Einzelne Rentner und Pensionäre erhalten zudem Leistungen aus der Hinterbliebenenversorgung, aus anderen Alterssicherungssystemen oder aus Vermögenswerten und Mieteinnahmen.

Künftig wird sich die Einkommensverteilung im Alter erheblich verschlechtern. Schon jetzt stellen sich vor allem *Selbstständige mit geringen Einnahmen* schlechter. Weil ihnen oft ausreichende Mittel zur privaten Vorsorge fehlen, müssen viele bis ins hohe Alter arbeiten. Zur Vermeidung von Einkommensarmut wird deshalb gefordert, dass Selbstständige in das obligatorische System der Alterssicherung einbezogen werden (BMFSFJ, 2006).

*Angst vor dem Verlust der Selbstständigkeit:* Hochbetagte Menschen im vierten Alter entwickeln häufig die Befürchtung, sie könnten anderen zur Last fallen. Sie sehen sich auch stärker mit dem nahenden Tod konfrontiert (vgl. S. 54). Die meisten fürchten sich davor, wie sie einmal sterben werden; sie möchten sich darauf vorbereiten und selber bestimmen, wo sie sterben und wie sie darin unterstützt werden. Immer mehr hochbetagte Senioren stellen sich die Frage, wie der Wunsch nach einem selbst bestimmten Tod rechtlich und praktisch abzusichern ist (Baltes, 2007). Dieses für Senioren so wichtige Anliegen wird viel zu wenig von Professionellen angesprochen (Lloyd-Williams, Kennedy, Sixsmith & Sixsmith, 2007).

### 1.3.3 Nachberufliche Beschäftigungen

Angesichts des demografischen Wandels und der damit verbundenen hohen Kosten für die Alterssicherung wäre eine Fortsetzung der beruflichen Tätigkeit unter altersgerechten Arbeitsbedingungen eine große Entlastung für die Gesellschaft. Aktivitäten, die nach der Berentung ausgeführt werden, sollten für den einzelnen Senioren aber einen gewissen Sinn haben und ihm auch soziale Kontakte gewährleisten. Bei beruflicher Tätigkeit zahlen ältere Erwerbstätige genauso in die Rentenversicherung ein und entlasten damit jüngere Arbeitnehmer. In Deutschland ist derzeit für die meisten älteren Menschen, die sich noch betätigen wollen, soziales Engagement bedeutsamer als eine Beschäftigung im Rahmen ihres früheren Berufes.

Als Folge der Vorruhestandspraxis hat Deutschland eine der niedrigsten Beschäftigungsquoten von 55- bis 64-Jährigen in Europa. Ziele der Politik sind deshalb vor allem die Erhöhung der Beschäftigungsquote von älteren Arbeitnehmern am Ende der Erwerbsphase sowie eine allmähliche Erhöhung des Rentenalters auf 67 Jahre. Damit soll eine *Verlängerung der Erwerbsarbeitszeit* erreicht werden, denn Ältere sind nicht weniger, sondern anders leistungsfähiger als Jüngere (BMFSFJ, 2006; Kocka, 2008).

Hierzulande interessiert sich lediglich eine kleine Anzahl von Rentnern und Pensionären für die Fortsetzung der Erwerbsarbeit nach Überschreiten der Altersgrenze. Zudem gibt es nur wenige Firmen, die bereit sind, ihre Arbeitnehmer bis 65, geschweige denn darüber hinaus zu beschäftigen. Das könnte sich angesichts der demografischen Entwicklung in den nächsten Jahren allerdings ändern, weil dann Fachkräfte fehlen. Schon jetzt gibt es nicht genügend Bewerber für Lehrstellen und spezifische Berufe. Wirtschaft und Gesellschaft werden künftig immer mehr auf das Engagement und die Arbeitskraft von Senioren angewiesen sein, denn der Anteil der Berufstätigen sinkt dramatisch im Vergleich zu dem der Rentner. Gemeinnützige Organisationen sind jetzt schon auf ältere Menschen als ehrenamtliche Mitarbeiter angewiesen, nachdem der Zivildienst extrem gekürzt wurde und eventuell ganz entfällt.

Gelegentlich wird aus einem Ehrenamt ein Job, mit dem sich der Rentner etwas hinzuverdienen kann. Zur Vermittlung von Senioren haben sich inzwischen eine ganze Reihe von Initiativen, teilweise recht ausgefallene, gebildet: So vermittelt etwa der Senior-Experten-Service, eine gemeinnützige Stiftung, seit 25 Jahren Fachleute nach Bulgarien, Burma oder in die Mongolei, um dort für einige Wochen oder Monate kleine Unternehmen zu beraten oder an Hoch-, Fach- und allgemeinbildenden Schulen zu unterrichten.

Die Stärken von älteren Erwerbstätigen liegen vor allem im Erfahrungswissen, in der Disziplin, Loyalität und im Qualitätsbewusstsein. Körperlich sind sie aber nicht mehr so kräftig und belastbar wie Jüngere. Während ältere Arbeitnehmer bei komplexen Arbeitsverrichtungen besser abschneiden, weil sie über jahrelanges Erfahrungslernen und entsprechender Expertise verfügen, bringen jüngere Arbeitnehmer vor allem in Berufen, die höhere Geschwindigkeit (und Kraftanstrengung) erfordern, bessere Leistungen (Kocka, 2008). Durch Training lassen sich diese altersspezifischen Wirkungen nur bedingt ausgleichen. Dürften Arbeitnehmer ihren eigenen Arbeitsrhythmus bestimmen, würden sie bis ins hohe Alter leistungsfähig bleiben (Kruse & Packebusch, 2006).

Mit der gewonnenen längeren Lebenszeit könnte sinnvoll umgegangen werden. Wichtiger als die bloße Verlängerung der Erwerbstätigenzeit ist deshalb ihre aktive und kreative Gestaltung. Eine wichtige Voraussetzung ist die Überwindung der Altersdiskriminierung auf dem deutschen Arbeitsmarkt. Gleichzeitig müsste Erwerbstätigen mehr Freiheiten eingeräumt werden bei der flexibleren Aufteilung der Lebensphasen – Arbeit, Familie, Bildung/Weiterbildung und ehrenamtliche Tätigkeit. Für diese *Umverteilung der geleisteten Arbeitszeit im Lebenslauf* wäre jeder Einzelne selbst verantwortlich – ganz gleich, ob er seine Arbeitszeit für die Erziehung der Kinder reduziert, sich während der Berufsphase aktiv weiterqualifiziert, die Berufstätigkeit nach der Kinderphase intensiviert oder seine Arbeit im Alter mehr oder weniger reduziert (Vaupel & Kistowski, 2007).

Weil die berufliche Identität aufgegeben wird, stellt die *Berentung* für viele ältere Paare einen *gewaltigen Umbruch* dar. Nicht alle älteren Arbeitnehmer erleben einen unbeschwerten Übergang vom Arbeitsleben ins Rentenalter. Allerdings ist die Befundlage zur Zufriedenheit mit dem Ausscheiden aus dem Beruf nicht einheitlich. In einer Vergleichsstudie zwischen Ost und West (Interdisziplinäre Studie über das Erwachsenenalter, ILSE, durchgeführt im Raum Leipzig und Heidelberg-Mannheim) zeigte sich, dass ein größerer Teil der Berenteten (es waren 63 aus Leipzig und 41 aus dem Heidelberger Raum) die Berentung einfach hingenommen hat. Einigen gelang ein planender Übergang (47 : 25), anderen ein gelungener Übergang (30 : 35). Einen beschwerlicheren Übergang hatten vor allem die Rentner im Osten (60 : 8), während Arbeitnehmer im Westen etwas häufiger von einem unbeschwerten Übergang (25 in Leipzig : 34 in Heidelberg) berichteten (Jüchtern, 2002).

In einer ehelichen Partnerschaft oder in einer Lebensgemeinschaft werden die Partner nach dem *Ausscheiden* des Mannes oder beider *aus dem Berufsleben* plötzlich sehr viel mehr auf sich zurück geworfen, sodass sich auf der Dimension Macht und Autonomie leichter Probleme ergeben. Oft fehlt es an Gesprächsstoff, Ideen oder an Initiativen zu gemeinsamen Unternehmungen. Zwar ist der vormals erwerbstätige Partner jetzt vom Zwang zur Konkurrenz und zur Karriere befreit, dafür lebt er aber wesentlich zurückgezogener zu Hause und läuft Gefahr, sozial zu isolieren. Neue Aufgaben und Bildungsangebote können zu einer Tagesstruktur mit neuer Aufgabenteilung zwischen den Partnern führen und damit zu einem Kräfteausgleich in der Partnerschaft beitragen.

Ältere Menschen, die in einer Partnerschaft leben, ebenso wie Alleinstehende, müssen sich nach der Berentung um sinnvolle Aktivitäten und neue soziale Kontakte bemühen. *Soziale Kontakte*, vorausgesetzt, es sind freundliche und überwiegend harmonische, tragen zu einem längeren und gesünderen Leben bei (Campo et al., 2009). Derartige Kontakte stärken auch das sogenannte kollektive Selbstbewusstsein und die Selbsteinschätzung des Individuums in seiner Rolle als Mitglied einer sozialen Gruppe. In einer sechsjährigen Längsschnittstudie wurde nachgewiesen, dass ein ausgeprägtes kollektives Selbstbewusstsein die Aktivitätsbereitschaft von Senioren aufrechterhält und ihren gesundheitlichen Abbau deutlich verzögert (Bailis, Chipperfield & Helgason, 2008). Sofern betagte Senioren nach der Berentung keine allzu großen Statusverluste hinnehmen müssen, können sie einige ihrer alten Rollen und Aktivitäten beibehalten. Dadurch bleiben sie lernfähiger und belastbarer als viele jüngere Personen (Dittmann-Kohli, Bode & Westerhof, 2001; Hildon, Smith, Netuveli & Blane, 2008).

Zunehmend mehr Senioren möchten gerne verantwortlich beschäftigt sein und eine ganze Reihe von unentgeltlichen, aber wirtschaftlich bedeutsamen Leistungen erbringen (Schmidt, 2008). In einer weiter zurückliegenden Länder vergleichenden repräsentativen Studie (USA, Kanada, Großbritannien, Deutschland und Japan) wurden ältere Menschen (65 Jahre und älter), die selbstständig lebten, nach ihren nachberuflichen Tätigkeitsfeldern und Aktivitäten befragt (Kohli & Künemund, 1997). Dabei ergaben sich vier Hauptbeschäftigungen:

1. *Nachberufliche Erwerbstätigkeit:* Die alten Bundesländer hatten mit 3,3 % die geringste Berufstätigkeit im Vergleich zu den USA (11,4 %) und Japan (27,7 %). Vermutlich schlägt hier das in Deutschland besser ausgebaute Rentensystem durch.
2. *Freiwilliges bzw. ehrenamtliches Engagement:* Auch das freiwillige Engagement war in den USA (30,6 %) und Kanada (26,9 %) sehr viel stärker als in Deutschland (12,4 %) und Japan (11,9 %). (Seit Ende der 1990er Jahre hat sich inzwischen jedoch in

Deutschland der Prozentsatz an ehrenamtlich tätigen Menschen, darunter überwiegend Senioren, von 14 % auf 33 % gesteigert; BMFSFJ, 2006).

3. *Betreuung Pflegebedürftiger:* In den USA haben 18,9 % der befragten älteren Menschen Pflegebedürftige (mit) betreut, in England 14,8 % und in Deutschland 13,2 %. Unter den Pflegenden in Deutschland waren vor allem verwitwete Frauen (44 %). Während Frauen verschiedene Verwandte pflegten und betreuten, versorgten pflegebereite ältere Männer in der Regel nur ihre Ehefrauen.
4. *Betreuung von Enkelkindern:* Regelmäßiges Versorgen von Enkeln gaben 26,5 % der Amerikaner, 19,9 % der Deutschen, 17,4 % der Kanadier, 16,5 % der Engländer und 10,3 % der Japaner an. Die älteren Frauen der Untersuchungsgruppe versorgten ihre Enkel etwas häufiger als die Männer.

Auch diese Studie ermittelte wieder ein deutlich höheres Ausmaß an Aktivität und Engagement bei sozial-ökonomisch besser gestellten und gebildeten Senioren. Nicht selten waren einige gleich in mehreren Bereichen aktiv. Ehrenamtliches Engagement erwies sich als guter Indikator für die Bereitschaft, im Alter aktiv zu sein (Kohli & Künemund, 1997). Von den Untersuchungsteilnehmern der Berliner Altersstudie waren 14 % der 70- bis 84-Jährigen und immerhin noch 6 % der 85-Jährigen und Älteren aktiv. Neben Weiterbildungs- und kulturellen Veranstaltungen nannten sie Restaurantbesuche, Ausflüge, Reisen und Sport. 11 % waren ehrenamtlich tätig (Mayer & Baltes, 1996).

Im Rentenalter finden ältere Menschen wieder größere Freiräume für *persönliche Interessen.* Jeder Mensch, auch der alte, singt, tanzt, dichtet, formt, malt, komponiert, bewegt sich oder kocht nun einmal gerne. Etwa ein Viertel der über 60-Jährigen hilft anderen Menschen bei der Bewältigung von persönlichen oder beruflichen Schwierigkeiten: Enkel oder Nachbarskinder werden gehütet oder Personen, die behindert oder hinfällig sind, versorgt. Manche beschäftigen sich ausgiebiger mit dem Computer und Internet. Einige stellen sich bereitwillig Wertedebatten und ermutigen oder coachen Jüngere beim Verfolgen von bestimmten Lebenszielen.

In einigen *beruflichen Bereichen* bleiben ältere Menschen besonders aktiv und leistungsstark. Dazu gehören künstlerische Berufe und solche, die viel Lebenserfahrung und emotionale Intelligenz erfordern. Hochbetagte Autoren, Komponisten und Dirigenten sind noch oft erfolgreich im Beruf. Verlangt ein Beruf jedoch das Erlernen von Neuartigem, weil das alte Wissen überholt ist, oder erfordert er den Einsatz von körperlicher Kraft, dann setzt der altersbedingte Verlust in der Mechanik der Intelligenz (vgl. S. 29) älteren Menschen klare Grenzen (Baltes, 2007).

Neben Bildungsangeboten, privaten Initiativen und verschiedenen Jobs ist das *Ehrenamt* eine weitere Alternative, bei der Senioren ihr Wissen und ihre berufliche Kompetenz weitergeben können. Knapp ein Drittel der 60-Jährigen und Älteren engagieren sich mittlerweile ehrenamtlich, einige in den Bundesmodellprogrammen, „Selbstorganisation älterer Menschen", „Generationsübergreifende Freiwilligendienste" und „Stärkung des bürgerschaftlichen Engagements im Sozialstaat der Zukunft" mit spezieller Beachtung der stärkeren Beteiligung von älteren Menschen an bürgerschaftlichem Engagement. Sie übernehmen Verantwortung in den Bereichen Kindertagesstätten, Schule, Berufsausbildung, Umweltschutz, Hilfsdienste, Parteien, Sportvereine oder Pflege (Bundesnetzwerk Bürgerschaftliches Engagement, 2008).

Ein ausgewogen strukturierter Alltag bei älteren Menschen ist immer ein Hinweis auf eine *gute Anpassungsleistung,* die im Alter zu höherer Lebenszufriedenheit führt. In der Regel werden vor allem die Senioren besonders aktiv, die auch während der Berufsausübung bis zum Ruhestand zufrieden und ausgeglichen waren. Sie werden sich von denen abheben, die während ihrer Erwerbstätigkeit negative Berufserfahrungen gemacht haben, wie Mobbing oder vorzeitige Entlassung aus dem Beruf (Jüchtern, 2002).

### 1.3.4 Die Bedeutung von Familie und Partnerschaft

Viele ältere Menschen haben *keine Kinder und Familie.* Zum einen ist das die Folge der hohen Verluste im zweiten Weltkrieg, zum anderen haben einige Senioren ihre Kinder bereits überlebt (Wagner, Schütze & Lang, 1996). Die Zahl der Singles hat sich und wird sich auch in Zukunft erhöhen. Das ist schon jetzt an der steigenden Zahl von Einpersonenhaushalten zu erkennen: In Deutschland gibt es bereits mehr Einpersonenhaushalte als Haushalte, in denen Kinder leben (Statistisches Bundesamt, 2008). Obwohl heute schon die Jüngeren vermehrt für Ältere aufkommen müssen, herrscht noch kein „Krieg der Generationen". Im Gegenteil: Die Solidarität zwischen den Generationen, besonders in Familie und Verwandtschaft, ist bemerkenswert (Schmidt, 2008).

Ältere Menschen mit Kindern haben größere soziale Netzwerke. Hochbetagte ohne eigene Familie leben im Allgemeinen wesentlich einsamer (vgl. S. 50), denn ihnen fehlen Familienangehörige, denen sie sich zugehörig fühlen und mit denen sie telefonieren oder Verabredungen treffen können. Zum Ausgleich brauchen sie andere soziale Netzwerke und Unterstützungspotenziale. Lebenspraktische und emotionale Unterstützung können Freunde, Geschwister, Neffen, Nichten, aber auch ehrenamtliche Betreuer geben. Auch nachbarschaftliche Beziehungen sind wichtig, selbst wenn sich viele Kontakte auf Plaudereien und kleinere Dienstleistungen beschränken. Für Alleinstehende ist Kommunikation und das Herstellen von freundschaftlichen Kontakten eine besonders wichtige Altersvorsorge.

60 % der gesamten Untersuchungspopulation der Berliner Altersstudie lebten alleine, 72 % waren ledige, geschiedene oder verwitwete Frauen. Ein Viertel der Alten und sehr Alten wohnten mit dem Partner zusammen und 9 % waren in Heimen untergebracht. Männer hatten eine größere Chance, mit einem Partner oder mit Angehörigen zusammenzuleben. Personen aus höheren sozialen Schichten mit besserem Einkommen waren seltener in Heimen untergebracht. Angehörige aus niedrigen Schichten lebten häufiger bei ihren Kindern. Einkommensstärkere hatten bessere Möglichkeiten, körperliche Beeinträchtigungen zu kompensieren und auf wirkungsvollere Hilfsmöglichkeiten zurückzugreifen (Wagner et al., 1996).

Mehrere Studien zeigen, dass die meisten älteren Menschen *mit Familie* sich zwar Nähe zu ihren Angehörigen wünschen, aber nicht bei ihnen wohnen wollen. Längsschnittstudien belegen, dass vielseitig kognitiv interessierte ältere Menschen zufriedener altern, wenn sie familiäre Kontakte verringern, während Senioren mit geringen kognitiven Interessen zufriedener altern, wenn sie starke Familienbande pflegen (Lehr, 2007). Tatsächlich leben in Deutschland nur 3 % der sehr alten Menschen in Haushalten mit 3 oder 4 Generationen (Statistisches Bundesamt, 2008). Am höchsten ist die *Kontakthäufigkeit zur Familie* bei den 65- bis 74-Jährigen, denn sie können meist noch tatkräftig mithelfen. Familiäre Kontakte sind dann wieder stärker bei den über 85-Jährigen, weil sie inzwischen vermehrt auf Hilfe angewiesen sind. Von 1992 bis 2002 hat die Kontakthäufigkeit zwischen hochbetagten Menschen und ihren erwachsenen Kindern deutlich zugenommen (Höpflinger, 2002).

Ältere Personen können auf ganz unterschiedliche Art und Weise in Partnerschaft, Eltern-Kind- und Großeltern-Enkel-Beziehungen aushelfen: Entweder sie greifen ihnen finanziell unter die Arme, betreuen bzw. pflegen hilfsbedürftige Angehörige und Familienmitglieder oder unterstützen sie emotional. Insbesondere im dritten Alter hüten ältere Menschen, wie erwähnt, öfters ihre Enkel, vor allem dann, wenn ein berufstätiger Elternteil krank geworden ist. Oder sie verreisen mit den Enkeln, um ihre gestressten Kinder zu entlasten.

Wie die Berliner Altersstudie zeigt, bringen alte Menschen beträchtliche *finanzielle Zuwendungen* für besondere Anlässe auf oder wenn bei den Kindern ein Hauskauf ansteht (M. M. Baltes et al., 1996; Wagner et al., 1996). Materielle Zuwendungen dieser Art haben in den letzten zwei bis drei Jahrzehnten zugenommen. Finanzielle Transaktionen werden fortgesetzt, wenn hochbetagte Menschen auf die Hilfe ihrer Angehörigen angewiesen sind und diese für sie einkaufen oder Behördengänge erledigen, sie zum Arzt begleiten oder ihre Wohnung putzen und renovieren. Die Übernahme der Verantwortung für die Betreuung von pflegebedürftigen Eltern kann aber auch zu einer Belastung für die Kinder werden, vor allem dann, wenn sie Beruf, Familie und Pflege miteinander vereinbaren müssen (BMFSFJ, 2006).

Obwohl die Altersstruktur sich durch die höhere Lebenserwartung verändert und die Zahl der beeinträchtigten älteren Personen, die auf Hilfe angewiesen sind, zunimmt, werden familiäre Unterstützungspotenziale geringer, denn es stehen weniger Kinder zur Verfügung, um Pflegeaufgaben zu übernehmen. Heute ist jeder dritte ältere Mensch kinderlos. Folglich fehlt es an ausreichendem Potenzial für häusliche Pflege (Pflegeheim Rating Report, 2009). Hinzu kommt noch, dass die Scheidungsrate steigt, Ehen seltener geschlossen werden und nicht eheliche Lebensgemeinschaften zunehmen. Für berufstätige Frauen ist es oft schwer, Arbeit, Familienpflichten und die Pflege von Angehörigen unter einen Hut zu bringen. Diese Entwicklungen führen zu einer *Verkleinerung der privaten sozialen Unterstützungsnetzwerke*.

Obgleich 54 % der Untersuchungsteilnehmer der Berliner Altersstudie Kinder vor Ort in Berlin hatten, erhielten nur 8 % der betagten Personen regelmäßig Haushalts-, Einkaufs- oder Pflegehilfe von ihnen. Den Großteil der Pflege verrichteten entweder die Partner, zumeist waren es die Partnerinnen, oder professionelle Pflegekräfte. Immerhin erhielten 40 % der pflegebedürftigen Eltern emotionale Unterstützung (Telefonate, Gespräche bei Besuchen und Einladungen usw.) und 65 % sogar praktische und organisatorische Hilfe von ihren Kindern.

*Verlust an Sozialpartnern:* Den Verlust des Partners zu überwinden gelingt in vielen Fällen schwer und dauert manchmal viele Jahre (vgl. Beispiele, S. 132 und S. 157). Die Mehrzahl der sehr alten Menschen haben nicht nur ihren Partner, sondern auch Geschwister, weitere Angehörige und Freunde verloren. Sie machen sich Sorgen über den Rückgang ihrer sozialen Kontakte und leiden zunehmend unter *Einsamkeit*, vor allem bei Kinderlosigkeit oder wenn ihre Kinder weit entfernt leben. Der Kontakt zu Kindern wirkt sich dann positiv auf das Wohlbefinden von älteren Menschen aus, wenn es zu häufigen und regelmäßigen Telefonaten und Treffen kommt.

Das Zusammenleben mit einem *Partner* ist die *wirksamste Schutzvorkehrung gegen Vereinsamung*, Depressionen und Ängste im Alter (Buber & Engelhardt, 2008; Hawkley et al., 2008). Im Vergleich zu jüngeren Paaren sind Probleme und Konflikte bei älteren Partnern etwas seltener. Es wird aber häufiger über sexuelle Funktionsstörungen geklagt: Während sexuelle Unlust und Dyspareunie sehr oft bei älteren Frauen vorkommen, sind vorzeitiger Samenerguss und Erektionsprobleme die häufigsten sexuellen Funktionsstörungen bei Männern (Bitzer et al., 2008). Auch ältere Paare können verschiedene biomedizinische, sexualtherapeutische und psychotherapeutische Hilfen in Anspruch nehmen.

Alternde Partner beeinflussen sich gegenseitig in ihrer kognitiven Entwicklung. In einer neuen Längsschnittstudie (Norton et al., 2010), in der 2442 verheiratete Männer und Frauen jenseits der 65 über einen Zeitraum von 12 Jahren beobachtet wurden, stellte sich heraus, dass *Altersdemenz häufig auch den Partner trifft*. Insbesondere die Ehemänner von betroffenen Frauen haben ein erhöhtes Risiko, ebenfalls an Demenz zu erkranken.

**Fazit:**

Die Kooperation von professioneller, ehrenamtlicher und familiärer Hilfe in Deutschland und gemischte Hilfsarrangements müssten in Zukunft systematisch gefördert und verbessert werden. Von alternativen Lebensformen machen Senioren noch viel zu wenig Gebrauch. Denkbar sind mehr Hausgemeinschaften und Seniorengenossenschaften, in denen jüngere Rentner ältere unterstützen und pflegen (BMFSFJ, 2006; Pflegeheim Rating Report, 2009).

### 1.3.5 Lebenserleichternde Umwelten und Einrichtungen für Senioren

Bundesweit leben mehr als 2/3 aller Hochbetagten alleine und versorgen sich selbst. Viele haben jedoch zu große und zu versorgungsintensive Wohnungen oder Häuser. Die Mehrzahl unter ihnen möchte weder ihren Kindern zur Last fallen, noch in ein Altenheim übersiedeln, weil sie ihre private Sphäre und ihre Selbstständigkeit nicht aufgeben wollen. Bislang hat sich nur ein verschwindend kleiner Teil der Senioren (1 bis 2 %) für die Alternative, wohngemeinschaftsähnliche Lebensform, entschieden (BMFSFJ, 2006).

In urbanen Gebieten kann auf eine Vielzahl von *ambulanten sozialen Diensten* zurückgegriffen werden, die Angehörige bei der Pflege unterstützen oder die selbstständige Lebensführung von hochbetagten Personen fördern. Neben weiteren klimatischen, ökologischen und umwelthygienischen Bedingungen erleichtern altersgerechte Wohnungen und Versorgungseinrichtungen (mit Fahrstühlen, umgebauten Bädern usw.) alten Menschen die Lebensbewältigung. *Service-Leistungen*, wie Reinigungshilfen, Essen auf Rädern, häusliche Pflege, Wäsche- und Einkaufsdienste usw., ermöglichen ihnen ein längeres Leben in Selbstständigkeit. Viele Hochbetagte sind auch noch imstande, selber

Auto zu fahren. Entgegen weitläufigen Vorstellungen sind sie nicht unfallgefährdeter als jüngere Erwachsene (Wolinsky et al., 2010). Inzwischen gibt es viele *Bildungs-, Therapie- und Rehabilitationseinrichtungen sowie Begegnungsstätten für Senioren*, in denen soziale und kognitive Kompetenzen gefördert werden.

Ausgeprägte gesundheitliche Probleme sind häufig Anlass für die Übersiedlung in ein *Altenheim*. Wegen schwerer chronischer körperlicher und psychischer Erkrankung ist unter den sehr alten Menschen die Zahl der Pflegebedürftigen im Zeitraum von 2005 bis 2007 auf 2,4 Millionen gestiegen (Pflegeheim Rating Report, 2009). Diese Zunahme hängt vor allem mit der gestiegenen Lebenserwartung zusammen (GEK-Pflegereport, 2009). Die meisten betagten Pflegebedürftigen sind an Alzheimer erkrankt (Pflegeheim Rating Report, 2009). Wie viele hochbetagte Menschen im Heim leben, ist regional unterschiedlich: In Norddeutschland werden mehr Pflegebedürftige stationär versorgt (GEK-Pflegereport, 2009). Weniger gut ausgerüstete Altenheime sind jedoch ein Risiko für psychische Probleme bei den Bewohnern, insbesondere ein Risiko für Depressionen. In einer australischen Untersuchung wurden Bewohner aus Altenheimen der niedrigen Kategorie mit strukturierten diagnostischen Interviews untersucht: 16,9 % waren depressiv, vor allem Bewohner mit leichten kognitiven Einschränkungen. Nur bei der Hälfte der Fälle waren jedoch die Depressionen bekannt (Davison et al., 2007).

Gebrechliche und demente Senioren werden in Alteneinrichtungen zwar oft besser versorgt als in weniger gut für die Altenpflege gerüsteten Privatwohnungen. Hospitalisierte alte Menschen verlieren aber den Kontakt zu ihrem Milieu und zu ihren gewohnten Sozialpartnern – und das oft schlagartig mit der Heimeinweisung. Vom Heim aus können sie ihre gewohnten sozialen Netzwerke nicht mehr so pflegen wie früher. Überhaupt ist der Umzug in eine völlig unbekannte Umgebung mit all den unkalkulierbaren Risiken für hochbetagte Menschen enorm anstrengend, da sie ja größtenteils bereits vor diesem kritischen Lebensereignis mit Krankheit, Behinderung und Verlusten belastet waren.

**Merke:**

Angesichts verbesserter sozialer, kultureller und medizinischer Leistungen altern Senioren heute gesünder: Seit dem Jahr 2000 sank das Risiko, auf Pflege angewiesen zu sein, bei Männern um 8 % und bei Frauen um 25 % (GEK-Pflegereport, 2009). Männer können im Alter von 60 Jahren noch mit 20,7 Lebensjahren und mit 1,24 Jahren Pflegebedürftigkeit rechnen und 60-jährige Frauen mit 24,6 Lebensjahren und 2,58 Jahren Pflegebedürftigkeit (GEK-Pflegereport, 2009).

## 1.4 Überblick über die wichtigsten Handlungs- und Kontrollmöglichkeiten im Alter

Ein wesentlicher Moment von allem Lebendigen ist Veränderung. Altern ist die zeitliche Dimension in der Biologie, obgleich Menschen nicht ausschließlich nach der Uhr altern (Kempermann, 2007). Ältere Personen im dritten (etwa 65 bis 80 Jahre) und vierten Alter (80 Jahre und älter) müssen sich mit altersspezifischen Belastungen arrangieren, wie körperlichem Altern und schwindender Attraktivität, physischen und psychischen Erkrankungen, Funktionseinbußen, Berentung und Verlust von Freunden und Angehörigen.

Die meisten Senioren verfügen über Erfahrungswissen und zahlreiche Fähigkeiten, die ihnen den Alterungsprozess erleichtern. Dazu gehören Altersweisheit und Gelassenheit, größere individuelle Freiräume und die Bereitschaft, für andere Verantwortung zu übernehmen (nachberufliche Aufgaben, Großelternrolle). Ältere Patienten, die ihre Ressourcen viel zu wenig nutzen, können in psychotherapeutischer Behandlung zu mehr Aktivität und Engagement angeregt werden, um ihre Fähigkeiten und Potenziale in ganz unterschiedlichen sozialen und kulturellen Bereichen einzubringen.

### 1.4.1 Selegieren, Optimieren und Kompensieren

Heute steht in Frage, ob die bei alternden Menschen fast ausschließlich ausgeübte Reparaturmedizin noch zeitgemäß ist oder ob nicht viel eher eine Präventionsmedizin angesagt ist, die auf die persönlichen Risiken des alternden Menschen abgestimmt ist und vorbeugende Maßnahmen zur Verfügung stellt. Senioren können sich besser an das Altern anpassen und wirkungsvoller mit ihren persönlichen Bewältigungsmöglichkeiten umgehen, als bislang angenommen wurde; das zeigen Ergebnisse, wie die folgenden, aus der *kognitiven Altersforschung* (Baltes et al., 2006a; Lindenberger, 2007; Wolinsky et al., 2010 u. a.):

- Studien zur Veränderbarkeit *(Plastizität)* menschlichen Verhaltens belegen, dass ältere Erwachsene sehr wohl noch kognitiv lernfähig sind. Sie können z. B. ihr Arbeitstempo für das Verrichten von täglichen Versorgungsprozessen steigern oder ihre Gedächtnisleistungen und das logische Denkvermögen trainieren. Zudem haben körperliche Fitnessübungen nachweislich positive Auswirkungen auf ihre kognitive Leistungsfähigkeit, das gilt sogar für kognitiv nicht trainierte ältere Erwachsene.
- Mithilfe von neurowissenschaftlichen Verfahren lassen sich inzwischen *neurofunktionale, neurochemische und neuroanatomische Korrelate des* Alterungsprozesses bestimmen. Neuroanatomische Studien veranschaulichen, wie einzelne Hirnareale unterschiedlich altern. Neurochemische Studien belegen, welche Botenstoffsysteme bei der kognitiven Alterung eine wichtige Rolle spielen. Bildgebende Verfahren demonstrieren, wie bei älteren Menschen, die bestimmte Aufgaben lösen, anders als bei jüngeren Erwachsenen, zusätzliche Hirnareale aktiviert werden.
- Die *aktive Teilhabe am sozialen* Leben verlangsamt den alterungsbedingten Rückgang von kognitiven Leistungen und zögert eine Demenz hinaus.
- Das Verhältnis von *Kognition und Sensomotorik* verändert sich mit dem Alter, weil sensomotorische Anforderungen im Laufe des Erwachsenenlebens immer mehr Aufmerksamkeit erfordern. Neben kognitiven Fähigkeiten lassen sich gleichzeitig auch sensomotorische Fertigkeiten trainieren.
- Weil *Erfahrungen und persönliches Wissen* entscheidend zur Qualität von kognitiven Leistungen beitragen, können jüngere Senioren, die besser ausgebildet wurden, höhere kognitive Leistungen erbringen als Angehörige früherer Geburtskohorten.

Der Entwicklungspsychologe Baltes entwickelte die *Theorie der selektiven Optimierung mit Kompensation* (SOK-Modell) und verstand darunter eine Theorie des wirkungsvollen

Lebensmanagements, die für alle Altersgruppen gilt. Sie hat sich in der deutschen Gerontopsychiatrie und -psychotherapie durchgesetzt und ist nicht nur hilfreich für die Erklärung von Alterungsprozessen, sondern auch ein geeignetes Therapiemodell für die kognitive Verhaltenstherapie bei alternden Patienten (Hautzinger, 2000; Maercker, 2002). Baltes demonstrierte mit seinen Mitarbeitern (1999), wie Menschen sich unabhängig von ihrem Lebensalter mit den kognitiven Verhaltensstrategien Selegieren, Optimieren und Kompensieren besser anpassen können, sobald altersbedingte Verluste auftreten. Beim Altern werden Menschen dazu herausgefordert, mit weniger mehr zu erreichen; dabei helfen die SOK-Strategien:

- *Selektion* umschreibt den Bedarf an neuen persönlichen Zielen, weil die Auswahl an Handlungsmöglichkeiten durch körperliche, kognitive und soziale Verluste eingeschränkt ist. Selektion setzt eine innere Bereitschaft und die Veränderung der eigenen Anspruchshaltung voraus.
- *Optimierung* bedeutet die Verbesserung von Ressourcen, persönlichen Stärken und gewohnten Abläufen mithilfe von Hilfsmitteln, Hilfsdiensten oder Veränderungen in der physikalischen Umwelt (wie der Wohnumgebung). Werden die Grenzen der Optimierung erreicht, sind Kompensationsbemühungen erforderlich.
- Durch *Kompensation* lassen sich schwächer gewordene oder verloren gegangene Fähigkeiten in einem Bereich mit alternativen Fähigkeiten aus einem anderen Bereich ausgleichen. Dabei werden die gleichen Ziele und Aufgaben im Auge behalten, nur andere Mittel und Wege eingesetzt. Kompensatorische Fähigkeiten lassen sich mit viel Training steigern.

Das SOK-Modell weist viele Möglichkeiten für sinnvolle psychotherapeutische Interventionen auf. Um sich Handlungs-, Entscheidungs- und Kontrollmöglichkeiten lange zu erhalten, werden ältere Patienten darin unterstützt, ihre Ressourcen, sozialen Netzwerke und Bildungsmöglichkeiten optimaler zu nutzen.

Auch alte Menschen unterscheiden sich in Eigeninitiative und Engagement. Das viel zitierte Beispiel des 80-jährigen Pianisten Rubinstein zeigt ein außerordentliches Engagement und veranschaulicht klar und einleuchtend die Strategie der selektiven Optimierung und Kompensation. Noch im sehr hohen Alter gelang es Rubinstein mit folgenden Mitteln, ein hervorragender Pianist zu sein (Baltes, 2007):

1. Er spielte weniger Stücke (Selektion),
2. übte sie besonders gut (Optimierung) und
3. nutzte das Phänomen der Kontraste beim Spieltempo, indem er vor schnell zu spielenden Partien das Tempo reduzierte, um sein nachfolgendes Spielen schneller erscheinen zu lassen (Kompensation).

Trotz zunehmender Degeneration ist das alternde Gehirn demnach zu weitaus mehr Entwicklung fähig, als lange für möglich gehalten wurde. Bereits durch mäßig ausgeprägte kognitive und/oder sportliche Betätigung werden neuropsychologische Prozesse in Gang gesetzt und das Risiko für Alzheimer reduziert. Frühe Trainingseffekte wirken sich positiv auf die Hirnplastizität aus, denn sie ist nur zum Teil angeboren und wird durch Lernleistungen und Training stark beeinflusst. *Lebenslanges Üben* sorgt für neuronale Reserven, von denen Menschen noch im hohen Alter profitieren können (Kempermann, 2008).

Senioren im dritten Alter sind heute wesentlich vitaler als noch vor ein oder zwei Generationen. Sie streben nach mehr Eigenverantwortlichkeit und ziehen für sich eine insgesamt bessere Gewinn-Verlust-Bilanz des Alterns als jüngere Menschen. Wie Umfragen ergeben, wollen alte Menschen vor allem mehr Einfluss und Kontrolle auf ihr Leben ausüben als frühere Generationen (auch im Hinblick auf das eigene Lebensende, vgl. Kapitel 1.4.2).

Trotz steigender Lebenserwartung nimmt die biologische Plastizität natürlich weiterhin ab. Hochbetagte haben fünfmal mehr chronische Belastungen und wesentlich mehr Handikaps als Senioren im dritten Alter. Im hohen Alter, das annähernd 5 % einer Geburtskohorte erreichen, können nur noch wenige psychische, soziale und kulturelle Aspekte optimiert werden (Baltes, 2007). Obwohl Hochbetagte anfälliger sind für Erkrankungen, insbesondere für Demenz, über weniger Steuerungsmöglichkeiten und Selbstwirksamkeit verfügen und sich oft sehr einsam fühlen, sind die meisten noch erstaunlich zufrieden mit ihrem Leben.

### 1.4.2 Religiosität und Todesangst im Licht empirischer Forschung

Für viele Menschen bekommt die *Religion* im Alter eine besondere Bedeutung. In einer amerikanischen Untersuchung wurde entsprechend der motivationalen Haltung zwischen intrinsischer und extrinsischer Religiosität unterschieden (Nelson et al., 2002). Menschen mit *intrinsischer* Religiosität vollbrachten religiöse Handlungen um ihrer selbst willen und vertrauten in die göttliche Instanz, während Personen mit *extrinsischem* religiösem Glauben sich beim religiösen Handeln an einem strengen Gott und an verbindlichen Normen orientierten. Ältere Menschen mit extrinsischer Religiosität, die sich im Endstadium einer schweren Erkrankung befanden, erlebten die Religion – im Gegensatz zu den intrinsisch religiös eingestellten – als belastend, hatten Angst vor einem strafenden Gott und erzielten auf einer Depressionsskala höhere Depressionswerte (Nelson, Rosenfeld, Breitbart & Galietty, 2002).

In einer weiteren Studie wurde der *Einfluss von religiöser Haltung auf die Todesangst* bei 164 älteren Patienten untersucht. Einige lebten noch selbstständig zu Hause, andere waren in Altenheimen oder Hospizen untergebracht. Die Ergebnisse der qualitativen Interviews ermöglichen eine Differenzierung nach intrinsischer Religiosität, extrinsischer religiöser Orientierung und Weisheit (Ardelt, 2007). Untersuchungsteilnehmer mit *intrinsischer* religiöser Haltung hatten weder Todesangst noch vermieden sie Dinge, die Sterben und Tod betrafen; sie nahmen aber auch keine neutrale Haltung gegenüber Sterben und Tod ein. Demgegenüber war eine *extrinsische* religiöse Ausrichtung mit Todesangst und dem Vermeiden von Gesprächen über Sterben und Tod verbunden. Nur eine weise Haltung, die mit der Vorstellung von Sinnhaftigkeit und Bedeutung im Leben einherging, reduzierte bei einer Untergruppe der Befragten die Angst vor dem Tod, sodass sie das Thema Sterben und Tod nicht vermeiden mussten. Zu dieser Untergruppe gehörten auch Untersuchungsteilnehmer mit ausgeprägten körperlichen Funktionsstörungen und ernsthaften Erkrankungen.

In einer israelischen Studie wurden demografische Variablen und Persönlichkeitseigenschaften in Verbindung mit *Todesangst* untersucht (Ron, 2010). Von den 217 befragten

Senioren lebten 119 noch selbstständig in eigener Wohnung, während 98 in Alten- oder Pflegeheimen untergebracht waren. Die Angst vor Sterben und Tod trat unabhängig von der Lebensweise und Wohnform auf. Untersuchungsteilnehmer, die ein ausgeprägtes *Selbstwertgefühl* hatten und sich für kompetent und selbstwirksam hielten, zeigten deutlich weniger Todesangst. Die Zufriedenheit mit der eigenen Lebensführung schien die Todesangst noch am ehesten in Grenzen zu halten.

Die größten Ängste von 80- bis 89-Jährigen betrafen die Art und Weise, wie sie einmal sterben würden und inwieweit sie eine Last für andere wären; das ergab eine englische qualitative Untersuchung. Für alle Befragten war es ein besonderes Anliegen, sich *auf den Tod vorbereiten* zu können und sich mit aktiver Sterbehilfe auseinander zu setzen (Lloyd-Williams et al., 2007).

Selbst im Angesicht des nahenden Todes, meist betrifft es das letzte Lebensjahr, legen hochbetagte Menschen Wert darauf, ihre *Selbstständigkeit und Selbstverantwortung* zu wahren, ein sinnerfülltes Leben zu führen und am sozialen Leben teilzunehmen (Kruse, 2007). Dem einen ist es besonders wichtig, nahe stehende Personen noch einmal zu treffen und sich gegebenenfalls von ihnen zu verabschieden. Manche möchten bestimmte Aufgaben erfüllen oder Arbeiten abschließen. Andere wollen noch wichtige Dinge mitteilen und sich auf diese Weise Rechenschaft über das eigene Leben ablegen (Kruse, 2007).

**Fazit:**

Zu den beunruhigenden und am wenigsten geklärten Themen am Ende des Lebens gehören Demenz (vgl. S. 159) und Sterben. *Sterben und Tod ist besonders für Angstpatienten ein Thema von fundamentaler Bedeutung* (vgl. S. 157). Niemand begegnet dem Thema Sterben und Tod im Alter ganz gelassen und Todesangst lässt sich nicht einfach weg therapieren. Aber der Therapeut kann sich mit alternden Patienten gemeinsam dem Thema Sterben und Tod stellen. In Gesprächen wird die persönliche Lebens- und Sterbekultur von hochbetagten Menschen beleuchtet und auf weitere Wunschthemen eingegangen. Auf Seiten des Therapeuten setzt das allerdings die Bereitschaft zur Auseinandersetzung mit der eigenen Auffassung von Sterben und Tod voraus (Kübler-Ross, 2001).

# 2 Internalisierende Störungen im Alter

## 2.1 Probleme beim Erkennen von internalisierenden Störungen bei älteren Personen

Angststörungen treten besonders häufig bei älteren Patienten mit chronischen körperlichen Erkrankungen auf. Gewöhnlich ist für Senioren der Hausarzt die erste Anlaufstelle bei psychischen Beschwerden. Nur eine verhältnismäßig kleinere Zahl von älteren Personen, die meist besonders vereinsamt sind, sucht übertrieben häufig den Arzt auf, um ausgiebig über Missempfindungen und persönliche Probleme zu klagen.

Die Mehrzahl der älteren Patienten, insbesondere Männer, sprechen beim Arzt nur über körperliche Beschwerden, wie Müdigkeit, Schlafstörungen und Schmerzen. Einige hüten sich, etwas über ihre Angstsymptome und andere psychische Beschwerden zu sagen, weil sie vielleicht befürchten, eine schwere Krankheit diagnostiziert zu bekommen, die mit Kontrollverlust, Demenz und Abhängigkeit von anderen einhergeht (Rabins & Lauber, 2006). Nicht selten erleben betagte Patienten ihre Ängste, Depressionen oder beginnende Demenz als psychische oder moralische Schwäche und lasten sie sich als persönliches Versagen an. Viele wissen gar nicht, dass sich die meisten Angstsymptome körperlich äußern, etliche wollen nicht als Hypochonder wahrgenommen werden. Für ältere Personen ist das Reden über psychische Probleme grundsätzlich wesentlich Scham besetzter als für jüngere Menschen.

Körperliche Erkrankungen und Funktionsausfälle im Alter erhöhen die Wahrscheinlichkeit, eine Angststörung oder Depression zu entwickeln. Umgekehrt stellen internalisierende Störungen Risikofaktoren für körperliche Funktionseinbußen dar (Forstmeier & Maercker, 2008). Angstsymptome bei alten Menschen werden oft von früheren Lebenserfahrungen, körperlichen Beschwerden, Medikamentennebenwirkungen und sensorischen, motorischen oder physiologischen Funktionsstörungen verdeckt (Forstmeier & Maercker, 2008; Helsley & Vanin, 2008; Rabins & Lauber, 2006). Die differenzialdiagnostische Unterscheidung zwischen körperlichen und psychischen Störungen mit ihren Wechselwirkungen bei älteren Patienten fällt nicht nur Hausärzten und Internisten besonders schwer, sondern auch Psychiatern und Psychotherapeuten.

In Anlehnung an Ehlert (2008) kann eine *psychische Störung*

- nach Auftreten einer körperlichen Erkrankungen ausgelöst werden (z. B. Depressionen nach Parkinsonerkrankung),
- Bestandteil einer organischen Erkrankung sein (Angsterleben bei Schilddrüsenüberfunktion),
- als Nebenwirkung einer medikamentösen Therapie auftreten (psychotische Symptome bei Insulinbehandlung).

Umgekehrt kann eine *körperliche Erkrankung*

- auf eine psychische Störung hin erfolgen (Herzkreislauferkrankung nach langer Depression),
- Bestandteil einer psychischen Störung sein (Hyperventilation bei Panikstörung),

- erst nach Behandlung der psychischen Störung auftreten (extrapyramidalmotorische Störungen als Spätdyskinesien nach langjähriger Schizophreniebehandlung mit Neuroleptika).

Natürlich können körperliche und psychische Erkrankungen auch völlig unabhängig voneinander zeitgleich auftreten (z. B. Schuppenflechte und Agoraphobie). Kommen kognitive Abbauerscheinungen wie bei beginnender Alzheimer-Krankheit oder vaskulärer Demenz hinzu, wird es diagnostisch noch unübersichtlicher, zumal Angsterleben auch Bestandteil von Demenz sein kann.

*Verbreitung von psychischen Störungen bei alten Menschen:* Es gibt nur wenige Längsschnittuntersuchungen und gesicherte gerontopsychiatrische Belege für das Vorkommen von psychischen Störungen im Alter und kaum evidenzbasierte Therapiestudien. Informationen über die Erscheinung, Häufigkeit und Verteilung von psychischen Störungen bei alten Menschen liefern gerontologische Untersuchungen, wie die Berliner Altersstudie (Mayer & Baltes, 1996), die Seattle Longitudinal Study (Schaie, 1996) oder die Amsterdamer Altersstudie AMSTEL (Schuurmans et al., 2005).

Aus der *Berliner Altersstudie* geht beispielsweise hervor, dass die häufigsten psychiatrischen Störungen im Alter Depressionen, Angststörungen und Demenzen sind. 23,5 % der Studienteilnehmer wiesen eine psychiatrische Störung auf, 4,2 % eine besonders ausgeprägte (Helmchen et al., 1996). Die häufigsten psychiatrischen Störungen waren:

- *Schlafstörungen* (18,8 %); wegen des hohen Vorkommens wird in diesem Buch ausführlich auf Maßnahmen der Schlafhygiene eingegangen (vgl. S. 110).
- *Depressionen* (17,8 %); hinsichtlich der Depressionen und anderer psychiatrischer Auffälligkeiten gab es keine altersabhängigen Unterschiede.
- *Demenzen* (13,8 %); nur bei der Demenz konnte eine altersbezogene Steigerung des Schweregrades beobachtet werden.
- Reine *Angststörungen*, nicht näher spezifiziert, wurden nur bei 4 % der Untersuchten erhoben (das widerspricht den Ergebnissen sozialepidemiologischer Studien, vgl. Kapitel 2.2).
- Am meisten traten Ängste komorbide mit Depressionen (18 %) auf (vgl. S. 59).
- Medikamentenabhängigkeit (0,7 %) und Alkoholprobleme (1,1 %) wurden seltener angetroffen als in jüngeren Bevölkerungsgruppen (Helmchen et al., 1996).

**Merke:**

Während des Alterungsprozesses kommt es nicht zwangsläufig zum kognitiv-emotionalen Abbau, denn *psychiatrische Störungen im Alter* sind mit einem Vorkommen von 24 % *nicht häufiger als bei jüngeren Erwachsenen*, resümieren die Autoren der Berliner Altersstudie. Ein knappes Drittel der Studienteilnehmer wies eine *subklinische Symptomatik* und somit eine „gestörte Gesundheit" auf (Helmchen et al., 1996, S. 185), die sich auf das Aktivitätsniveau im Alltag, den Verbrauch von Psychopharmaka und die weitere prognostische Einschätzung auswirkte.

## 2.2 Vorkommen und Verlauf von Angststörungen im Alter

Psychopathologische Angst zeichnet sich dadurch aus, dass sie der Situation nicht mehr angemessen ist, unkontrollierbar wird und Leidensdruck hervorruft. Neben depressiven Symptomen werden bei älteren Personen auch häufig Angstsymptome übersehen, da sie von früheren Lebenserfahrungen, negativen Einstellungen, körperlichen und anderen psychischen Störungen und Abbauerscheinungen in sensorischen, motorischen und physiologischen Funktionen überlagert sind. Zudem können Schwindel, Atemprobleme, Herzrasen und Druck auf der Brust bei Angstpatienten Hinweise sein auf Herzerkrankung, Hypoglykämie oder Schilddrüsenüberfunktion. Angstsymptome werden außerdem von Medikamentennebenwirkungen hervorgerufen oder verdeckt, sodass sie für den Arzt schwer erkennbar sind (Ayers et al., 2007; Forstmeier & Maercker, 2008; Helsley & Vanin, 2008; Rabins & Lauber, 2006).

*Vorkommen von Angststörungen bei älteren Menschen:* In der Allgemeinbevölkerung haben Angststörungen eine 12-Monats-Pävalenz von 12 % und gehören zu den häufigsten psychischen Störungen (Wittchen & Jacobi, 2005). Bei hochbetagten Personen kommen Angststörungen zu etwa 10 % vor, nur etwas weniger als bei jüngeren Erwachsenen; am häufigsten sind GAS und phobische Ängste (Ayers et al., 2007; Kessler et al., 2005; Le Roux, Gatz & Wetherell, 2005; Sheikh et al., 2004; Van Zelst et al., 2003). Weitere 20 % der älteren Menschen haben subklinische Angstsymptome, die nicht die Kriterien einer spezifischen Angststörung erfüllen (Ayers et al., 2007).

Zahlreiche klinische und epidemiologische Studien zeigen nicht nur, dass Senioren keine größeren Unterschiede in der Ausprägung von Angststörungen aufweisen als jüngere Personen, sondern dass ihre Angststörungen auch ähnlich erfolgreich zu behandeln sind wie die von jüngeren Erwachsenen (Beekman et al., 2000; Ettner & Herman, 1997; Helsley & Vanin, 2008; Rabins & Lauber, 2006; Wittchen & Jacobi, 2005).

Angststörungen beginnen zum überwiegenden Teil bereits in jüngeren Jahren: In einer früheren Umfrage (bei 4000 Frauen und Männern, von denen 900 Senioren waren), gaben nur 3 % der älteren Befragten an, dass sie ihre Angstsymptome erst im Alter bekommen hätten (Blazer, George & Hughes, 1991).

**Merke:**

Bei älteren Patienten gehen *Angststörungen* vermehrt mit Behinderung, eingeschränkter Lebensqualität und *erhöhter Erkrankungs- und Sterberate* einher (Beekman et al., 2000; De Beurs et al.,1999; Helsley & Vanin, 2008; Rabins & Lauber, 2006; Van Hout et al., 2004; Wetherell et al., 2004).

Aus einer finnischen Untersuchung von 951 älteren Frauen und 753 Männern (durchschnittlich 63,4 Jahre alt) geht hervor, dass die *Eigenschaft Angst*, gemessen mit dem Spielberger Trait Anxiety-Test, im Alter nicht nur zu Angststörungen prädisponiert, sondern auch zu *kardiovaskulären Erkrankungen* (Lahti et al., 2010).

Anders als bei jüngeren Personen ist die *generalisierte Angststörung* (GAS) bei Senioren nicht nur die häufigste Angststörung, sondern auch die am besten untersuchte (Ayers et al., 2010; Le Roux et al., 2005; S. 77). Im Alter steigt ihr Anteil an den Angststörungen deutlich an, während andere Ängste, z. B. *soziale Phobie* oder *spezifische Phobie*, etwas seltener diagnostiziert werden.

Panikstörung und Traumatisierungen sind bei Senioren ebenfalls recht verbreitet. Ältere Menschen, bei denen eine *Panikstörung mit oder ohne Agoraphobie* (vgl. S. 124) erst spät ausgelöst wurde, haben im Allgemeinen weniger Paniksymptome, werden nicht so erregt wie Jüngere und sind in ihrer Lebensführung auch nicht so sehr eingeschränkt (Sheikh et al., 2004). Ähnliches wurde an älteren Patienten mit *posttraumatischer Belastungs*störung (PTBS) beobachtet: Sie sind weniger betäubt, dissoziieren seltener, berichten weniger Flashbacks und Schuldgefühle und vermeiden nicht so viel; sie fühlen sich dafür aber anderen Menschen gegenüber stärker entfremdet (Frueh et al., 2004).

Seit einigen Jahren wird lebhaft darüber diskutiert, wie sehr traumatische Ängste bei älteren Menschen in Deutschland verbreitet sind (vgl. S. 142). Offensichtlich hat das mit den verheerenden Ereignissen und Erlebnissen des Zweiten Weltkriegs zu tun. Soldaten und vor allem große Teile der deutschen Zivilbevölkerung waren Kriegshandlungen, Ausbombung und Vertreibung ausgesetzt. Diese Erfahrungen haben entweder sofort zu PTBS geführt oder das Risiko erhöht, im späteren Leben eine PTBS zu entwickeln (s. Beispiel, vgl. S. 139).

Eine Befragung von 2426 Deutschen im Alter von 14 bis 93 Jahren hat gezeigt, dass PTBS bei 3,4 % der über 60-Jährigen vorkommt (Maercker et al., 2008). Im Vergleich dazu haben nur 0,7 % der gleichaltrigen Senioren in der Schweiz das Vollbild einer PTBS. (Zum Vergleich: Bei 14- bis 29-Jährigen in Deutschland beträgt der Prozentsatz von PTBS 1,3 % und bei 30- bis 59-Jährigen 1,9 %.) Angesichts dieser Unverhältnismäßigkeit im Vorkommen von PTBS *sollte bei älteren deutschen Patienten besonders auf das Vorkommen von Traumatisierungen geachtet werden.*

Ältere Erwachsene zeigen vergleichbar viele *Zwangsvorstellungen und Zwangshandlungen* wie jüngere Menschen. Sie neigen jedoch in aller Regel zu mehr Besorgnis als Jüngere (Teachman, 2007; vgl. Beispiel, S. 146).

**Merke:**

*Vorkommen von Angststörungen im Alter:* Anders als in der deutschen gerontopsychiatrischen Literatur bislang diskutiert, kommen nach den Ergebnissen der amerikanischen Epidemiologic Catchment Area Study (ECA) Angststörungen bei älteren Personen mehr als doppelt so häufig vor wie Depressionen und vier- bis achtmal so oft wie *schwere* Depression (Regier et al., 1988; Weissman et al., 1985). Bei älteren Menschen wurden sowohl in der ECA-Studie (Ettner & Herman, 1997; Regier et al., 1988) als auch in der epidemiologischen Amsterdamer AMSTEL-Studie (Beekman et al., 2000) *reine Angststörungen deutlich mehr als reine Depressionen erhoben.* Außerdem gingen Depressionen auffallend häufig mit einer oder mehreren Angststörungen einher.

Zu den negativen Folgen von Angststörungen im Alter gehören entsprechend den Befunden der AMSTEL-Studie die Abnahme täglicher Aktivitäten, die Verschlechterung der Lebensqualität und das vermehrte Vorkommen von zum Teil fatalen Krankheiten, wie Herz-Kreislauf-Erkrankungen, vor allem bei Männern (Van Hout et al., 2004).

Trotz des epidemiologisch gesicherten hohen Vorkommens von Angststörungen im Alter werden *in Deutschland* bei der psychotherapeutischen Versorgung von betagten Patienten *Depressionen im Alter vermehrt wahrgenommen und öfters behandelt als Angststörungen* (Forstmann et al., 2008; Helmchen et al., 1996; Smith et al., 1999).

*Komorbidität:* Ältere Patienten mit Ängsten (oder Depressionen) haben fast ausnahmslos komorbide psychische Störungen und körperliche Erkrankungen (vgl. Fallbeispiele in diesem Buch), die bei der Therapieplanung mit zu berücksichtigen sind. Angststörungen mit komorbider *Depression* (15 bis 30 %) werden im Alter seltener diagnostiziert als Depressionen mit komorbider Angst (38 bis 46 %) (Ayers et al., 2007; Beekman et al., 2000; Schoevers et al., 2003; Schuurmans et al., 2005; Van Balkom et al., 2000). *GAS mit Depressionen* ist über die gesamte Lebenszeit *die am häufigsten vorkommende Komorbidität* (Lenze et al., 2005; Schoevers et al., 2005).

*Höhere Remissionsraten von Angststörungen im Alter:* Zwischen 20 % (Forstmeier & Maercker, 2008) und knapp 30 % (Schuurmans et al., 2005; Wetherell et al., 2004) der bei älteren Personen diagnostizierten Angststörungen remittieren spontan. Die Remissionsrate von behandlungsbedürftiger Angst im dritten und vierten Alter ist somit höher als bei jüngeren Patienten. Das gilt allerdings nicht für die Panikstörung: Deren Verlauf verschlechtert sich eher noch bei etwa 50 % der unbehandelten panischen Senioren (Forstmeier & Maercker, 2008).

## 2.3 Genetische, neurobiologische und weitere Erklärungsansätze der Angst

Angststörungen lassen sich nur multifaktoriell erklären. Wie aus Zwillings- und Adoptionsstudien, Tierversuchen, Analysen menschlicher Genome und neuropsychologischen Studien hervorgeht, haben unbegründete Ängste auch *genetische* Grundlagen. Die genetische Disposition für eine Angststörung ist komplex, denn sie erwächst nicht aus einem einzelnen Gen oder seinen Mutationen, sondern aus einem vielschichtigen Zusammenspiel von mehreren Genen und Umwelteinflüssen. Jedes Gen kommt im menschlichen Genom in verschiedenen Allelen oder Spielarten vor. In genetischen Studien konnten Allele identifiziert werden, die bestimmten psychiatrischen oder neurologischen Erkrankungen zugrunde liegen. So steuern Gene auch die neuronalen Schaltkreise der Angst (Domschke et al., 2008a; Erk, Abler & Walter, 2006; Holsboer, 2007; Kandel, 2006; Le Doux & Trunk, 2006).

Seit einigen Jahren werden die psychopathologischen und neurobiologischen Eigenschaften der Angst auf der molekularen und *neuropsychologischen* Ebene mit den Zielvorstellungen untersucht, (1) neuropsychologische Marker für die emotionale Reizverarbeitung, z. B. bei Panik, und (2) neurobiologische Korrelate für die Wirkungen von Psychotherapie zu finden (Domschke et al., 2008a, b; vgl. „Genetische und neuropsychologische Aspekte der bewussten und unbewussten Angstverarbeitung und Depression" im Anhang, S. 187).

Der *Hippocampus* ist mit seinen vielen Rezeptoren für Stresshormone an der Stressregulation des Körpers beteiligt. Unter *chronischem Stress* werden seine Stresshormonrezeptoren dezimiert und es kommt zur Verkleinerung des Hippocampus und zu einer gestörten Neubildung von Neuronen. Unter *akutem Stress* werden Gedächtnisleistungen erschwert: Versuchspersonen, die gestresst wurden, indem sie z. B. vor einem Gremium eine zehnminütige Rede halten mussten, hatten bei einer emotionalen Gedächtnisübung im Anschluss daran mehr Schwierigkeiten mit dem biografischen Gedächtnis als Kontrollpersonen (Hupbach et al., 2008).

Der Hippocampus ist zuständig für das episodische Gedächtnis (vgl. S. 32), dem bewussten emotionalen Erinnern von Personen, Ereignissen und Orten. In einer fMRT-Gedächtnisstudie mit älteren Personen wurden persönliche Kurzzeit- und Langzeiterinnerungen abgefragt. Bei der Erinnerung an episodische Ereignisse war der Hippocampus beteiligt (Hupbach et al., 2008). Demgegenüber kommen beim prozeduralen Gedächtnis (vgl. S. 33) andere Hirnstrukturen zum Tragen (Kleinhirn, Basalganglien und Amygdala).

**Merke:**

Die *Amygdala* ist von Geburt an da, während der *Hippocampus* erst allmählich heranreift. Aus diesem Grund können frühkindliche Erlebnisse zwar einen emotionalen Abdruck hinterlassen und das prozedurale oder implizite Lernen beeinflussen, aber ohne Spuren im episodischen oder emotionalen Gedächtnis zu hinterlassen (Hupbach et al., 2008). Das ist für das Verständnis der Entstehung von Ängsten von außerordentlicher Bedeutung.

*Permanent hoch regulierte Stressreaktionen* des Körpers, wie sie bei Patienten mit GAS, PTBS oder Depressionen vorkommen, sind *gesundheitsschädlich*, besonders im Alter. Meaney (2001) hatten zunächst im Tierversuch, dann in Humanstudien die Bedeutung der mütterlichen Fürsorge für die Veränderung der Genexpression und der entsprechenden synaptischen Entwicklung im Hippocampus entdeckt. Von der Genexpression werden behaviorale und neuroendokrine Reaktionen auf Stress reguliert. Neuropsychologische Studien belegen, dass im gyrus dentatus, einer Subregion des Hippocampus, neue Nervenzellen (selbst im Alter) gebildet werden (Holsboer, 2007). Bei Weitem die meisten Neuronen wachsen allerdings direkt vor der Geburt und danach. Je liebevoller die Erziehung von Kleinkindern, desto mehr Rezeptoren für Stresshormone werden im Hippocampus gebildet. Davon können diese Kinder noch im hohen Alter profitieren: Je größer die Zahl der Stresshormonrezeptoren, desto mehr wird das unter Stress freigesetzte Cortisol angedockt und unschädlich gemacht (Meaney, 2001).

Ferner wiesen Meaney und Mitarbeiter (2001) nach, dass *unter anhaltendem Stress* sowohl im animalischen als auch im menschlichen Hippocampus weniger Stresshormon- oder Glucokortikoid-Rezeptoren ausgebildet werden. Sie hatten zum einen Frauen untersucht, die einem frühkindlichen Trauma (sexueller Missbrauch) ausgesetzt und später an Depressionen erkrankt waren, und zum anderen Erwachsene, die als Kinder vernachlässigt worden waren und später psychoimmunologisch auffällig wurden. Beide Gruppen hatten aufgrund der hippocampalen Veränderungen eine geringe Stressresistenz, denn in Ermangelung von ausreichenden Andockstellen im Hippocampus zirkulierten ihre Stresshormone länger im Blut, sodass die Alarmreaktion nicht mehr so rasch abklingen konnte (Meaney, 2001; Weaver et al., 2006).

Früher wurde angenommen, dass aversive Konditionierung der zentrale Mechanismus bei der Entstehung von Angst sei. Inzwischen wird von einer *generellen Aktivierung des Angstnetzwerkes* ausgegangen. Genetisch vorgegebene und konditionierte Furchtreize aktivieren die wichtigste zentrale neuronale Schaltstelle für Angst, die *Amygdala* (vgl. „Genetische und neuropsychologische Aspekte der bewussten und unbewussten Angstverarbeitung und Depression" im Anhang, S. 187). Daraufhin kommt es zu physiologischen Angstreaktionen, erhöhter Schreckreaktion (Blutdruckanstieg, Herzrasen usw.) und behavioralen Reaktionen (Kampf- oder Fluchtverhalten, Erstarren). Beteiligt sind das serotonerge und adrenerge Transmittersystem, deren Projektionsorte nicht nur die Amygdala, sondern auch der Hippocampus, Neokortex und Thalamus sind (LeDoux & Trunk, 2006). Serotonin ist unter anderem am Schmerzerleben, Schlafverhalten und der Stimmungsregulation beteiligt, während Adrenalin und Noradrenalin autonome Prozesse (Herz-Kreislaufvorgänge, Atmung usw.), Wachheit und Stimmung beeinflussen (Volz & Stieglitz, 2010). Die Amygdala sorgt für die Verknüpfung von unangenehmen sensorischen Reizen mit der subjektiv wahrgenommenen biologischen Bedeutsamkeit und unterhält dabei zahlreiche Verbindungen zu anderen Hirnregionen (Thalamus, Insula, frontaler Kortex, somatosensorischer Kortex) (Phan et al., 2003, zitiert in Reinhardt et al., 2009).

Das Angsterleben wird außerdem durch *kognitive Prozesse*, wie selektive Wahrnehmung, Störungen in der Informationsverarbeitung und negative Erwartungen, beeinflusst. Kognitive und behaviorale Aspekte der Angst sind besser untersucht als biologische Risikofaktoren. Die Wahrnehmungsschwelle für Angstreize ist bei Angstpatienten erniedrigt, wodurch die Amygdala leichter in Erregung gerät. Ängstliche Personen nehmen kurz dargebotene angstspezifische Reize vorbewusst empfindsamer wahr als Kontrollpersonen. Zudem zeigen sie einen Hang zu negativer Interpretation von uneindeutigen Reizen und ihren Konsequenzen und erwarten häufiger Angstanfälle oder andere negative Ereignisse. Diese kognitiven Störungen bei der Verarbeitung von Angstreizen gehören ebenfalls zu den ursächlichen Bedingungen von Angststörungen (Bishop, 2007; Erk et al., 2006).

Das *Diathese-Stress-Modell der Angst* bezieht alle genannten Faktoren mit ein: Kommt zu einer biologischen, genetischen und kognitiven Veranlagung (= Diathese oder Handlungsrichtung) noch eine aktuelle oder chronische Belastung (= Stress) hinzu, kann dem Modell zufolge eine Angststörung ausgelöst werden (Lieb & Wittchen, 1998; Reinhardt et al., 2009).

**Fazit:**

Mehrere Gene tragen zur Entstehung von Angststörungen bei. Sie stehen in Wechselwirkung mit Umweltfaktoren und interagieren auch untereinander. Hirnläsionsstudien zeigen, dass Lernvorgänge der Angst ohne Beteiligung der Amygdala nicht möglich sind. Beängstigende Erinnerungen und damit einhergehende Angstgefühle werden durch die Neubildung und Stabilisierung von synaptischen Verbindungen zwischen den Neuronen im Hippocampus festgeschrieben. Diese neuropsychologischen Prozesse werden durch Gene und Umwelteinflüsse gesteuert. Sobald der Mensch sich an ein vergangenes beängstigendes Ereignis erinnert, liefert die Amygdala der Erinnerung eine bestimmte Bedeutung und färbt sie entsprechend emotional.

## 2.4 Entstehungsbedingungen, Vorkommen und andere Aspekte von Depressionen im Alter

Sobald lebenspraktische Fähigkeiten nachlassen, nimmt auch die positive Stimmungslage ab und die Gefahr einer depressiven Entwicklung wächst. Alternde Menschen sind zudem vermehrt tief greifenden Veränderungen ausgesetzt, die sie erheblich beunruhigen, etwa dem Verlust von geliebten Personen oder sensorischen Fähigkeiten. Negative Stimmungen, die bereits in jüngeren Jahren aufgetreten sind, können bis ins hohe Alter stabil bleiben, wenn sie mit dauerhaften negativen Selbstbewertungen verbunden sind (Kunzmann, 2008). Schließlich schränken gesundheitliche Behinderungen ältere Menschen im Kontaktverhalten, Bewegungsspielraum und Selbstwertgefühl ein, wie eine europäische Untersuchung der Lebenszufriedenheit von Senioren in 6 europäischen Ländern zeigt (Fagerström et al., 2007).

*Bei älteren Menschen* wurden folgende *verursachende, auslösende und aufrechterhaltende Bedingungen* von Depressionen (vgl. S. 151) festgestellt (Golden et al., 2002; Helmchen et al., 1996; Schulte-Körne & Allgaier, 2008; Zubenko et al., 2003):

- Eine genetische Disposition ist durch zahlreiche Zwillings-, Familien-, Adoptions- und Genstudien belegt; die Vererbbarkeit von bipolaren Störungen wird deutlich höher eingeschätzt als die von unipolaren Depressionen.
- Störungen im Serotoninsystem.
- Extreme Belastungen und traumatische Erlebnisse mit oftmals bleibenden neuropsychologischen Veränderungen.
- Schwere körperliche Krankheiten, insbesondere Herz-Kreislauf-Erkrankungen, Krebs, Parkinson usw.
- Vitaminmangel infolge von schlechten Essgewohnheiten, wobei Blutzuckerschwankungen, ebenso wie Vitamin B-Mangel (insbesondere B-12) Depressionen begünstigen können.
- Chronische Schmerzen.
- Soziale Isolation und Einsamkeit.
- Medikamenteneinnahme, insbesondere Steroide (Vitamine, Sexualhormone), Barbiturate (Schlafmittel), Benzodiazepine und Blutdruck senkende Mittel.

Die Verbreitung von Depressionen ist interkulturell gesehen ganz unterschiedlich, wie die EURODEP-Studie belegt (Copeland et al., 2004). Viele Daten zum Vorkommen von Depressionen bei Menschen über 65 Jahren, die aus urbanen Gemeinden von zunächst 9 (später 14) europäischen Ländern stammen, wurden miteinander verglichen. Für die Studie wurde die Geriatric Mental Scale (GMS) in die jeweilige Landessprache übersetzt und zusammen mit einem computerisierten Algorithmus für die diagnostischen Vertrauensintervalle der GMS-Werte in den neun Untersuchungszentren einheitlich eingesetzt. Ergebnisse: In Irland waren 8,8 % der Untersuchten depressiv, in Liverpool 10,0 %, in Zaragoza 10,7 %, in Dublin 11,9 %, in Amsterdam 12,0 %, in Berlin 16,5 %, in London 17,3 %, in Verona 18,3 % und in München 23,6 %. Viele Befragte waren nicht in Behandlung.

Die Metaanalyse aller 13 808 erfassten Senioren ergab ein gemitteltes Vorkommen an Depressionen von 12,3 %. Bei etwa gleichbleibender Verteilung nahm jedoch mit fortschreitendem Alter die Intensität der Depression zu. 62 bis 82 % der untersuchten älteren Personen wiesen keinerlei depressive Symptome auf. Frauen waren generell häufiger depressiv (14,1 %) als Männer (8,6 %). Die *Geschlechtsunterschiede* wurden *mit zunehmendem Alter geringer*. Auch verwitwete und getrennt lebende Untersuchungsteilnehmer zeigten mehr Depressionen als Verheiratete und Singles, die noch nie verheiratet waren. Depressionen kamen seltener in katholischen Regionen vor, in denen alte Menschen, insbesondere Frauen, häufiger zur Kirche gehen. Tabelle 1 zeigt einen exemplarischen Auszug der Ergebnisse.

**Tabelle 1:** Vorkommen von schweren depressiven Symptomen bei über 85-jährigen Männern in der EURODEP-Studie (Copeland et al., 2004)

| | Irland | München | Berlin |
|---|---|---|---|
| Depressive Stimmung | 9% | 50% | 41% |
| Weinen | 3% | 33% | 21% |
| Kann nicht weinen | 4% | 26% | 15% |
| Leben ist nicht lebenswert | 2% | 30% | 16% |
| Möchte tot sein | 3% | 29% | 25% |

Vermutlich lässt sich die Häufigkeit der schweren depressiven Symptome bei den hochbetagten Männern aus Berlin und München noch auf die Nachwirkungen vom zweiten Weltkrieg (vgl. S. 138) zurückführen (Copeland et al., 2004). Eine weitere Schlussfolgerung der Untersucher geht dahin, dass Depressionen bei sehr alten Menschen zu oft diagnostiziert werden: Das häufige Klagen über Interesselosigkeit und fehlende Motivation bei Hochbetagten sei in den meisten Fällen affektiv neutral und hänge weniger mit einer depressiven Störung, als vielmehr mit altersbedingten kognitiven Abbauprozessen (Gehirnatrophie) zusammen.

Zum *Vorkommen* von Depressionen gibt es in der gerontologischen Forschung zum Teil diskrepante Untersuchungsmethoden, Untersuchungsergebnisse und Schlussfolgerungen. In der Berliner Altersstudie waren nur 9 % der befragten 70- bis 103-Jährigen depressiv, davon doppelt so viele Frauen. 25 % zeigten eine leichte, 68 % eine mittlere und nur 7 % eine schwere Depression. Hier wollten die Untersucher nicht ausschließen, dass ein Teil der Depressionen im hohen Alter unerkannt bleiben, weil bei alten Menschen die emotionale Ausdrucksfähigkeit nachlässt. Zudem würden Senioren vermehrt Situationen vermeiden, in denen sie starken Emotionen ausgesetzt sind (Mayer & Baltes, 1996).

Im Übrigen sind *Depressionen häufig von somatischen Symptomen überlagert*. Nach Einschätzung der Berliner Untersucher nehmen depressive Verstimmungen mit dem Alter etwas zu und sie verweisen auf den deutlich erkennbaren Zusammenhang von psychischer und somatischer Morbidität. Depressive und (unspezifisch) angstgestörte Altberliner waren häufiger organisch krank; sie hatten vor allem Herz-Kreislauf-Erkrankungen und sensorische sowie motorische Beeinträchtigungen. Bei den dementen Untersuchungsteilnehmern wurden (im Unterschied zu den depressiven) vornehmlich Funktionsstörungen in einzelnen Organen gefunden. Die Depressiven unter den Befragten waren deutlich untermedikamentiert: Nur 10 % nahmen regelmäßig Antidepressiva ein (Borchelt et al., 1996; Helmchen et al., 1996). Wegen zunehmender Belastung durch altersbedingte Mehrfacherkrankungen hatten sich etwa 30 % intensiver mit dem Thema Sterben und Tod beschäftigt. 8 % äußerten den Wunsch, sterben zu wollen; 1 % der Untersuchungsteilnehmer war suizidal.

**Merke:**

Pessimismus, dysfunktionale Grundüberzeugungen und mangelhafte Gratifikation sind chronische Belastungen für Depressive und gehen mit einer vermehrten Ausschüttung von Cortisol einher. Bei älteren depressiven Patienten sollte deshalb immer das *Herzinfarktrisiko* durch Blutdruckmessung und Blutzuckerüberprüfung untersucht werden, um sie gegebenenfalls in die Infarktprävention einzubeziehen (Barth et al., 2005; Stewart et al., 2007), denn sie tragen ein doppelt so hohes Herzinfarktrisiko wie nicht depressive Peers. Das ergab eine prospektive Kohortenstudie (Stewart et al., 2007), in der die Wanddicke der Halsschlagadern, die ein wichtiges Indiz für das Herzinfarktrisiko ist, von 300 Erwachsenen im Alter von 50 bis 70 Jahren über einen Zeitraum von drei Jahren gemessen wurde. Bei den depressiven Patienten nahm die Gefäßwanddicke signifikant schneller zu als bei psychisch stabilen Personen und Patienten, die Angststörungen oder vermehrt Aggressionen hatten.

Die *Suizidrate* ist im Alter deutlich höher als bei jüngeren Menschen (Fiedler & Schmidtke, 2005; Hautzinger, 2000; Icks, Belitz & Schindler-Marlow, 2005; Wiktorsson et al., 2010). In Deutschland sind besonders 70- bis 75-jährige Männer suizidgefährdet. Aber auch ältere Frauen tragen ein hohes Suizidrisiko: So ist bei Menschen über 60 Jahre jeder zweite *vollendete Selbstmord* der einer Frau (Fiedler & Schmidtke, 2005). Ältere Frauen begehen meist nach dem Tod des Partners oder nach Bekanntwerden einer schweren Erkrankung Selbstmord (Helmchen et al., 1996). Bei 90-jährigen Männern und Frauen liegt die Suizidrate in Deutschland bei 80 Fälle pro 100 000; in noch höherem Alter sinkt die Rate jedoch wieder. Die Zahl der Selbstmord*versuche* ist hingegen bei jüngeren Menschen höher als bei älteren (Fiedler & Schmidtke, 2005). Auch in den USA verdoppelt sich die Selbstmordrate bei Männern im Alter von 65 bis 75 Jahren (Rabins & Lauber, 2006).

In einer österreichischen Studie wurden drei spezifische Selbstmörder-Gruppen entsprechend der eingesetzten *Suizidmethoden* unterschieden: (1) Ältere Männer bringen sich am häufigsten mit Waffen um, (2) ältere Frauen nehmen mehrheitlich Gift und (3) sowohl ältere Frauen als auch betagte Männer springen aus Höhen in den Tod (Kapusta, Etzersdorfer & Sonneck, 2007). In einer kanadischen Analyse der vollendeten Selbstmorde von 645 Personen im Alter von 11 bis 87 Jahren wurden als *Motive* für die Selbstmordhandlungen der Jüngeren vor allem hohe Impulsivität, lebenslang anhaltende Aggressivität und die Sucht nach Neuem gesehen. Bei den Älteren waren *Ausweichen vor Leid und Unheil* besonders häufige Motive für Selbstmord (McGirr et al., 2008). Faktoren, die mit Selbstmordversuchen von älteren Menschen zusammenhängen, ähneln denen, die bei vollendeten Suiziden beobachtet werden: Ledigsein, Alleinleben, Einsamkeit, niedriger Bildungsgrad, frühere psychiatrische Behandlungen und Selbstmordversuche in der Vorgeschichte (Wiktorsson et al., 2010).

Nach dem Verlust einer nahe stehenden Person, wie dem Partner, einem Geschwister oder engen Freund, treten häufig depressive Verstimmungen und Ängste auf. In einer Studie über *akute Trauer* (Jacobs et al., 1990) hatten 44 % der befragten Trauernden neben der Traurigkeit auch noch eine Angststörung. Am häufigsten kamen Panikstörung und GAS vor (Fallbeispiel, vgl. S. 132).

In der Trauerphase *schwankt* die Stimmung, je nach situationsgebundenen Trauergefühlen und Erinnerungen an den Verstorbenen. Stimmungstiefs kommen und gehen. Sie sind wechselhaft und veränderlich. Vielleicht weil sie sich für den Verlust weder übertrieben noch unrealistisch verantwortlich fühlen, sind Menschen, die einen Verlust betrauern, zwar untröstlich, zeigen aber nicht das Vollbild einer depressiven Episode. Sie machen sich zudem weniger Vorwürfe und auch nicht so anhaltend wie Depressive das tun. Trauernde Personen schlafen zwar ebenfalls oft schwer ein, erwachen aber meist nicht so früh am Morgen wie depressive Patienten (Rabins & Lauber, 2006).

Im Alter nehmen die Verluste von nahe stehenden Personen zu, so dass es häufiger zu *komplizierter Trauer* kommt. Sie stellt eine verlängerte oder chronische Form der Trauer dar. Für die Patienten nimmt der quälende Zustand kein Ende und der Verlust bleibt unfassbar. Die Sehnsucht nach dem verstorbenen Nahestehenden ist intensiv und die Einsamkeit wird mitunter als erdrückend erlebt. Schuldgefühle, Ängste und Gedanken kreisen ständig um die verstorbene Person. Es gibt aber auch Trauernde, die alle Erinnerungen, Gedanken und Gefühle an Verstorbene vermeiden.

Diagnostische Kriterien der *Komplizierten Trauer*, die für das DSM-V vorgesehen sind (Prigerson & Maciejewski, 2006):

- Häufigkeit und Dauer der Symptome: Mindestens 6 Monate.
- *Kernsymptome* (Trennungsstress):
  - Negative intrusive Gedanken bezüglich des Verlusts.
  - Überflutung durch Gefühle der Trauer und des Schmerzes.
  - Verlangen nach dem Verstorbenen.
- *Zusätzliche Symptome:*
  - Gefühl, ein Teil des eigenen Selbst sei gestorben.
  - Schwierigkeit, den Tod zu akzeptieren.
  - Vermeiden von Personen, Situationen und Aktivitäten, die an den Verlust erinnern.
  - Unfähigkeit, anderen zu vertrauen.
  - Verbitterung oder Wut über den Tod.
  - Schwierigkeit, das Leben weiter zu leben.
  - Emotionale Taubheit.
  - Gefühl, das Leben sei sinnlos und leer.
  - Gefühl der Benommenheit oder Erschütterung.

Für die Diagnosestellung sind mindestens 1 der 3 Kernsymptome und mindestens 5 der 9 zusätzlichen Symptome sowie eine klinisch bedeutsame Beeinträchtigung der Person notwendig.

*Klinisch relevante Symptome der Depression:* Der negative Stimmungsverlauf beim Vollbild einer depressiven Episode oder Dysthymie hält wesentlich länger an als bei vorübergehender Trauer. Die meisten depressiven Patienten beklagen dysphorische Stimmungen am Morgen. Zweidrittel der älteren depressiven Patienten sprechen von Traurigkeit, Schuldgefühlen, Selbstwertproblemen und Stimmungstiefs, während die übrigen darüber klagen, dass sie sich krank oder zumindest körperlich schlecht und kraftlos fühlen, früh erwachen, sich nicht konzentrieren können und unter Appetitlosigkeit leiden. Depressionen beeinträchtigen somit die gesamte Person (Helsley & Vanin, 2008; Rabins & Lauber, 2006).

*Remissionsraten von Depressionen im Alter:* In Längsschnittstudien wurden bei 40 bis 60 % der untersuchten Depressiven im dritten und vierten Alter dauerhafte Remissionen beobachtet und bei 15 bis 20 % zeitlich beschränkte, auf die später wieder ein Rückfall erfolgte. Demgegenüber chronifizieren etwa 30 bis 40 % der Depressionen im Alter. Niklewski und Baldwin (2003) nennen folgende *prognostische Faktoren für einen chronischen Verlauf der Depression im Alter:*

- Dauer der momentanen Episode.
- Vorkommen von Dysthymia in der Vorgeschichte.
- Vermeidende oder abhängige Persönlichkeitsakzentuierung.
- Körperliche Erkrankungen.
- Neurophysiologische Veränderungen.

**Merke:**

Derzeit wird die Aufnahme der *rezidivierenden kurzen depressiven Störung* in das DSM-V und ICD-11 als neue diagnostische Kategorie überprüft (Forstmeier & Maercker, 2008). Anders als bei jüngeren Erwachsenen haben ältere Menschen *höher frequentige depressive Phasen,* die häufiger innerhalb weniger Wochen über einen Zeitraum von mehreren Monaten auftreten. Diese kurzen, wiederkehrenden depressiven Phasen halten *nur drei bis vier Tage* an. Somit unterscheidet die kurze depressive Störung sich einmal von der (rezidivierenden) depressiven Episode, bei der nach ICD-10 die depressive Symptomatik zwei Wochen und länger andauern muss, und zum anderen von der Dysthymia, bei der die depressive Symptomatik an mehr als der Hälfte aller Tage über eine Dauer von mindestens zwei Jahren auftreten muss.

*Neurobiologische Grundlagen:* Wechselwirkungen zwischen genetischer Anfälligkeit, Lernen und Umgebungsfaktoren (z. B. Stress) gehören ähnlich wie bei der Angst (vgl. S. 60) zu den neurobiologischen Grundlagen der Depression. Mediiert durch Gene führen *frühe Stresserfahrungen* zu strukturellen Veränderungen im Gehirn (Frodl et al., 2010; Heim & Nemeroff, 2009; vgl. auch „Genetische und neuropsychologische Aspekte der bewussten und unbewussten Angstverarbeitung und Depression“ im Anhang, S. 187).

Die Erwartung von unangenehmen Reizen oder Ereignissen hat bei depressiven Patienten eine stärkere Aktivierung der dorsalen *Amygdala* zur Folge als bei gesunden Kontrollpersonen. Werden positive Reize erwartet, gibt es allerdings keinen signifikanten Unterschied mehr zwischen Depressiven und Gesunden. Die gesteigerte Aktivität in der Amygdala von depressiven Patienten ist offensichtlich die Konsequenz von negativem Denken, das mit physiologischen Reaktionen einhergeht. Diese negativen Kognitionen verändern die Motivation, aktiv zu werden (Abler et al., 2006).

Der Hippocampus ist besonders anfällig für strukturelle Veränderungen, die durch länger andauernde emotionale Einwirkungen mit starker Erregung herbeigeführt werden (vgl. S. 61). Belastende motorische Einflüsse wie ein Marathonlauf oder toxische Wirkungen haben einen ähnlich destruktiven Einfluss. Unter diesen Extrembelastungen ist die Cortisolausschüttung im Blut auf Dauer erhöht mit der Folge einer allmählichen Rückbildung von Stresshormonrezeptoren im Hippocampus, wodurch es bei depressiven Patienten zu einer *Verkleinerung des Hippocampus* kommt (Frodl et al., 2010; Holsboer, 2007; Kandel, 2006; Meaney, 2001).

Durch den *Cortisolanstieg im Alter* nimmt die Stressresistenz von älteren Menschen ab. In einer Längsschnittstudie mit einem Beobachtungszeitraum von sechs Jahren steigerte sich die Cortisolsekretion bei *gesunden* 70-jährigen und älteren Personen, während sich gleichzeitig das durch Bild gebende Verfahren (vgl. S. 186) gemessene Hippocampusvolumen verringerte. Im Verlaufe des Cortisolanstiegs nahm auch die kognitive Leistungsfähigkeit allgemein und speziell die Gedächtnisleistung ab (Holsboer, 2007).

## 2.5 Schutzfaktoren, Lebenserwartung und Therapiebereitschaft

Mit steigender Lebenserwartung nimmt die psychiatrische Gesamtmorbidität zu (Kuhlmey, 2009), so dass sich für Psychiater und Psychotherapeuten ein wachsendes und immer bedeutungsvolleres Arbeitsgebiet ergibt.

*Schutzfaktoren* können zu einer Verbesserung der Lebensqualität von älteren Menschen und zu mehr Zufriedenheit beisteuern. Neben einer altersentsprechend guten körperlichen und psychischen Gesundheit sind vor allem

- Fitness und
- Bildung

protektive Faktoren des Alterns, wie neuropsychologische Untersuchungen der Hirnstruktur von älteren Menschen zeigen, denn sie tragen dazu bei, älteren Menschen eine höhere kognitive Leistungsfähigkeit zu erhalten und sie vor altersbedingter kognitiver Beeinträchtigung zu schützen (Gordon et al., 2008). Weitere Schutzfaktoren gegen das Aufkommen von Angst und Depression im Alter sind (Gilhooly et al., 2007):

- Bewältigungsfähigkeit für Alltagsprobleme.
- Beibehaltene kognitive, körperliche und soziale Aktivitätsbereitschaft.
- Wirtschaftliche Verhältnisse und sozialer Status.
- Geschlechtszugehörigkeit.

*Therapiebereitschaft:* Für betagte Menschen mit internalisierenden Störungen bestehen erhebliche präventive und *psychotherapeutische Versorgungslücken*. Viele depressive und ängstliche Senioren sind noch einseitig dem biologisch-medizinischen Krankheitsmodell verhaftet und zeigen sich nur wenig bereit, in psychotherapeutische Behandlung zu gehen (Ayers et al., 2007; Zank, 2002; vgl. S. 72):

**Merke:**

Lediglich 0,2 bis 0,9 % der über 60-Jährigen lassen sich psychotherapeutisch behandeln (Kuhlmey, 2009).

Dabei sind betagte Menschen wesentlich lern- und therapiefähiger als bislang angenommen. Im Vergleich zu jüngeren Erwachsenen sprechen sie nicht nur gut auf Psychotherapie an (Bherer et al., 2008; Maercker, 2009a), sondern auch auf das Training von sensorischen Funktionen, die im Alter nachlassen, etwa visuelle Aufmerksamkeit, Gleichgewicht oder das gleichzeitige Ausführen von mehreren motorischen Aufgaben (Bherer et al., 2008; Levy, 2003; vgl. S. 24).

**Merke:**

Ganz im Gegensatz zu dem, was gemeinhin von Psychotherapeuten erwartet wird, gehört die Mehrheit der älteren Patienten nicht zu den schwierigen und lernschwachen Patienten, denn im Vergleich zu jüngeren Erwachsenen sind die meisten eher weniger psychisch belastet. Weil ältere Patienten sich im Vergleich zu jüngeren Erwachsenen in der Therapie stärker auf lösungsorientiertes Vorgehen konzentrieren, erzielen viele bereits nach 5 bis 7 Sitzungen beachtliche Therapieerfolge (Maercker, 2009b).

Patienten mit fortgeschrittener Alzheimer-Erkrankung oder vaskulärer *Demenz* sind kognitiv stärker eingeschränkt. Deshalb ziehen sie weniger Nutzen aus einer kognitiven Therapie, die zum festen Bestandteil der Behandlung von internalisierenden Störungen gehört. Ganz anders verhält es sich bei älteren Patienten, die nur minimale zerebrale Einschränkungen (MCI) haben (vgl. S. 159). In aller Regel verfügen sie noch über kognitive, emotionale und soziale Ressourcen. Folglich können sie an der Entwicklung eines Störungsmodells (mit Mikro- und Makroanalyse) und einer Zielanalyse mitarbeiten und von Psychoedukation und kognitiver Umstrukturierung profitieren.

## 2.6 Integrierte kognitive Verhaltenstherapie zur Behandlung von internalisierenden Störungen

Körperliche Erkrankungen und psychische Störungen sind Risikofaktoren für Angst und Depression. Häufig vernebeln sie bei älteren Menschen die Diagnose einer Angststörung oder Depression. Angst gilt als lebenslanger Risikofaktor für Depression und muss darum stets mitbehandelt werden, selbst wenn die Angst derzeit nicht intensiv ausgeprägt ist.

Eine genaue differenzialdiagnostische Unterscheidung zwischen Angststörung und depressiver Störung ist hilfreich für die Genauigkeit der Therapieplanung und die Güte der therapeutischen Wirkungen. Auch bei älteren Patienten sollte die ungenaue Diagnose „Angst und Depression, gemischt“ gemieden und stattdessen eine oder mehrere spezifische Angststörungen und eine unipolare depressive Diagnose, wie (rezidivierende) depressive Episode oder Dysthymia, gestellt werden (ausführlicher in Schmidt-Traub & Lex, 2005). Patienten mit bipolarer Depression und Ängsten kommen höchst selten in psychotherapeutische Behandlung.

Die Komorbidität von Angst und Depression wurde in mehreren kontrollierten Studien an Jugendlichen und Erwachsenen im erwerbstätigen Alter untersucht (Goodwin & Olfson, 2001; Kessler, Keller & Wittchen, 2001; Tsao et al., 2002). Beim gemeinsamen Vorkommen von Angst und Depression traten Angststörungen in 65 bis 75 % der Fälle als erste Störung auf und Depressionen kamen als sekundäre Störung hinzu. Bei 10 bis 20 % wurden Ängste und Depressionen zeitgleich ausgelöst. In nur 15 bis 20 % der Fälle war die Depression zuerst da. Das hat nicht unerhebliche Konsequenzen für die Therapie: Bei Patienten, deren Angststörung vor der Depression oder zur selben Zeit auftrat, wird zunächst eine Angstbehandlung konsequent durchgeführt; wahrscheinlich bildet sich die Depression dann von ganz alleine zurück, es sei denn, es liegt eine schwere depressive Episode vor. Mit den störungsübergreifenden therapeutischen Bausteinen für internalisierende Störungen (s. u.) lassen sich Anteile beider Störungen, z. B. negative Kognitionen und Ausweichverhalten, simultan therapieren.

Die evidenzbasierte kognitive Verhaltenstherapie (KVT) eignet sich besonders gut zur Behandlung von internalisierenden Störungen. Sie kann auch als sekundär präventive Maßnahme eingesetzt werden, um (einer Verschlimmerung von) Depressionen im Alter vorzubeugen (Ayers et al., 2007).

In jüngster Zeit werden *gemeinsame emotionale Dimensionen von psychischen Störungen* nach störungsübergreifenden Kriterien untersucht und empirisch abgesichert. Die diagnostische Reliabilität lässt ohnehin zu wünschen übrig, insbesondere bei der Differenzialdiagnose von GAS und Depression oder von Panikattacken und phobischen Angstanfällen (Brown & Barlow, 2009). Deshalb wurden *störungsübergreifende Therapiepläne* ins Gespräch gebracht, die auf die Behandlung von verschiedenen emotionalen Dimensionen ausgerichtet sind. Mit ihnen lassen sich komorbide Ängste und Depressionen gleichzeitig behandeln (Brown & Barlow, 2009). Bei internalisierenden Störungen treten vor allem die Gefühle Angst, Depression und Wut auf. Der emotionale Erregungsprozess schaukelt sich in jeweils ähnlicher Weise hoch: Betroffene geraten in einen Teufelskreis der Angst, Wut oder Traurigkeit, in dem sich die Erregung derart intensiviert, dass sie sich ihrer Kontrolle entzieht.

Der amerikanische Angstexperte D. H. Barlow hält folgende *sieben evidenz-basierte Therapiebausteine* für ausreichend, um *Ängste und Depressionen gleichzeitig* wirkungsvoll zu behandeln (Vortrag auf dem Jahreskongress der American Psychological Association, 2008; die Bausteine werden in Kapitel 4 erläutert):

1. Psychoedukation,
2. Stärkung der Therapiemotivation,
3. Wahrnehmungstraining für Emotionen,
4. Kognitive Bewertung und Neubewertung,
5. Veränderung von emotionalem Verhalten,
6. Konfrontation mit körperlichen Symptomen der Angst und mit Angstsituationen; Reaktionsunterlassung,
7. Bewusstes Achtsamkeitstraining für das Hier und Jetzt.

Diese sieben therapeutischen Bausteine sind in ihrer Wirkung empirisch abgesichert; die erzielten therapeutischen Veränderungen haben einen neuropsychologischen Niederschlag (Barlow, 2008). Eine störungsübergreifende Therapieplanung hindert Therapeuten daran, Behandlungen als feste Muster oder Rezepte zu betrachten. Die therapeutischen Bausteine räumen ihnen mehr Flexibilität beim Therapieren ein als standardisierte Manuale. Flexible Behandlungspläne sind zudem Behandler-freundlicher und lassen sich leichter in der Fachöffentlichkeit verbreiten (Barlow, 2008).

Sie lassen sich auch gut in ein umfassendes Therapiemodell für die Behandlung von älteren Patienten einfügen. In dem *alters- und störungsspezifischen Rahmenmodell* von Maercker (2002) wird von der Grundannahme ausgegangen, dass bei der *psychotherapeutischen Behandlung älterer Menschen* mehrere Perspektiven zu berücksichtigen sind – eine altersbezogene und eine störungsspezifische. Bei alternden Patienten ist einmal auf *lebenserschwerende Faktoren* zu achten, wie z. B. Krankheiten, Verluste und die Begrenztheit der eigenen Lebenszeit, und auch noch auf *lebenserleichternde Bedingungen*, wie z. B. Lebenserfahrung, bessere Bewältigungsmöglichkeiten und geringere Verantwortung. In die altersbezogene und störungsspezifische Perspektive ist somit jeweils eine Gewinn- und Verlustperspektive integriert. Der störungsspezifische Teil des Modells gilt für alle Altersgruppen und verweist darauf, dass sich die psychotherapeutische Behandlung noch konsequenter auf einzelne Störungsbilder beziehen muss, die entweder schon in jüngeren Jahren oder erst im Alter aufgetreten sind.

**Fazit:**

Psychotherapie bringt älteren Patienten mit Ängsten und anderen psychischen Störungen viele Vorteile, wie z. B. empathischen Umgang, Psychoedukation und soziale Unterstützung. Senioren profitieren im Allgemeinen auch gut von KVT, die aber für jüngere Erwachsene entwickelt und untersucht wurde. Mit weiteren Interventionen, die eine KVT sinnvoll ergänzen, wie Schlafhygiene (vgl. Kapitel 4.2.12), Schmerztherapie (vgl. Kapitel 4.2.13) oder Blasentraining (vgl. „Blasentraining und Beckenbodenübungen“ im Anhang, S. 99), machen ältere Patienten ebenfalls gute Fortschritte.

# 3 Überlegungen zu Diagnostik und Therapie von Angststörungen im Alter

Sofern sie nicht dement sind, erfüllen auch ältere Patienten die psychischen Voraussetzungen für eine psychotherapeutische Behandlung. In einer vergleichenden Studie zur Psychotherapiefähigkeit von älteren und jüngeren Patienten, die in einer Ambulanz behandelt wurden, konnten in den untersuchten Gruppen keine Unterschiede in der Eingangsdiagnostik oder Diagnosehäufigkeit – das galt für alle psychischen Störungen – gefunden werden (Maercker et al., 2004). Die älteren Patienten zeigten jedoch eine höhere psychische Funktionsfähigkeit und in zwei von acht interpersonellen Merkmalen sogar günstigere Ausgangswerte. Die von ihnen benötigte Anzahl von psychotherapeutischen Behandlungsstunden war infolgedessen auch signifikant geringer (nur 21) als bei jüngeren Erwachsenen.

Warum besteht aber bei älteren Menschen eine geringere Nachfrage nach Psychotherapie? In Kindheit, Jugend und jüngerem Erwachsenenalter der Geburtskohorten aus den zwanziger und dreißiger Jahren grassierten noch starke *Vorurteile* gegenüber psychiatrischer und psychotherapeutischer Behandlung. Vorurteile bestanden bei Psychiatern und Psychotherapeuten ebenso wie bei Patienten. In der psychiatrischen Lehrmeinung der Nachkriegsjahre wurden Kriegsheimkehrer trotz schrecklicher Fronterfahrungen in der Regel für psychisch unversehrt erklärt. Die meisten Psychiater jener Zeit erwarteten von ihren Patienten, dass sie trotz aller Widrigkeiten des Lebens hartnäckig und mit Willenskraft zupacken (Goltermann, 2009). Wen wundert es, dass die meisten Vertreter dieser Altersgruppen heute noch psychische Probleme für Schwäche halten und sie deshalb eher verschweigen als in psychiatrische oder psychotherapeutische Behandlung zu gehen.

Psychotherapie wird aber nicht nur aus Schamgefühlen oder Vorurteilen (vgl. S. 91) von älteren Menschen gemieden. Manchmal spielen auch ganz pragmatische Gründe eine Rolle, wie körperliche Bewegungseinschränkungen oder der Geldmangel für Fahrkarten zur Praxis. Nicht zuletzt wissen viele Senioren nicht, dass ihnen psychotherapeutische Behandlung als Leistung der Krankenkasse zusteht.

Hausärzte und Internisten sind häufig die erste Anlaufstelle für ältere Patienten. Nicht immer wird nach psychischen Problemen gefragt. Die diagnostische Nosologie wird zudem erheblich erschwert durch komorbide somatische Erkrankungen, Medikamentenwirkungen und funktionelle Einschränkungen. So kommt es, dass in etwa 50 % der Fälle bei älteren Menschen Angststörungen übersehen werden (Ayers et al., 2007; Wisocki, 2002). Nach der Auswertung von einschlägigen Studien nennen Ayers et al. (2007) und Boerner (2004) folgende Gründe für das *häufige Übersehen von Angststörungen im Alter:*

- Pathologische Ausprägungen der Angst lassen sich bei Betagten nicht so leicht von normaler Angst unterscheiden. Herausforderungen im Alter, wie z. B. das Ausscheiden aus dem Beruf, Leistungseinbußen oder Sterben und Tod von Nahestehenden, lösen bei vielen älteren Personen Ängste aus. Angesichts solcher Erfahrungen würden auch eine ganze Reihe von jüngeren Personen Angst bekommen. Diese normalen Ängste im Alter tragen dazu bei, irrationale Ängste zu überlagern.

- Angststörungen stellen sich im Alter etwas anders dar. Die geringere Bewegungsfreude und das soziale Rückzugsverhalten von älteren Menschen mit agoraphobischen und sozial-phobischen Ängsten werden von den Betroffenen oftmals selbst und von ihren Ärzten als Alterserscheinungen abgetan und heruntergespielt.
- Angstbedingte Beeinträchtigungen, die mit einer oder mehreren Angststörungen einhergehen, werden von älteren Personen oft hingenommen oder als nicht der Rede wert abgetan.
- Da die Diagnose und Behandlung von Angststörungen im Alter empirisch noch zu wenig abgesichert ist, sind Ärzte und Psychotherapeuten weniger sensibilisiert für die Wahrnehmung von Angststörungen im Alter.

**Merke:**

Ältere Personen mit Angststörungen kommen dreimal weniger in psychotherapeutische Behandlung als ältere Patienten mit affektiven Störungen (Ayers et al., 2007). Anstatt in psychotherapeutische Behandlung zu gehen, nimmt schätzungsweise jeder vierte Senior über 70 Jahre *Psychopharmaka* ein, an erster Stelle Beruhigungsmittel (Ayers et al., 2007; Helsley & Vanin, 2008; Kuhlmey, 2009; Volz & Stieglitz, 2010; vgl. S. 115). Kurzfristig sedieren diese Mittel und rufen Schwindel, veränderte Reaktionszeiten und weitere Nebenwirkungen hervor; langfristig können sie zu Abhängigkeit führen.

## 3.1 Allgemeine Hinweise für Diagnostik und Therapie

Entsprechend der *Vorkommenshäufigkeit* von Angststörungen im Alter (vgl. S. 58) werden in den Kapiteln 4 bis 7 die Diagnostik und Therapie von *spezifischen* Ängsten dargestellt. Abgesehen von der Fallangst (vgl. S. 130) sind es dieselben Angststörungen, mit denen auch jüngere Erwachsene zu kämpfen haben. Sie zeigen allerdings eine andere Auftretenshäufigkeit. Zudem werden bei Senioren häufiger komorbide Ängste und Depressionen beobachtet als bei jüngeren Menschen (vgl. S. 69).

Die am häufigsten vorkommenden spezifischen Angststörungen im Alter sind generalisierte Angststörung (vgl. Kapitel 4), gefolgt von Panikstörung mit und ohne Agoraphobie, spezifischer und sozialer Phobie (vgl. Kapitel 5), posttraumatischer Belastungsstörung (vgl. Kapitel 6) und Zwängen (vgl. Kapitel 7). Im Kapitel 8 wird auf die Diagnose und Behandlung von Depressionen und auf die Charakteristika von Demenz und Delirium eingegangen.

Internationale klinische Studien orientieren sich an den diagnostischen Kriterien des DSM-IV. Demgegenüber halten sich Therapeuten in der praktischen klinischen Arbeit in Europa mehrheitlich an die Kriterien des ICD-10, das als diagnostischer Leitfaden für explorative Gespräche dient und die Grundlage für die diagnostische Einschätzung und den Bericht zum Antrag auf kognitive Verhaltenstherapie bildet.

Zum diagnostischen Prozess bei älteren Patienten gehört das Herausarbeiten von kognitiver Leistungsfähigkeit und von kognitiven Abbauerscheinungen, ebenso wie von emotionalen, motivationalen und sozialen Veränderungen. Sie werden in dem Störungsmodell, der Zielanalyse und der Therapieplanung berücksichtigt. Bei der Umsetzung eines realistischen und Erfolg versprechenden Behandlungsplans können vorhandene *Bewältigungsmöglichkeiten* und *Ressourcen* genutzt werden.

Wegen der erhöhten Komorbidität von Angststörungen und *körperlichen Erkrankungen* sollten Therapeuten besonders gewissenhaft Auskünfte über körperliche Erkrankungen und die notwendige *Medikamenteneinnahme* einholen. Nicht nur der Patient ist zu fragen, sondern auch seine Angehörigen und behandelnden Ärzte (Wisocki, 2002). Oft bilden gesundheitsfördernde Maßnahmen, wie die Stärkung der Compliance bei der Medikamenteneinnahme und ein verbessertes Krankheitsmanagement bei körperlicher Erkrankung, weitere wichtige Therapieziele. Mit älteren Patienten muss darauf hingearbeitet werden, dass sie körperliche Erkrankungen ebenso wie psychische Störungen eigenständig angehen und Funktionseinbußen kompensieren. Zudem werden sie darin unterstützt zu lernen, nicht veränderbare Störungen hinzunehmen.

Bei der Behandlung von Angststörungen – *auch im Alter* – ist die *kognitive Verhaltenstherapie Methode der Wahl* (Ayers et al., 2007; Forstmeier & Maercker, 2008; Helsley & Vanin, 2008; Rabins & Lauber, 2006; Volz & Stieglitz, 2010). KVT ist eine strukturierte, gegenwartsnahe und problemorientierte Therapie, die den Patienten zur Mitarbeit aktiviert und ihn zu neuen Erfahrungen, Denkweisen und emotionalem Erleben bringt. Sie setzt sich aus ganz unterschiedlichen therapeutischen Interventionen zusammen, aus kognitiven Vorgehensweisen, Selbstkontrollverfahren, Konfrontation, Entspannungsmethoden, operantem Vorgehen und Modelllernen.

Altern ist ein schicksalhafter Prozess, der vielen Menschen Angst macht, denn keiner kann sich ihm entziehen. Niemand weiß, ob er künftig behindert oder pflegebedürftig sein wird und ob er gnädig sterben darf. Um betagten Patienten mit Angststörungen ein *erfolgreiches Altern* zu ermöglichen, werden sie in der Therapie darin unterstützt, mit noch vorhandenen Ressourcen ihrem Leben mehr Inhalt, Struktur und Sinn zu geben. Dafür gibt es vielfältige Gestaltungsmöglichkeiten. Neben der Behandlung der eigentlichen psychischen Störungen wird mit ihnen daran gearbeitet, wie sie

- sich dem Alterungsprozess stellen,
- zu einer Kultur des Alterns finden, die ihnen zusagt und
- zu einem erfreulicheren, beschwerdefreieren Leben gelangen.

Thematische Schwerpunkte sind Selbstständigkeit, Selbstregulation, Gesundheit, Fitness, Selbstwertgefühl und lebenslanges Lernen. *Psychoedukation, Reminiszenztherapie und Gesundheitsverhalten* sind hierfür besonders wichtige therapeutische Bausteine. Durch ausgiebige Informationen über gerontologische und geriatrische Erkenntnisse (vgl. Kapitel 1) gelangen ältere Patienten zu einer wirklichkeitsnäheren Sicht ihres körperlichen, kognitiven und sozialen Leistungsvermögens. Es zeigt sich immer wieder, dass ältere Menschen dazu neigen, ihre Bewegungs- und Kontrollmöglichkeiten sowie ihre kognitiven und sozialen Fähigkeiten zu *unterschätzen*. Eine realistischere Selbstbeurteilung ihrer Bewältigungsfähigkeiten wird durch die Besprechung ihrer Lebensleistungen in der *Reminiszenztherapie* erreicht. Mit einem verbesserten *gesundheitsbewussten Verhalten* können sie dazu beitragen, dass Krankheiten

- ganz verhütet werden,
- erst zu einem späteren Zeitpunkt ausbrechen
- oder zumindest weniger intensiv werden.

Ältere Patienten äußern oft klarere Erwartungen und Zielvorstellungen in der Therapie als jüngere Patienten (Forstmeier & Maercker, 2008). Während die jüngeren vor allem Heilung erwarten, ihre Lebensführung normalisieren und wieder in das Arbeitsleben einsteigen wollen, sind ältere Patienten vergleichsweise pragmatischer eingestellt in ihren Erwartungen an die Therapie. Sie möchten vor allem das subjektive Wohlbefinden und ihre Funktionstüchtigkeit verbessern, soziale Beziehungen stärken und die Wohnumgebung altersgerecht gestalten, um einer Heimeinweisung vorzubeugen. Viele ältere Patienten geben jedoch zu früh auf, wenn die Therapie nicht gleich ihre Erwartungen erfüllt (Rabins & Lauber, 2006).

Ältere Personen leiden häufig unter Gedächtniseinbußen. Mit inneren *Gedächtnishilfen* (Eselsbrücken, Konzentrationsübungen) und äußeren (Terminkalender, Einkaufslisten, Erinnerungszettel am Badezimmerspiegel) können sie dazu beitragen, Informationen leichter aus dem Gedächtnis abzurufen und ihre kognitiven Funktionen länger aufrechtzuerhalten. Manchmal hält ein älterer Patient einen Gegenstand für „gestohlen", obgleich er diesen selbst verlegt hat. Aufmerksamkeitsübungen für gezieltes Aufräumen und Suchstrategien sind hilfreich.

Im höheren Alter häufen sich Verluste. Deshalb ist es oftmals notwendig, *Trauerarbeit* zu leisten. Lebensrückblickinterventionen als Lebensbilanzierung und Sinngebung ist für jeden Patienten weiterführend, im Besonderen profitieren jedoch Patienten mit posttraumatischer Belastungsstörung, Depressionen oder komplizierter Trauer davon (Forstmeier & Maercker, 2008).

Nicht zuletzt ist eine konkrete *Zukunftsplanung* für ältere Menschen sehr wichtig, denn viele erliegen dem Irrtum, sie könnten Situationen weder in der Gegenwart noch in der Zukunft gestalten, meinen, es lohne sich nicht mehr, und resignieren vorzeitig. Alternde Patienten sollten darauf vorbereitet werden, dass sie künftig im fortgeschrittenen Alter Unterstützung brauchen und die sollten sie auch zulassen. Sie können in Ruhe die Angebote sichten und überlegen, welche Art Pflege sie in Zukunft haben möchten. Die meisten werden zunächst nur gelegentlich Unterstützung brauchen, mit der Zeit eine Teilpflege und erst im hohen Alter eine Vollpflege. Sie sollten in jedem Fall, lieber gleich als später, mit den engsten Angehörigen über ihre Wünsche und Hoffnungen, Abneigungen und Ängste im Hinblick auf bevorstehende Pflegepraktiken reden.

## 3.2 Hinweise für den Umgang mit älteren Patienten in der Therapie

Der Therapeut kann sich bei der psychotherapeutischen Arbeit mit älteren Patienten an folgenden Verhaltensregeln orientieren (vgl. Helsley & Vanin, 2008; Maercker, 2002; Rabins & Lauber, 2006): Er

- *hört* betagten Patienten *aktiv* und geduldig *zu* und gibt die wichtigsten Inhalte und die damit einhergehenden Empfindungen des Patienten mit seinen Worten wieder, so wie er sie verstanden hat (Weinberger, 2008).
- geht langsamer vor, spricht verständlich und deutlich mit Rücksicht auf reduzierte Hörfähigkeiten.

- fragt die Patienten nach somatischen Erkrankungen und Medikamenten, auch nach nicht verschreibungspflichtigen, denn oft lässt sich ein Teil der Beschwerden durch Nebenwirkungen erklären. Während des Therapieverlaufs hält er regelmäßig Kontakt zu den behandelnden Ärzten, holt Informationen über weitere Erkrankungen und Behandlungsmaßnahmen ein und unterstützt betagte Patienten beim Krankheitsmanagement, speziell bei der sachgerechten Medikamenteneinnahme.
- disputiert vorhandene Vorurteile gegenüber Psychotherapie, macht deutlich, dass er keinen Zauberstab hat und dass Psychotherapie nicht innerhalb weniger Tage oder Wochen wirken kann.
- ist in seiner Beweglichkeit flexibler und macht bei hochbetagten und körperlich fragilen Patienten Hausbesuche oder vereinbart Termine im Altenheim.
- bietet die wichtigsten Informationen in verschiedenen sensorischen Modalitäten an, also verbal und visuell; Wichtiges schreibt er auf und führt weitere konkrete Gedächtnishilfen ein (Selbsthilfebuch, Handouts), damit sensorisch beeinträchtigte Patienten mehr verstehen und erinnern.
- vereinfacht Behandlungsziele und -schritte für ältere Patienten, die kognitiv abgebaut haben, erläutert besonders verständlich und wiederholt mehrfach bzw. lässt es Patienten wiederholen.
- fokussiert die Aufmerksamkeit der Patienten auf wichtige Punkte, weil Senioren oftmals dazu neigen, vom Thema abzuschweifen und den roten Faden zu verlieren.
- bietet bei rascher Ermüdbarkeit oder geringer Aufmerksamkeitsspanne 25-Minuten-Sitzungen an oder räumt bei einstündigen Sitzungen Pausen ein.
- reagiert gelassen darauf, wenn ältere Patienten nicht alle Hausaufgaben machen, weil sie vielleicht die Notwendigkeit nicht erkannt oder die Instruktionen nicht verstanden haben. Am Ende jeder Sitzung bittet er betagte Patienten, die vereinbarten Hausaufgaben nochmals zusammenzufassen, um zu sehen, ob sie auch alles verstanden haben.
- achtet auf die Stärkung des Gesundheitsverhaltens; insbesondere sollte eine vitalstoffreiche und ausgewogene Ernährung gewährleistet sein, ohne zu viel Koffein- und Nikotinmissbrauch. Die Folgen einer vernachlässigenden Ernährung können Blutzuckerschwankungen, Störungen des Elektrolythaushalts, Zittern, Wackelichkeit, Schwächeerscheinungen und emotionale Erregung sein.
- achtet darauf, ob Patienten öfters Alkohol zur Selbstmedikation einsetzen. Da der Entzug von Alkohol ebenfalls ein Risikofaktor für GAS und Depressionen ist, sollte immer nur graduiert reduziert werden (sofern alternde Patienten nicht alkoholabhängig sind, klappt das auch).
- hält Ausschau nach Stärken, Problemlösefertigkeiten und weiteren Ressourcen; sie werden identifiziert, gewürdigt und zur Verbesserung der Lebensqualität eingesetzt.
- behandelt weitere Schwächen, wie Gedächtnis- und Aufmerksamkeitsstörungen (Gedächtnis- und Aufmerksamkeitstraining), Schlafstörungen (vgl. Kapitel 4.2.12), Schmerzen (vgl. Kapitel 4.2.13) oder häufigen Harndrang (vgl. „Blasentraining und Beckenbodenübungen“ im Anhang, S. 199).

# 4 Generalisierte Angststörung (GAS)

Weil die generalisierte Angststörung (GAS) bei Senioren besonders stark verbreitet ist (Helsley & Vanin, 2008; Forstmeier & Maercker, 2008; Lieb, Schreier & Müller, 2003; Wetherell & Gatz, 2005), werden im Folgenden die kognitiv-verhaltenstherapeutischen Behandlungsbausteine, die sich für die Therapie von Angststörungen und Depressionen gleichermaßen eignen (vgl. S. 69), wenn auch mit unterschiedlicher Schwerpunktsetzung, am Beispiel der GAS ausführlich dargestellt.

## 4.1 Diagnostik der GAS

Die GAS ist die häufigste Angststörung im Alter. Einige der empirisch gesicherten Folgen sind funktionelle Einschränkung, Verschlechterung der Lebensqualität, stärkere Inanspruchnahme des Gesundheitssystems und im schlimmsten Fall erhöhte Morbidität. Wie die Panikstörung ist die GAS eine *situationsunspezifische Angst*. Befürchtungen und sorgenvolle Gedanken über künftige Ereignisse können den ganzen Tag anhalten. Die *Sorgen* der Patienten kreisen um künftige Gefahren, ohne dass annehmbare Lösungen gefunden werden, so dass der Ausgang für sie ungewiss und besorgniserregend bleibt. Sobald sich eine Befürchtung oder Sorge aufgelöst hat, ist gleich die nächste da, sodass der Patient in einen endlosen Angst- und Sorgenzyklus gerät, der seine Aufmerksamkeit bindet, ihn funktionell einschränkt und mit der Zeit erschöpft. Viele GAS-Patienten befürchten, die Sorgen nicht kontrollieren zu können, und leiden unter anhaltender, die oft als frei schwebend oder „frei flottierend" erlebt und von körperlichen Symptomen begleitet wird. Die andauernden Sorgen führen zu starker Anspannung, Schlafstörungen und Zermürbtheit. Überängstliche Senioren trauen sich immer weniger zu, ziehen sich vermehrt zurück, gehen kaum mehr aus und verreisen nicht mehr.

### 4.1.1 Diagnostische Kriterien der GAS

**Diagnostische Kriterien der GAS nach ICD-10 (F41.1)**

*A.* Ein Zeitraum von *mindestens 6 Monaten* mit vorherrschender Anspannung, Besorgnis und Befürchtungen in Bezug auf alltägliche Ereignisse und Probleme.

*B.* Mindestens 4 Symptome der unten angegebenen Liste müssen vorliegen, davon eins von den Symptomen 1. bis 4.:

Vegetative Symptome:

1. Palpitationen, Herzklopfen oder erhöhte Herzfrequenz
2. Schweißausbrüche
3. fein- oder grobschlägiger Tremor
4. Mundtrockenheit (nicht infolge von Medikation oder Austrocknung des Körpers bei starkem Flüssigkeitsverlust).

Symptome, die Thorax und Abdomen betreffen:
5. Atembeschwerden
6. Beklemmungsgefühl
7. Thoraxschmerzen und -missempfindungen
8. Nausea oder abdominelle Missempfindungen (z. B. Kribbeln im Magen).

Psychische Symptome:
9. Gefühl von Schwindel, Unsicherheit, Schwäche und Benommenheit
10. Gefühl, die Objekte sind unwirklich (Derealisation) oder man selbst ist weit entfernt oder „nicht wirklich hier" (Depersonalisation)
11. Angst vor Kontrollverlust, verrückt zu werden, oder „auszuflippen"
12. Angst, zu sterben.

Allgemeine Symptome:
13. Hitzegefühle oder Kälteschauer
14. Gefühllosigkeit oder Kribbelgefühle.

Symptome der Anspannung:
15. Muskelverspannung, akute und chronische Schmerzen
16. Ruhelosigkeit und Unfähigkeit, zum Entspannen
17. Gefühl von Aufgedrehtsein, Nervosität und psychischer Anspannung
18. Kloßgefühl im Hals oder Schluckbeschwerden.

Andere unspezifische Symptome:
19. übertriebene Reaktionen auf kleine Überraschungen oder Erschrecktwerden
20. Konzentrationsschwierigkeiten, Leeregefühl im Kopf wegen Sorgen oder Angst
21. anhaltende Reizbarkeit
22. Einschlafstörungen wegen der Besorgnis.

*C.* Die Störung erfüllt nicht die Kriterien für eine Panikstörung (F41.0), eine phobische Störung (F40), eine Zwangsstörung (F42) oder eine hypochondrische Störung (F45.2).

*D. Ausschlussvorbehalt:* Die Störung ist nicht zurückzuführen auf eine organische Krankheit wie eine Hyperthyreose, eine organische psychische Störung (F0) oder auf eine durch psychotrope Substanzen bedingte Störung (F1), z. B. auf einen exzessiven Genuss von amphetaminähnlichen Substanzen oder auf einen Benzodiazepinentzug.

*Sorgen* und Befürchtungen sind die zentralen Komponenten der GAS. In seinem Modell der GAS unterscheidet Wells (1999) zwischen zwei Sorgentypen. Typ-I-Sorgen sind normale Alltagssorgen, wie sie jeder kennt. Meta-Kognitionen sind Typ-II-Sorgen, die entweder eine positive Bedeutung haben („Sorgen helfen mir, mich auf Gefahr vorzubereiten") oder eine negative („Vor lauter Sorgen bringe ich nichts mehr zuwege"). Beim Sorgen unterdrücken GAS-Patienten bedrohliche bildliche Vorstellungen, um die autonome Reaktivität auf phobische Themen gering zu halten.

Demnach stellen Sorgen *Vermeidungs- und Sicherheitsreaktionen* dar (Price & Mohlman, 2007). Viele GAS-Patienten

- springen von einer Sorge zur nächsten und weichen somit davor aus, einzelne Sorgen zu Ende zu denken,
- bemühen sich um Rückversicherungen und kontrollieren vieles, rufen z. B. nahe stehende Personen wiederholt an, um zu überprüfen, ob sie auch wirklich unversehrt sind,
- versuchen vergebens, ihre Sorgen zu unterdrücken (das sind missglückte Versuche, Kontrolle über sie zu erlangen; Becker & Margraf, 2007),
- hören keine Nachrichtensendungen mehr, um Hiobsbotschaften aus dem Weg zu gehen,
- weichen immer stärker vor bedrohlichen Situationen aus und entwickeln zusehends phobische Ängste.

Begleit- und Folgeerscheinungen von sorgenvollem Denken sind immer mehr Schwierigkeiten bei der Lösung von Alltagsproblemen, mit der Zeiteinteilung und beim Abschluss von konkreten Vorhaben. GAS-Patienten scheuen sich außerdem oft, andere um Hilfe zu bitten oder Aufgaben an andere zu delegieren (Borkovec, Newman, Pincus & Lytle, 2002).

Die Diagnostik einer GAS ist nicht ganz leicht, weil Sorgen auch bei anderen Angststörungen vorkommen, die Komorbiditätsrate sehr hoch ist und Syndromwechsel ebenso wie Intensitätsschwankungen keine Seltenheit sind (Wittchen et al., 2002). Ältere GAS-Patienten klagen viel über *Schlafstörungen* und *chronische Schmerzen*; meist sind es Rückenschmerzen (Wittchen et al., 2002). Da chronische Schmerzen im Alter sehr häufig sind, bedingen sich Schmerzen und GAS oftmals gegenseitig.

### 4.1.2 Explorationshilfen und testpsychologische Verfahren für ältere GAS-Patienten

Die diagnostische Erhebung beginnt immer mit einer ausführlichen Exploration. Während der explorativen Phase ist Psychoedukation von großer Bedeutung (vgl. S. 89). Gleichzeitig wird durch einen empathischem Umgang eine *tragfähige therapeutische Beziehung* aufgebaut (Schmidt-Traub & Lex, 2005).

**Explorative Fragen für die Arbeit mit älteren Patienten**

- Haben Ihre Sorgen und Befürchtungen ohne erkennbaren Grund begonnen?
- Oder wurden sie durch besondere Ereignisse ausgelöst?
- Welche der folgenden Symptome treten mit Ihrem Sorgen gemeinsam auf (nach DSM-IV verhärten mindestens drei den Verdacht auf eine GAS)?
  - Ruhelosigkeit und ständig „auf dem Sprung sein"
  - Leichte Ermüdbarkeit
  - Konzentrationsschwierigkeiten oder Leere im Kopf
  - Reizbarkeit
  - Muskelspannung
  - Ein- und/oder Durchschlafprobleme oder unruhiger, nicht erholsamer Schlaf
- Wie haben die Sorgen und Befürchtungen Ihre täglichen Gewohnheiten verändert?

- Haben Sie Angst vor Erkrankung?
- Haben Sie in letzter Zeit wegen körperlicher Beschwerden verschiedene Ärzte aufgesucht?
- Haben Sie Ihre Medikamenteneinnahme geändert oder andere Medikamente eingenommen?
- Hat sich etwas an Ihrer Ernährung, Ihrem Kaffeekonsum oder Ihren Trinkgewohnheiten geändert?

Besteht der Verdacht auf eine GAS, werden zur weiteren diagnostischen Abklärung *allgemeine* Screening-Verfahren herangezogen (vgl. auch „Testpsychologische Messverfahren für internalisierende Störungen“ im Anhang, S. 190). Zum *störungsspezifischen* Screening bei Verdacht auf GAS eignen sich folgende Instrumente:

- Generalized Anxiety Disorder 7/2 GAD-7/2 (Spitzer et al., 2006; deutsche Fassung in Volz & Stieglitz, 2010),
- Anxiety Screening Questionnaire ASQ-15 (Wittchen et al., 1997a),
- Penn State Worry Questionnaire PSWQ (Meyer et al., 1990, deutsch von Stöber, 1995) zur Erfassung der pathologischen Besorgnis, auch für Patienten mit Depressionen und Schlafstörungen,
- Worry Domain Questionnaire WDQ (Tallis et al., 1992, deutsch von Stöber, 1995),
- Worry Scale for Older Adults WSOA (Stanley et al., 1996).

Nicht selten wird es notwendig, die einzelnen Items von Selbstbeurteilungsfragebögen, die therapierelevante Informationen ergeben, in der Probatorik mit älteren Patienten *gemeinsam durchzugehen*, da sich einige Patienten mit dem selbstständigen Ausfüllen schwer tun. Die Fragebögen lassen sich auch gut als *Evaluationsinstrumente* zum Beleg der Therapieerfolge einsetzen.

Frequenz und Inhalte der Sorgen, Intensität der Befürchtungen und Vermeidungs- oder Sicherheitsverhalten werden individuell exploriert. Hierbei helfen

- *Tagebuchaufzeichnungen:* Über einen Zeitraum von etwa zwei Wochen und länger hält der Patient seine Probleme im Angst- und Sorgentagebuch (vgl. Anhang, S. 189) fest. Dabei richtet er das Augenmerk auf die Sorgen, auslösenden Situationen und auf sein Vermeidungs- und Rückversicherungsverhalten. Älteren Patienten ist das Führen eines Angst- oder Sorgentagebuchs besonders nahe zu legen, denn mit ihren Aufzeichnungen können sie Kurzzeitgedächtnisausfälle kompensieren.

### 4.1.3 Differenzialdiagnostische Überlegungen

Angstzustände oder Angstepisoden sind bei GAS nicht so heftig und eruptiv wie plötzlich auftretende *Panikattacken*; sie halten aber stundenlang an (durchschnittlich sechs Stunden bei Erwachsenen im erwerbstätigen Alter, Hoyer, Becker & Roth, 2001, bei Senioren vermutlich eher noch länger) und zermürben auf Dauer. Panikanfälle gehen mit wesentlich intensiveren körperlichen Angstsymptomen einher. Anders als Panikpatienten haben GAS-Patienten keine antizipatorische Angst vor dem nächsten Panikanfall. *Phobische Ängste* sind situationsabhängig. Situative Auslöser können auch kognitiv vorweg genommen werden („Morgen muss ich mit dem Bus zum Arzt fahren“; „Heute Abend ist die Jubiläumsfeier mit all den fremden Menschen"). Viele phobische Patienten vermeiden solche gefürchteten Situationen oder ertragen sie nur mit größtem Unbehagen.

GAS darf erst diagnostiziert werden, wenn sich der Patient sechs Monate und länger sorgenvolle Gedanken um drei bis vier verschiedene Themenbereiche gemacht hat. Befürchtungen beziehen sich ausnahmslos auf künftige Entwicklungen (Angst, einem Nahestehenden könnte etwas zustoßen, Angst vor Verbrechen, körperlichem Abbau oder finanziellen Engpässen). Bei der differenzialdiagnostischen Unterscheidung von Angststörungen ist es besonders wichtig, darauf zu achten, dass die *Sorgeninhalte* des Patienten *nicht von anderen Angststörungen abgedeckt* werden. Irrtümlich werden der GAS häufig Befürchtungen von sozialen Ereignissen und Situationen zugeordnet, obwohl diese Sorgen kennzeichnend für eine soziale Phobie sind.

Die Sorgen von *Zwangspatienten* kreisen demgegenüber meist um ein neuralgisches Thema (anderen Schaden zufügen, Ansteckung, Verunreinigung) und sind stereotyper und rigider. Angst, Ekel oder andere aversive Gefühle werden durch Zwangshandlungen vermieden oder neutralisiert. Patienten mit *posttraumatischer Belastungsstörung* erinnern sich immer wieder an dieselben schrecklichen Horrorerlebnisse.

Die GAS wird in der Praxis oft mit Depression verwechselt. Liegen komorbide Depressionen vor (vgl. S. 151), ist besonders auf *Suizidalität*, aber auch auf fehlende soziale Fähigkeiten zu achten. Die wesentlichsten *Unterschiede zwischen GAS und Depressionen* betreffen affektive und kognitive Prozesse:

- Depressive Patienten leiden unter Wertlosigkeitserleben, Schuldgefühlen, Freudlosigkeit und dysphorischer Stimmung. Sie sind niedergeschlagen und häufig antriebsgestört. Meist schauen sie zurück in die *Vergangenheit* und *grübeln* anhaltend und in einseitig negativ verzerrter Weise über die eigene Person, die Umwelt und die Zukunft (kognitive Triade, Beck et al., 2001).
- GAS-Patienten leiden vor allem unter *Erwartungsängsten*, denn sie befürchten und *sorgen* sich um schreckliche Ereignisse in der *Zukunft*. In der Regel sind sie innerlich stark angespannt und haben mehr physiologisch-körperliche Beschwerden (vgl. Kapitel 4.1.1) als depressive Patienten.
- Obwohl beide Patientengruppen ihre eigenen Problemlöse- und Bewältigungsmöglichkeiten unterschätzen, sind *Depressive meist passiver und hilfloser als GAS-Patienten.*

Sorgen und Grübeln sind zumeist *verbale Kognitionen.* Sowohl extrem sorgende als auch grübelnde Personen meinen, sie könnten mit sorgenvollem oder grüblerischem Denken mehr Erkenntnisse und Einsichten in ihre Problemlage gewinnen. Beim Sorgen und Grübeln fühlen sie sich angespannt und stehen unter chronischem internen Stress. Personen, die zu ausgeprägtem Grübeln neigen, zeigen Persönlichkeitseigenschaften, wie Perfektionismus und Neurotizismus (Nolen-Hoeksema, Wisco & Lyubomirsky, 2008). Das dürfte in abgemildeter Form auch für Patienten gelten, die sich exzessive Sorgen um künftige Katastrophen machen.

Kommen GAS und Depressionen komorbide vor, muss der Therapeut entscheiden, welche Störung dominiert und sich stärker auf die Behandlung dieser Störung konzentrieren. Weil GAS, wie auch andere Angststörungen, ein Risiko für Depression ist, sollte sie besonders gründlich behandelt werden.

Patienten mit *ängstlich-vermeidender Persönlichkeitsstörung* fühlen sich ausnehmend minderwertig und werden in sozialen Kontexten extrem verlegen, befürchten generell Kritik und Ablehnung, sind anhaltend angespannt und in ihrem Verhalten mitunter unbeholfen. Amerikanischen Studien zufolge (z. B. Noyes, 2001) gehen ängstlich-vermeidende Persönlichkeitsstörungen häufiger mit GAS einher. Deutsche Angstspezialisten (wie Becker & Hoyer, 2005; Becker & Margraf, 2007) gehen hingegen davon aus, dass diese und andere Persönlichkeitsstörung bei Angstpatienten nicht häufiger vorkommen als in der Allgemeinbevölkerung; meine Erfahrungen gehen in dieselbe Richtung.

Nicht zuletzt sind gerade bei älteren Patienten noch bestimmte *körperliche Erkrankungen* auszuschließen: Sie können zu körperlichen Erregungszuständen führen, die von Angstpatienten leicht mit Angstreaktionen verwechselt werden. Grundsätzlich sollten körperliche Symptome, die von Patienten geschildert werden, allgemeinmedizinisch oder internistisch abgeklärt werden, wenn das nicht schon geschehen ist. Eine ganze Reihe von Medikamenten können ebenfalls angstauslösende Effekte als Nebenwirkungen haben, so etwa Schilddrüsenpräparate, Anästhetika, Herz-Kreislaufmittel, Antihistaminika, Antidepressiva, Sedativa, Anxiolytika, Hypnotika und Drogen, wie Koffein, Kokain oder Halluzinogene (Volz & Stieglitz, 2010).

### 4.1.4 Diagnostische Besonderheiten bei älteren Patienten mit GAS

Folgende Besonderheiten sind bei älteren GAS-Patienten zu berücksichtigen:

- Genauso wie jüngere Patienten befürchten auch ältere GAS-Patienten verhängnisvolle Ereignisse, ohne dass eine reale Veranlassung dafür vorläge und oft ohne klare Vorstellung von den einzelnen Katastrophen. Die Frage, „Was würde denn passieren, wenn …?“, hilft ihnen meist zu einer genaueren Wahrnehmung ihrer Befürchtungen. Bei älteren Patienten dominieren Befürchtungen und Sorgen um Erkrankung (von Angehörigen, Freunden oder der eigenen Person), Gebrechlichkeit, Autonomie und Einsamkeit.
- Ältere Menschen können ihre Sorgen ebenso wenig abstellen wie jüngere Erwachsene, obwohl sie in mancher Hinsicht willensstärker sind und obwohl ihnen in ruhiger Verfassung ebenso bewusst ist, dass ihre Sorgeninhalte unbegründet und irrational sind.
- Alternde Menschen verlieren allmählich an Vitalität und Kraft sowie an sensorischen und kognitiven Fähigkeiten. Dadurch sehen sie sich in ihrer selbstständigen Lebensführung und Unabhängigkeit bedroht. Über ihre psychischen Probleme reden sie nicht gern und gehen angstbesetzten Situationen gerne aus dem Weg. Das fällt nicht gleich auf, weil sie im Alter leistungsmäßig weniger gefordert sind.
- Hochbetagte Personen ernähren sich manchmal nicht mehr richtig und entwickeln Anzeichen von Mangelernährung und Schwäche, die zu einer Intensivierung der Angstbereitschaft führen.
- Partner, Geschwister und Freunde versterben. Diese Verluste bringen den eigenen Tod näher, steigern die Stressbelastung und auch die Angst, dem Leben nicht mehr gewachsen zu sein. Verluste führen außerdem zu Einsamkeitsgefühlen.
- Insbesondere Gedächtnisverlust bei beginnender Demenz löst häufiger GAS oder Panikstörung aus. Nicht alle Betroffenen merken, dass sie vergesslich geworden sind, die meisten reagieren jedoch mit stärkeren Befürchtungen und sozialem Rückzug.

- Ebenso wie frühkindliche traumatisierende Erlebnisse können schwere somatische Erkrankungen, wie Hirnschläge, Herzinfarkt oder Krebs, das Auftreten von GAS begünstigen. Folgende körperliche Erkrankungen tragen besonders dazu bei, GAS auszulösen und aufrechtzuerhalten: Respiratorische und *kardiologische* Störungen, (wie chronisch-obstruktive Lungenerkrankung COPD, Asthma, Bluthochdruck, Herz-Rhythmusstörungen), *endokrine* Störungen (Schilddrüsenüberfunktion, Hashimoto, Cushing-Syndrom mit erhöhtem Cortisolspiegel im Blut), *neurologische* Störungen (Multiple Sklerose, Epilepsie, Demenz, Delir) und *substanzbezogene* Störungen (Steroide, Koffein, Alkohol, Sedativa).

**Fallbeispiel**

Dorothee, 78 Jahre alt, ist von Kindheit an überängstlich. Ihre Ängstlichkeit hat im Alter zugenommen. Inzwischen ist sie vor allem „furchtbar bange" um ihre „Familie". Sie sorgt sich sehr um ihre drei Kinder und ihren Mann. „Mein Sohn frisst fast die Zigaretten", die jüngste Tochter „ist überfordert mit ihrem Reiterhof und der Gaststätte" und nimmt immer mehr ab. Die ältere tut sich schwer mit der Vereinbarung von Berufstätigkeit und familiären Verpflichtungen. D. hat Angst, der neue Schwiegersohn möge sie nicht, weil er sie ab und an kritisiert. Sie sorgt sich auch um die Bandscheiben-Probleme einer guten Freundin, die Morphium nehmen muss. Sie hat zunehmend Angst, nicht rechtzeitig auf die Toilette zu kommen, noch schlechter zu hören, bei Einladungen zu versagen und sich nicht genügend gegenüber ihrem Mann behaupten zu können, der sie seit Beginn des Rentenalters manchmal „beherrschen will". Schließlich sorgt sie sich um mögliche Naturkatastrophen, Unfälle und künftige Terroranschläge. Sie hat auch phobische Ängste vor Kirchen, Wasser, Autofahren (fährt aber noch selbst) und Urlaubsreisen, weil sie schnell Heimweh nach den Kindern und ihrer Wohnung bekommt. Über ihren eigenen Gesundheitszustand macht sie sich aber keine Sorgen.

Seit drei Jahren hat sie ein Lungenemphysem, das nach einer Lungenentzündung im Anschluss an eine Gallenoperation auftrat. Sie steht „kurz vor Zucker", hat einen Zustand nach Hepatitis A, die sie vor Jahren bekam, Dyslipoproteinämie (Fettstoffwechselstörung), Blasenentzündungen, Reizmagen und Reizdarmsyndrom mit häufig wässrigem Stuhl. Da sie viele Speisen nicht verträgt, muss sie Diät halten. Schließlich hat sie noch eine verstopfte Halsschlagader.

Ihre Ängstlichkeit erklärt sie sich mit ihrer Lebensgeschichte. Als sie sechs Jahre alt war, starb ihre Mutter an einer Nierenerkrankung. Für zwei Jahre kam sie mit ihrem Bruder zur Oma. Weil sie aber großes Heimweh nach dem Vater hatte (wahrscheinlich Trennungsangst im Kindesalter), holte er sie zu sich und seiner neuen Frau, von der sie jahrelang körperlich und psychisch misshandelt wurde. Heute hat sie häufig „Flashbacks" zum Thema Sterben: Ihr Bruder, mit dem sie „ein Herz und eine Seele war", starb nach sechsjähriger Krankheit und vielen Operationen vor einem Jahr an Krebs.

Sobald sie viel im Haushalt arbeitet, bekommt sie aufgrund des Emphysems Luftnot und macht sich dann vermehrt Sorgen. Ihre Ängstlichkeit nimmt nicht nur bei körperlicher Anstrengung zu, sondern auch bei negativen Nachrichten und angespannter Atmosphäre, vor allem innerhalb der Familie.

### 4.1.5 Epidemiologische Ergebnisse

GAS ist in Deutschland mit einem Vorkommen von über 7 % die häufigste Angststörung bei den 55- bis 85-Jährigen (Wittchen et al., 2002). Das Vorkommen von GAS bei jüngeren Erwachsenen beträgt nur 1 bis 2 %. Da GAS doppelt so häufig bei Frauen angetroffen wird, ist somit nicht nur das Alter, sondern auch das Geschlecht ein Risikofaktor für GAS. Bei jedem vierten überängstlichen Senioren geht GAS mit Schmerzerleben einher (Wittchen et al., 2002; Wittchen, 2006).

GAS beginnt allmählich. Die Lebenszeitprävalenz liegt bei 5,1 % und die 12-Monats-Prävalenz bei 3,1 % (National Comorbidity Survey, Kessler et al., 2001). GAS hält durchschnittlich 10 Jahre und länger an. Fluktuierende Verläufe kommen vor, spontane Remissionen liegen bei 20 bis 33 % (Volz & Stieglitz, 2010).

Wegen ihrer körperlichen Beschwerden gehen GAS-Patienten häufig zum Arzt, allerdings nicht so oft wie depressive Patienten (Wittchen et al., 2002), und klagen über Rücken- und Kopfschmerzen, Unruhe, Schlaflosigkeit und Erschöpfung. GAS (und Panikstörung) haben hohe Komorbiditätsraten von über 90 % (Wittchen, 2007; Wittchen et al., 2002). Die Hälfte der Patienten mit GAS zeigen drei weitere und mehr psychische Störungen in behandlungsbedürftigem Ausmaß (Lieb et al., 2003). Weniger der Sorgen wegen als vielmehr wegen der komorbiden körperlichen Störungen suchen GAS-Patienten den Hausarzt auf.

Zusammen mit GAS treten bei Erwachsenen im erwerbsfähigen Alter am häufigsten Agoraphobie (25,7 %), Panikstörung (20,3 %), soziale Phobie 13,5 %) und spezifische Phobie (6,7 %) auf (12-Monats-Prävalenzen); die Zahlen für Alkoholabhängigkeit liegen bei 11,2 % und für Alkoholmissbrauch bei 2,5 % (Alonso et al., 2004). Depressive Störungen gehen ebenfalls häufig mit GAS einher, (rezidivierende) depressive Episoden zu 14 bis 39 % und Dysthymia zu 6 bis 33 % (Volz & Stieglitz, 2010). GAS mit komorbiden Störungen (insbesondere Depressionen) erhöht die Wahrscheinlichkeit von Suizidhandlungen (Volz & Stieglitz, 2010).

### 4.1.6 Verursachende, auslösende und aufrechterhaltende Bedingungen

Das Störungsmodell der GAS (Makro- und Mikroanalyse) unterscheidet sich nicht wesentlich von den Erklärungsmodellen anderer Angststörungen. Wichtige Hinweise gibt die neuropsychologische Datenlage (vgl. S. 60 und „Genetische und neuropsychologische Aspekte der bewussten und unbewussten Angstverarbeitung und Depression" im Anhang, S. 187). Gemeinsamkeiten überwiegen, es gibt aber auch einige Unterschiede, die allerdings noch nicht ausreichend empirisch abgesichert sind. Die *Erarbeitung eines Störungsmodells* vor dem Hintergrund der gerontologischen und geriatrischen Datenlage (vgl. Kapitel 1)

- sensibilisiert die Wahrnehmung des Patienten für seine negativen Emotionen,
- motiviert ihn zur Therapie, nachdem er erfährt, dass seine Ängste weitgehend gelernt sind und somit auch wieder verlernt werden können,
- stimmt ihn auf die Therapie ein,
- führt zu einer kognitiven Umstrukturierung und zeigt damit bereits erste therapeutische Wirkungen.

*Bedingungsanalyse oder Makromodell* (vgl. ausführlichere Erörterungen in Becker & Margraf, 2007; Schmidt-Traub & Lex, 2005; Volz & Stieglitz, 2010): Die Entstehung von GAS und anderen Angststörungen ist nur multifaktoriell zu erklären. Neben Vererbungsfaktoren gehören lerntheoretische Grundlagen und kognitive Konzepte zu den wichtigsten Bedingungen. Anlage-Umwelt-Interaktionen tragen zu einer sozial-epidemiologisch gesicherten familiären Häufung von internalisierenden Störungen bei. Ängste können über die gesamte Lebensspanne hinweg ausgelöst werden, am häufigsten beginnen sie jedoch im jungen Erwachsenenalter. Angstauslösende Belastungen im Alter sind die Berentung mit der Aufgabe des Identität stiftenden Berufs, verbunden mit der Neuorientierung in der letzten Phase des Lebens, in der die Anpassung an eine veränderte Lebensführung und Partnerschaft, den körperlichen und kognitiven Abbau und den Verlust von nahe stehenden Personen erforderlich ist.

In der angelsächsischen Fachliteratur wird im Zusammenhang mit Angststörungen auf die Vererbung eines überreaktiven Temperaments mit den Persönlichkeitseigenschaften *Verhaltenshemmung* (behavioral inhibition – Kagan, 1998) und *Angstsensibilität* (anxiety sensitivity – Reiss, 1991; Stein et al., 1999) hingewiesen. Beide Eigenschaften haben gewisse Ähnlichkeiten: Sie stehen vor allem für eine erhöhte interozeptive Wahrnehmung von körperlichen Empfindungen und Beschwerden, die den körperlichen Symptomen der Angst ähneln und negativ bewertet werden. *Erfahrungs- und Lernprozesse*, wie klassisches und operantes Konditionieren sowie Lernen am sozialen Modell, sind weitere wichtige verursachende Bedingungen.

In der Regel beginnt die GAS schleichend. Ausgelöst durch externe Belastungsfaktoren, wie schlechte Nachrichten, oder durch innere belastende Faktoren, wie künftige unheilvolle Ereignisse, entwickeln angstsensible Personen negative Gedächtnis- und Aufmerksamkeitsleistungen und Typ-I- und Typ-II-Sorgen (vgl. S. 78). Infolge der Aufmerksamkeitsfixierung auf angstbezogene Reiz, einer gestörten Informationsverarbeitung, die mit verminderter Herzratenvariabilität einhergeht (vgl. S. 40), werden körperliche Symptome häufiger mit Argwohn wahrgenommen und negativ interpretiert. Ob durch ein körperliches Symptom, einen Angstgedanken oder ein negatives Erlebnis angestoßen, schaukelt sich bei überängstlichen Personen die Sorgenbereitschaft zu intensiver Angst hoch und verstärkt sich damit selbst (Teufelskreis der Angst; Margraf & Schneider, 1990).

Auf der biochemischen und Elektroimpulsebene führen diese Lernerfahrungen zu dysfunktionalen Veränderungen des serotonergen, adrenergen und GABAergen Transmittersystems, an denen verschiedene Hirnregionen beteiligt sind, wie der Locus caeruleus als zentraler Ort des Alarmsystems, die Amygdala und der Hippocampus (vgl. S. 61 und „Genetische und neuropsychologische Aspekte der bewussten und unbewussten Angstverarbeitung und Depression“ im Anhang, S. 187). Aufrechterhalten werden die Ängste durch mangelhafte Angst- und Stressbewältigungsfähigkeiten (geringe Kontroll- und Problemlösefähigkeiten) sowie durch Vermeidungsreaktionen (Sorgen werden z. B. nicht zu Ende gedacht).

In der Mehrzahl benötigen GAS-Patienten zunehmend mehr Sicherheitsvorkehrungen und Rückversicherungen. Sie weichen vermehrt vor realen Situationen aus, die sie als unbehaglich oder bedrohlich erleben. Vermeiden verstärkt die phobische Angstbereitschaft (negative Verstärkung) und hält sie aufrecht (vgl. Zweifaktorenmodell von Mowrer, vgl. S. 85). Die Unfähigkeit, sorgenvolle Gedanken unter Kontrolle zu bringen, begünstigt depressives Erleben (sekundäre Depression).

Die *Verhaltensanalyse* auf der *Mikroebene* (S-O/E-R-K-C-Modell) wird am Beispiel der Sorgen und Ängste der 79-jährigen GAS-Patientin, Brigitte, veranschaulicht, die ein Angst- und Sorgentagebuch (vgl. Anhang, S. 189) als Selbstbeobachtungs- und *Wahrnehmungstraining* über vier Wochen geführt hat. Das Mikromodell steht für die angst- und schmerzbesetzte Situation am Morgen (vgl. Abb. 2).

| **S**<br>(situativer Auslöser) | **O/E**<br>(O: Organismusvariable<br>E: Dysfuntionale Erwartungen) | **R**<br>(Reaktion) | **C**<br>(Konsequenzen:<br>kurzfristige | langfristige) |
|---|---|---|---|---|
| Nach fast schlafloser Nacht Erwachen mit Rückenschmerzen und dem Gefühl von Unbehagen | O: Arthrose und Abnutzungserscheinungen an den Wirbelknochen<br><br>E: Angeborene Angstbereitschaft, gelernte dysfunktionale Grundüberzeugungen („Die Welt ist gefährlich“, „Ich kann die Dinge nicht verhindern“) | *Remotional:* Angst, Schmerzen<br>*Rmotorisch:* Muskelverspannungen, Zittern;<br>*Rkognitiv:* Negative automatisierte Gedanken und Sorgen: „Bald sitze ich im Rollstuhl und kann dann gar nichts mehr selbstständig unternehmen“; Konzentrationsstörungen<br>*Rphysiologisch:* Kurzatmigkeit;<br>*Rbehavioral:* Patientin sagt Verabredung mit der Tochter ab (Vermeiden) | Ihre Absage entlastet sie für kurze Zeit | Rückzug aus sozialer Verantwortung; zunehmend negativeres Selbstbild<br><br>mehr Leere im Leben, Sorgen, Angst, Unzufriedenheit, Einsamkeit, depressive Verstimmungen |

**Abbildung 2:** Beispiel – Mikromodell der 79-jährigen Brigitte

Dem chronologischen Ablauf folgend wird für das problematische Verhalten R (hier die Sorgen, Angst und Schmerzen) entsprechend dem Selbstregulationsmodell S-O-R-K-C von Kanfer, Reinecker und Schmelzer (2005) nach auslösenden situativen Bedingungen (S) und Konsequenzen (C), die beide das Verhalten (R) steuern, gesucht. Nach Kanfer et al. (2005) kommt es zur Habituierung von R, sobald die Verhaltenskette S-R-C immer wieder in ähnlicher Weise abläuft (Kontingenz K). Das Problemverhalten R wird durch O und E moderiert. Kanfer versteht unter O sowohl biologische (O) als auch psychologische Einflussfaktoren. Letztere werden hier E (für negative Erwartungen, Leitideen) genannt, um diesen wichtigen psychologischen Aspekt vom biologischen O klarer abzuheben. Oftmals werden in der klinischen Praxis entweder nur die körperlichen Variablen aufgeführt oder nur die psychologischen; das reicht aber nicht aus, um der psychoneuroendokrino-immunologischen Einheit der Person gerecht zu werden.

Das Verhalten (R) hat drei Verhaltensebenen, die motorische, kognitive und physiologische. Motorische Symptome, wie Muskelverspannungen oder Zittern, stellen wichtige körperliche Ausdrucksformen der Angst dar. Sie werden jedoch häufig in den Berichten zum Antrag an die Krankenkasse nicht erwähnt. Vielmehr wird oft nur angegeben, welche Reaktion erfolgt ist (z. B. Flucht oder Kämpfen). Mit der Unterscheidung zwischen

$R_{motorisch}$ (z. B. Beben am ganzen Körper) und $R_{behavioral}$ (z. B. Griff zur Beruhigungstablette, ein Vermeidungsverhalten) werden beide Aspekte gebührend berücksichtigt. Schließlich beeinflussen die Verhaltenskonsequenzen (C) das problematische Verhalten Angst/Schmerzen rückwirkend, kurzfristig mit negativer Verstärkung infolge des Vermeidens, das zu einer Verstärkung der Angst führt, und langfristig durch die zunehmende Einschränkung der Lebensqualität und des Wohlbefindens.

## 4.2 Therapie der GAS

Grundsätzlich sollte der Therapeut über ein breit gefächertes Angebot an therapeutischen Vorgehensweisen verfügen, um älteren GAS-Patienten ausreichend Wahl- und Erprobungsmöglichkeiten zu bieten, denn nicht jeder Patient spricht auf ein und dieselbe therapeutische Vorgehensweise gleich gut an. Zinbarg, Craske und Barlow (2006) haben ein GAS-Behandlungsprogramm (für 12 Therapiesitzungen) entwickelt, das sich aus Psychoedukation, Kontrolle von körperlichen Symptomen, Konfrontation in sensu und in vivo, Neubewertung der Annahmen über Sorgen und einem Aufmerksamkeitstraining zusammensetzt. Im Folgenden werden diese Vorgehensweisen und noch weitere therapeutische Interventionen zur Behandlung von GAS und anderen Angststörungen vorgestellt.

Ältere Angstpatienten haben in der Regel komorbide Störungen und die GAS hat entsprechend unterschiedliche Ausprägungen: Es gibt Patienten mit besonders starker innerer Erregung und solche mit eher depressiv getönter Stimmung. Für den Erfolg einer GAS-Behandlung ist von ausschlaggebender Bedeutung, wie der *Behandlungsschwerpunkt* gesetzt wird:

- Leidet der GAS-Patient unter außerordentlich *starker innerer Anspannung* und liegen komorbide *noch andere Angststörungen* vor, dann ist besonders intensiv mit Entspannungsverfahren und Konfrontation zu arbeiten.
- Sorgt sich hingegen der alternde Patient extrem, neigt er zu einer *depressivern Verarbeitung* bei komorbider subklinisch ausgeprägter depressiver Symptomatik oder beim Vollbild einer Depression als komorbider Störung, dann ist die Sorgen- und Grübelbereitschaft Behandlungsschwerpunkt und kognitive Therapie besonders gefragt.

Zu Beginn der KVT wird mit älteren Patienten ein umfassendes Störungsmodell erarbeitet und viel Psychoedukation gegeben. Der empathische Umgang und Austausch darüber vertieft die therapeutische Beziehung und stärkt die Therapiemotivation der Patienten. Mithilfe von Selbstbeobachtung lernen sie, ihre kritische Emotion Angst genauer wahrzunehmen. Zur Abschwächung der inneren Anspannung machen Patienten regelmäßig Entspannungsübungen und bewegen sich körperlich möglichst viel. Sie werden dazu angeleitet, ihre Sorgeninhalte zu konkretisieren, aus einer wirklichkeitsnahen Perspektive zu betrachten und neu zu bewerten. Mithilfe eines Aufmerksamkeitstrainings lernen sie, sich leichter von quälenden Sorgen und Grübeleien zu lösen. Sie werden außerdem dazu ermutigt, Vermeidungsreaktionen zu unterlassen und Problemlöse- und Bewältigungsverhalten einzusetzen, um ihre Angst unter Kontrolle zu bekommen. Schließlich werden sie zu einer ihrem Lebensalter entsprechenden ausgewogenen Lebensführung ermutigt, zu der eine abwechslungsreiche Tages- und Wocheneinteilung, regelmäßige soziale Kontakte und Gesundheitsverhalten gehören.

### 4.2.1 Zielanalyse und Behandlungsplanung

Zur Bewältigung der Angst werden konkrete (operationalisierte) Ziele festgelegt und Veränderungen von Verhalten, Kognitionen und Gefühlen angestrebt. Jeder Patient legt seine Behandlungsziele selbst fest. Konkrete Zielvorstellungen lassen sich aus der Selbstbeobachtung und Verhaltensanalyse ableiten. Therapeutisch kann an allen Gliedern des S-O/E-R-K-C-Modells angesetzt werden. Auch die Zielanalyse wird mit viel Psychoedukation abgerundet.

Im Folgenden wird die Zielfindung am Beispiel von Brigittes Ängsten (vgl. S. 86) stichwortartig verdeutlicht. Ziele und therapeutischen Interventionen sind kursiv gesetzt:

- S: Verbesserung des Schlafverhaltens mit *Schlafhygiene* und des Schmerzerlebens mithilfe einer *Schmerzbehandlung.*
- O: Regelmäßige arthroseverträgliche *Bewegung* (Rückengymnastik, Yoga und Warmwasserschwimmen) in Absprache mit den behandelnden Ärzten.
- E: *Veränderung* von *dysfunktionalen Grundannahmen* mit *kognitiver Therapie*. Da es sich bei den negativen Erwartungen und Leitideen der Patientin um tief verwurzelte Einstellungen, ähnlich wie bei einer Glaubenshaltung, handelt, lassen sie sich nicht so leicht verändern wie die unter Rkognitiv vermerkten negativen automatisierten Gedanken (Beck & Emery, 2005).
- $R_{emotional}$: Für die *Behandlung der Angst* bieten sich *konfrontative Verfahren* an, die kognitiv gut vorzubereiten sind; Schmerzbehandlung.
- $R_{kognitiv}$: Um gefürchtete *Gefahren im Alltag besser bewältigen* zu können, wird auf *kognitive Verfahren* zurückgegriffen, z. B. auf *Realitätsüberprüfung*, *Abbau der Sorgenbereitschaft* und *Problemlösetraining.*
- $R_{motorisch}$ und $R_{physiologisch}$: Zur *Reduktion der inneren Erregung und Anspannung* werden *Progressive Muskelentspannung* (Jacobson, 1938), *Sensorisches Entspannungstraining*, *Atemübungen* und *entspannende Aktivitäten* (wie Lesen oder Musizieren) eingeführt.
- $R_{behavioral}$ und kurzfristige C: *Abbau von Vermeiden* mit *Konfrontation in sensu und in vivo.*
- Langfristige C: Einführung einer *normalen, ausgewogenen und abwechslungsreichen Lebensführung* durch *Stärkung der Aktivitätsbereitschaft und Autonomie, Veränderung des negativen Selbstbilds, Ausbau und Intensivierung von sozialen Kontakten, Übernahme von Verantwortung für andere* (Tochter, Enkel), *Entdecken und Nutzen von weiteren Ressourcen.*

### 4.2.2 Therapeutische Hinweise für die Arbeit mit älteren GAS-Patienten

KVT baut auf den empirischen Grundlagen der Allgemeinen Psychologie auf und umfasst eine Vielzahl von therapeutischen Vorgehensweisen, die in unterschiedlicher Weise, entsprechend den Bedürfnissen älterer Patienten, miteinander kombiniert werden. Ältere Angstpatienten profitieren bereits von Psychoedukation und Aufklärung über das Störungsmodell und die therapeutische Vorgehensweise während der Probatorik.

Weitere *Hinweise für die Arbeit mit älteren und hochbetagten Patienten:*

- Der Therapeut hält Blickkontakt, zeigt eine verständliche Mimik und Gestik und redet einfühlsam und ohne Kritik an den Schwächen, Fehlleistungen oder Einstellungen des Patienten.
- Körperliche Erkrankungen erschweren manchen älteren Patienten das Umsetzen einiger verhaltenstherapeutischer Interventionen, so dass viel Einfallskraft für Lösungen beim Vorgehen gefragt ist. Die *häufigsten komorbiden körperlichen Krankheiten bei GAS-Patienten* sind (Wittchen, 2006)
  - Erkrankungen des Muskelsystems (43,1 %); sie werden von der chronischen Anspannung, unter der GAS-Patienten stehen, begünstigt,
  - Allergien (34,3 %),
  - endokrine Erkrankungen (25,6 %),
  - neurologische Erkrankungen, wie Demenz, Epilepsie oder Delir (20,9 %),
  - chronisch obstruktive Lungenerkrankungen COPD (17,6 %),
  - Bluthochdruck (15,2 %).
- In Abhängigkeit von ihrem körperlichen Wohlbefinden und von der aktuellen Problemlage im Alltag erleben ältere Patienten Tage mit starker innerer Anspannung und solche mit weniger Angst (s. Stressmodell von Falloon, Boyd & McGill, 1984, in Margraf & Schneider, 1990, und Schmidt-Traub, 2008a).
- Wegen verminderter Gedächtnisleistungen und sensorischer Beeinträchtigungen wird häufig mehr Zeit für das Erläutern des Störungsmodells und der therapeutischen Vorgehensweise benötigt. Selbsthilfebücher, schriftliche Aufgaben und CD-Anweisungen bieten sich als Verständnis- und Gedächtnishilfen an. Genaue, wiederholte Anweisungen (in schriftlicher Form) und das Informieren der Angehörigen unterstützen die Merkfähigkeit von älteren Patienten. Hausaufgaben sind auf die Vitalität des alternden Patienten abzustimmen.
- Weil mit fortgeschrittenem Alter die Scheu vor starken emotionalen Belastungen wächst, sollte Konfrontation mit älteren Patienten nur in graduierter Form durchgeführt werden.
- Die Compliance für die vorschriftsmäßige Einnahme aller benötigten Medikamente ist ein wichtiges Therapieziel. In einigen Fällen werden Angehörige und Freunde darum gebeten, dem betagten Patienten dabei zu helfen.
- Geregelte Tagesabläufe, Hinweisschilder mit wichtigen Telefonnummern und anderen Informationen, ebenso wie eine gute Beleuchtung in der Wohnung tragen zur besseren Orientierung im Alltag bei.
- Betagte Patienten scheuen häufiger vor Gruppentherapie zurück.
- Bei den meisten älteren Patienten mit GAS und hoher Komorbidität verspricht eine *Kombinationstherapie* (KVT und medikamentöse Therapie) weiterreichende therapeutische Wirkungen.

### 1.2.3 Psychoedukation

Angstpatienten aller Altersgruppen haben in der Regel einen enormen Informationshunger. Es bedeutet ihnen sehr viel, ausgiebig und kompetent über alles, was mit ihrer Angststörung zu tun hat, informiert und aufgeklärt zu werden. Infolge ihres ausgeprägten Sicherheitsbedürfnisses ist es für sie sehr wichtig, dass der Therapeut auf alle Fragen und

Zweifel eingeht. Psychoedukation entlastet Angstpatienten, stärkt ihr Sicherheitsgefühl und stimmt sie auf die Behandlung ein. Sie sollen den Eindruck bekommen, dass sie als mündige Patienten wahrgenommen werden, von denen eine aktive Rolle in der Therapie erwartet wird, wozu auch die Bereitschaft gehört, therapeutische Vorgehensweisen in Selbstorganisation umzusetzen.

Selbsthilfebücher werden von Angstpatienten im Allgemeinen sehr gut angenommen. Sie lesen immer wieder in ihnen nach und erleben ein Gefühl der Erleichterung bei der Lektüre. Für die Wartezeit, bis sie einen Therapieplatz bekommen, sind kognitiv-verhaltenstherapeutisch ausgerichtete Selbsthilfebücher (Hoyer, Beesdo & Becker, 2007; Schmidt-Traub, 2008b) besonders hilfreich. Beim Lesen setzen sie sich mit den verursachenden, auslösenden und aufrechterhaltenden Bedingungen der Angststörung auseinander, erfahren, wie ihnen geholfen werden kann und kommen vorbereitet, motiviert und mit realistischen Erwartungen zum Erstgespräch. Einige haben sogar bereits damit begonnen, sich mit den Sorgeninhalten auseinanderzusetzen und Angstsituationen aufzusuchen.

Geben Therapeuten Patienten und ihren Angehörigen reichlich und auch *spontan Informationen* zu den *Bedingungen der Angst und dem Altern*, dann kommt es in aller Regel zu einer Stärkung der therapeutischen Motivation und Compliance.

### 4.2.4 Kognitive Therapie

#### *Kognitive Umstrukturierung mit Wirklichkeitsüberprüfungen*

Von zentraler Bedeutung für die kognitive Therapie ist die Art und Weise, wie Angstpatienten Gefahren, Befürchtungen und angstauslösende Ereignisse interpretieren. Ausschlaggebend für negative kognitive Kreisläufe sind gestörte Informationsverarbeitungsprozesse. Nach Beck und Emery (2005) wird bei der Wahrnehmung von Gefahr automatisch das Angstprogramm aktiviert, das zu komplexen kognitiven, emotionalen und behavioralen Veränderungen führt. Beck unterscheidet zwischen negativen automatisierten Gedanken und dysfunktionalen Grundannahmen:

- *Automatisierte Gedanken* sind eigenwillige, unvernünftige und fehlerhafte Denkmuster, Vorstellungen und Bewertungen, die meist reflexartig und unbewusst zwischen internen und externen Ereignissen und damit einhergehenden emotionalem Erlebnissen auftreten. *Negative* automatisierte Gedanken, zu denen auch Sorgen gehören, lösen Erwartungsängste aus.
- Unter *Grundannahmen* werden Erwartungen, Leitideen, Wertvorstellungen und Verhaltensregeln verstanden, die meist von wichtigen Bezugspersonen in der Kindheit übernommen wurden. Sie steuern das Erleben, Urteilsvermögen und Verhalten und beeinflussen somit ein größeres Handlungsspektrum als automatisierte Gedanken. *Dysfunktionale* Grundannahmen haben eine besonders dominante Qualität, erscheinen häufig unabänderlich und können stark beeinträchtigen. Angstpatienten neigen dazu, die Wahrscheinlichkeit eines gefürchteten Ereignisses, wie Krankheit, Unfall oder Beziehungsabbruch, zu überschätzen, ebenso wie sie ihre Möglichkeiten, Gefahren zu bewältigen oder von anderen Personen Hilfe zu bekommen, unterschätzen.

Mithilfe der kognitiven Therapie werden schädliche Sorgen und dysfunktionale Grundannahmen identifiziert und einer *Wirklichkeitsüberprüfung* unterzogen. Die negativen Annahmen, die sie stützen, werden dabei infrage gestellt und durch positive Kognitionen ersetzt; gleichzeitig verändern sich die damit einhergehenden negativen Emotionen.

### *Identifikation von dysfunktionalen Grundannahmen*

Im Gegensatz zu negativen automatisierten Gedanken sind dysfunktionale Grundannahmen nicht ohne weiteres ausfindig zu machen. Dysfunktionale Grundannahmen und Leitideen lassen sich vielfach aus dem Katastrophendenken und den damit einhergehenden Sorgen von Angstpatienten ableiten, die zur Überschätzung der Wahrscheinlichkeit neigen, mit der eher unwahrscheinliche Ereignisse eintreffen können. Häufig geht es inhaltlich um Selbst- oder Fremdschädigung und um die eigene Unfähigkeit, dieses zu verhindern. Die individuellen Sorgen werden vom Patienten wortwörtlich im *Angst-* oder *Sorgentagebuch* (vgl. S. 189) notiert.

Viele Patienten stoßen auf negative Erwartungen, während sie ihre Sorgen und Befürchtungen konsequent zu Ende denken und nach Antworten suchen auf gezielte Fragen, wie „Was könnte passieren, wenn …?“ „… und was geschieht dann?“ Fällt es dem Patienten schwer, hinter seine dysfunktionalen Grundannahmen zu kommen, kann der Therapeut ihm Anregungen in Form von allgemeinen Aussagen geben,wie

- „Angst ist ein untrügliches Zeichen von persönlicher Schwäche.“
- „Sobald jemand merkt, dass ich Angst habe, denkt er schlecht von mir.“
- „Wenn niemand da ist, der mir beisteht, bekomme ich immer mehr Angst.“
- „Meine Angst umgehe ich mit Vermeiden; sie kommt dann gar nicht erst auf.“
- „Häufig mache ich negative Voraussagen, anstatt etwas Neues auszuprobieren.“
- „Meine Lebensqualität hängt davon ab, ob ich Angst habe oder nicht.“

### *Überprüfung*

Der Therapeut nimmt mit dem Patienten eine Überprüfung der Gültigkeit seiner Interpretationen vor. Auf der Grundlage der Angaben aus dem Angsttagebuch exploriert er mit *geleitetem Entdecken* (Beck & Emery, 2005). Befürchtet z. B. ein Patient einen Gehirntumor, weil er häufiger unter Kopfschmerzen leidet, könnte der Therapeut fragen:

- Wie oft haben Ihre Kopfschmerzen in der Vergangenheit Hinweise auf einen Tumor ergeben?
- Wie groß ist die Wahrscheinlichkeit, dass sich die Kopfschmerzen durch etwas anderes erklären lassen, etwa durch Stress oder Allergien?
- In dem unwahrscheinlichen Fall, dass sich ein Tumor herausstellt, welche Schritte könnten Sie unternehmen?

Die Antworten auf diese Fragen haben eine kontrollierende Funktion. Beim Beantworten stößt der Patient selbst auf Denkfehler (Verallgemeinerung, Schwarz-Weiß-Malen, Alles-oder-Nichts-Denken oder Untertreibung). Meist merkt er zudem, dass er seine *Kontrollmöglichkeiten unterschätzt*. Der Therapeut kann mit Psychoedukation und Disputation der negativen Kognitionen einige Wissenslücken schließen und Vorurteile beim Patienten ausräumen.

Weitere exemplarische Fragen für geleitetes Entdecken:

- Achten Sie immer auf das, was schiefgeht?
- Denken Sie manchmal in sehr verallgemeinernden Begriffen, wie „immer“ oder „niemals“, und ziehen Sie manchmal voreilig Schlussfolgerungen?
- Wie gültig sind Ihre negativen Gedanken?
- Messen Sie vielleicht mit zweierlei Maß?
- Welche Anhaltspunkte liegen für die Richtigkeit der negativen Gedanken vor?
- Welche anderen Sichtweisen gibt es?
- Wie würde der Partner, ein Elternteil oder Freund darüber denken?
- Wie denken Sie selbst darüber an guten Tagen, an denen Sie sich wohlfühlen?
- Was wäre für Sie das Allerschlimmste, was geschehen könnte?
- Was könnten Sie dagegen tun?

Diese Fragen sind auch ein hilfreicher Leitfaden für den Einsatz der *Dreispaltentechnik:* In die erste Spalte schreibt der Patient das Angstereignis und seine spontan aufkommenden negativen Gedanken, in die zweite seine subjektiv negativ verzerrte Auslegung und in die dritte eine Korrektur dieser Auslegung in realitätsnaher Formulierung (Beck et al., 2001; Beck & Emery, 2005). Angsttagebuchnotizen, explorative Fragen und die Disputation in Anlehnung an die Dreispaltentechnik bringen nicht nur viele kognitive Verzerrungen zutage, sondern lassen auch die dysfunktionalen Grundannahmen erkennen. Viele bisherige Bezugspunkte des Patienten werden damit infrage gestellt und können modifiziert werden. Folglich ist fortgesetzte Wirklichkeitsüberprüfung gleichzeitig eine korrigierende Bearbeitung.

### *Veränderung*

Die negativen Wahrnehmungen, Denkfehler und verzerrten Bewertungen des Patienten werden bei der Realitätsüberprüfung systematisch durch wirklichkeitsnah formulierte und empirisch belegbare kognitive Alternativen ersetzt. Täglich dokumentiert der Patient seine destruktiven Angstgedanken, überlegt sich wirklichkeitsgerecht formulierte alternative Kognitionen und setzt sie beim Erleben von Angst auch bewusst ein (vgl. Stressimpfungstraining, S. 103).

Genauso gut kann er negative Kognitionen gegen *knapp formulierte positive Bewältigungssätze* austauschen, wie „Ich schaffe es“, „Ich bin stärker als die Angst“ oder „Der Angst zeige ich es!“ Sie haben eine autosuggestive Wirkung. Das Einsetzen der Sätze ruft ein Gefühl von Selbstwirksamkeit hervor.

Negative Kognitionen lassen sich außerdem durch *Instruktionen zur Bewältigung der Angst* ersetzen. Beim Aufkommen der Befürchtung, einen Panikanfall zu bekommen, kann sich der Angstpatient z. B. sagen: „Schießt Adrenalin ins Blut, kommt panische Angst auf. Das schadet mir aber nicht. Ich kann ja Bauchatmung (vgl. Anhang, S. 196) oder Progressive Muskelentspannung (vgl. Anhang, S. 192) machen und sie damit unter Kontrolle bringen“.

Die kognitive Veränderungsintervention ist übungsbedürftig. Es dauert lange, bis modifizierte Kognitionen sich stabil habituiert haben. Dafür ist der Gewinn von kognitiver Therapie aber auch von langfristigem Nutzen (Wisocki, 2002).

Falls der Patient Probleme mit dem Altern hat, können auch diese negativen Einstellungen analysiert, mit den gängigen Klischeevorstellungen vom Altern verglichen und verändert werden. Entscheidend ist, dass wichtige Leitvorstellungen und Fähigkeiten des Patienten herausgearbeitet werden und seine negative subjektive Sicht verändert wird. Das aktuelle *Selbstbild* des Patienten wird auf seine Stärken und Schwächen hin untersucht und anschließend mit dem Bild verglichen, das andere sich von dem alternden Patienten machen *(Fremdbild)*. Das negative Fremdbild lässt sich durch Befragen von Vertrauenspersonen (der Patient ist Interviewer) überprüfen und gegebenenfalls modifizieren (Schmidt-Traub & Lex, 2005). Patienten sind jedes Mal erstaunt und tief beeindruckt, wie positiv sich das reale Fremdbild vom erwarteten negativen Fremdbild abhebt.

#### *Externalisierung der Aufmerksamkeit (oder Konzentrationslenkung) bei exzessivem Sorgen und Grübeln*

Grundsätzlich neigen Angstpatienten zu einer besonderen Beachtung von angstauslösenden internen und externen Reizen, die sie einseitig negativ bewerten. Vor allem bei Leerlauf drängen sich Befürchtungen und sorgenvolle Gedanken auf. GAS-Patienten mit komorbiden Depressionen grübeln überdies noch exzessiv.

In der Regel gelingt es Patienten nicht, automatisch ablaufende sorgenvolle und grüblerische Denkprozesse einfach abzustellen. Mit einem Aufmerksamkeitstraining fällt es ihnen wesentlich leichter, beim Aufkommen von negativen Gedanken die Konzentration und Sinneswahrnehmung auf ihre äußere Umgebung zu richten und dabei zu bleiben. Damit ist das Grübeln unterbrochen. Sie können z. B. auf Leute achten, auf architektonische Besonderheiten, Inneneinrichtungen, Schaufensterauslagen, singende Vögel, den wolkenlosen Himmel usw. Genauso gut können sie Bauchatmung (vgl. S. 196) oder Entspannungsübungen (vgl. S. 192) machen, anstehende Vorhaben planen, beten, Zeitung lesen, Radio hören, Fernsehen, Telefonieren usw. (Nolen-Hoeksema et al., 2008; Schmidt-Traub, 2008a; Taylor & Asmundson, 2004). Kommen negative Kognitionen erneut auf, richten sie wieder bewusst die Konzentration auf andere Aktivitäten. Auf diese Weise lernen sie mit der Zeit, sich selbstwirksam daran zu hindern, wiederholt in sorgenvolle oder grüblerische Gedankenzyklen abzugleiten und ängstlich oder dysphorisch zu werden. Sobald sie ihre negativen Kognitionen kontrollieren können, haben sie viel mehr Energien frei für sinnvollere und angenehmere Vorhaben.

### 4.2.5 Konfrontation (oder Exposition)

Bei der Darbietung eines externen Reizes (Angstsituation) oder eines internen (Angstgedanken oder körperliches Symptom der Angst), wird Angst ausgelöst. Setzen sich Angstpatienten wiederholt und regelmäßig diesen Reizen und ihrem unbegründeten Angsterleben aus und halten es solange aus, bis die Angst von alleine nachlässt und verschwindet, wird die Angstbehandlung von Erfolg gekrönt sein. Konfrontation mit dem *Angstgefühl* und den körperlichen Symptomen der Angst ist dabei von entscheidender Bedeutung. Konfrontation greift nur, wenn bei jeder Konfrontationsübung auch tatsächlich Angst ausgelöst wird. Regelmäßige, möglichst tägliche Konfrontation führt zu einer

Gewöhnung *(Habituation)* an die Angst, die allmählich schwächer wird und zurückgeht. Gleichzeitig kommt es zu einer Veränderung der Bewertung des Angstreizes als Zeichen von Gefahr (Salkovskis, 2008) und somit zu einer Neubewertung der Angst *(kognitive Umstrukturierung)*, mit der ein erstarkendes Gefühl von *Selbstwirksamkeit* beim Patienten einhergeht.

**Merke:**

Konfrontation dauert bei älteren Patienten im Allgemeinen etwas länger als bei jüngeren, weil sie rascher ermüden. Wegen der Gefahr von übermäßigen Herzkreislaufreaktionen ist bei Senioren von massierter Konfrontation abzusehen. Graduierte Konfrontation, bei der die Schritte entsprechend der Bewältigungsmöglichkeiten des Patienten beliebig verkleinert werden, verkraften Senioren dagegen sehr wohl (s. auch Forstmeier & Maercker, 2008).

Angstreize werden auf unterschiedliche Weise konfrontativ dargeboten, entweder real *(in vivo)* oder imaginativ bzw. verdeckt *(in sensu)* und auch in unterschiedlicher Intensität, entweder stufenweise *(graduiert)* oder überflutend *(massiert)*. Neben der Konfrontation mit Situationen, Ereignissen und Gegenständen empfiehlt es sich, Angstpatienten grundsätzlich mit den körperlichen Symptomen der Angst zu konfrontieren *(interozeptive* Konfrontation). Sowohl graduierte als auch massierte Konfrontation führen zu einer Habituierung.

**Merke:**

*Angststörungen* lassen sich *nicht vollkommen löschen* und ein für alle Male aus der Welt schaffen, wie neuropsychologische Studien belegen, sondern *nur hemmen* (vgl. S. 62). Angstpatienten werden darauf hingewiesen, dass die Angst ihre Art ist, auf starke Belastung zu reagieren. Bei künftigem Stress kommt es vielleicht wieder zu Angsterleben. Das müssen sie wissen. In der Therapie haben sie gelernt, ihre Ängste zu bewältigen, und können sich bei einer Rückkehr der Angst dann selber helfen.

GAS-Patienten vermeiden Angst in sensu, indem sie sich exzessiv sorgen, ohne die Sorgen zu Ende zu denken. Darüber hinaus holen sie sich von Bezugspersonen Rückversicherungen ein, öffnen ihre Post an manchen Tagen nicht, weil etwas Schlimmes zum Vorschein kommen könnte, lesen die Zeitung nicht mehr oder vermeiden Nachrichtensendungen wegen möglicher Hiobsbotschaften. Damit weichen sie vor konkreten Situationen aus, sodass dies bereits erste phobische Ängste sind. Sie vermeiden auch oft Urlaubsreisen, verlassen das Haus nicht mehr ohne ihr Handy und fahren nicht mehr mit öffentlichen Verkehrsmitteln.

Die durch Sorgen (also verdeckt) ausgelösten Ängste von älteren Personen werden vorzugsweise mit graduierter Konfrontation in sensu behandelt, die phobischen Ängste mit stufenweiser Konfrontation in vivo. Ältere Patienten lehnen massierte Konfrontation meist ab, da sie emotional zu aufreibend ist. Sind die Patienten gebrechlich, wird weniger mit Konfrontation in vivo als mit graduierter Konfrontation in sensu, Imaginationstraining oder systematischer Desensibilisierung gearbeitet.

*Konfrontation in sensu (Becker & Margraf, 2007; Wells, 1999):* Durch kognitive Konfrontation mit den Befürchtungen und Sorgen des Patienten werden Unruhe und Ängste ausgelöst. Nach Besprechung der Therapierationale wird zunächst eine *Sorgenhierarchie* für sämtliche Sorgenthemen erstellt, die den Patienten peinigen. Dabei wird auf die aufsteigende Intensität des Angsterlebens geachtet, sodass die Furcht erregendste Befürchtung oder Sorge an der Spitze der Hierarchie steht. Danach werden *spezifische* Hierarchien für jedes einzelne Sorgenthema entwickelt. Es kommt immer wieder vor, dass Sorgenhierarchien, die in den letzten Sitzungen erarbeitet wurden, bei den darauf folgenden Terminen bereits wieder an Gültigkeit verloren haben, weil z. B. neue Befürchtungen hinzugekommen sind, die jetzt besonders viel Aufmerksamkeit auf sich ziehen. In dem Fall wird die Hierarchie rasch aktualisiert oder eine neue gebildet. Bevor mit Konfrontation in sensu begonnen wird, muss überprüft werden, ob der ältere Patient sich gefürchtete Situationen überhaupt bildlich vorstellen kann und ob Angst bei ihm ausgelöst wird.

Jeder Patient entscheidet, mit welcher Sorge er beginnt. Bei älteren Patienten wird die Hierarchie sorgfältig *von unten nach oben* abgearbeitet. Ihnen sollte insgesamt mehr Zeit gelassen werden als jüngeren Patienten, um weniger Druck zu machen. Zwei Handsignale werden vereinbart: Mit dem einen signalisiert der Patient, wann Angst in ihm aufkommt, und mit dem anderen Signal zeigt er während der Konfrontationsübungen an, wann es ihm zu viel wird.

Steht die Angsthierarchie, wird der Patient gebeten, sich die Befürchtung der untersten Ebene lebhaft vorzustellen (z. B. könnte es die antizipierte Angst vor der Einstellung seiner Rentenzahlungen sein; in dem Fall stellt er sich vor, wie er die Post holt und den Brief vom Rentenversicherungsträger öffnet, den Rentenbescheid liest …). Entscheidend ist, dass der Patient Angst erlebt und sie aushält. Dabei fragt der Therapeut immer wieder nach, wie stark die Angst ist (Skala von 1 bis 10). Während der Imagination bemüht sich der Patient, möglichst viele Sinneseindrücke zu mobilisieren (Sehen, Hören, Riechen), um das emotionale Angsterleben zu intensivieren. Er bleibt solange in der bildlichen Vorstellung seiner Befürchtung und beim Angstgefühl, bis es spürbar nachlässt oder gänzlich zurückgeht. Erst dann wird zur nächsten Ebene der Sorgenhierarchie übergegangen.

Das Zurückgehen der Angst in den Konfrontationsübungen ist für Angstpatienten eine wunderbare Erfahrung, die sie anspornt, weiterzumachen. Wünschenswert wäre, sie würden bis zur nächsten Sitzung jeden Tag dieselben Konfrontationsübungen eigenständig durchführen. Umso schneller kommen sie mit dem Angstabbau voran. Das trauen sich aber nicht alle Patienten zu.

In der geschilderten Weise werden nach und nach sämtliche spezifischen Sorgenhierarchien abgearbeitet. Generalisierungseffekte auf ähnliche Sorgenthemen sind häufig zu beobachten.

*Imaginationstraining:* Bei dieser *erweiterten Form der Konfrontation in sensu*, die hypnotherapeutischen Techniken verwandt ist (Erickson, Rossi & Stein, 2007; Kirn, Echelmeyer & Engberding, 2009), visualisiert der Patient mit geschlossenen Augen ein Sorgenthema, greift in das Geschehen ein und verändert die gefürchtete Situation imaginativ.

Zuvor werden mit geleitetem Entdecken negative kognitive Verzerrungen herausgearbeitet und einer Wirklichkeitsüberprüfung (vgl. S. 91) unterzogen. Gemeinsam wird überlegt, wie der Patient auf einige Aspekte der gefürchteten Situation Einfluss nehmen und die brenzlige Situation entkräften oder bewältigen kann und entsprechend wirklichkeitsnäher das imaginierte Furchtszenario im Gespräch gestaltet. Beispielsweise könnte er mit einem verdeckten symbolischen Handeln das Problem selbstständig lösen, indem er imaginativ seine Sorgen zusammenrafft und in einen fest in der Wand verankerten Tresor einschließt. Genauso gut könnte er die Sorgen auf einen Zettel schreiben und diesen in einen Safe einschließen oder in einer Gefriertruhe auf Eis legen.

Im Anschluss daran werden die besprochenen Problemlösungen in das imaginierte Szenario integriert und der Patient stellt sich konzentriert vor, wie er ruhig und souverän die gefürchtete Situation mit *selbstwirksamem Verhalten* meistert. Das übt er täglich zuhause. Kommt die Befürchtung in Zukunft wieder auf, setzt der Patient die eingeübten Problemlösungen imaginativ ein. Langfristig könnte es ihm gelingen, die jeweilige Problemlösung in seine Möglichkeiten der Lebensbewältigung fest zu verankern.

*Systematische Desensibilisierung (Goldfried, 1971; Wolpe, 1973):* Ausgehend von der Überlegung, dass Entspannung und Angsterleben inkompatibel sind, wird bei der systematischen Desensibilisierung (SD) *Konfrontation in sensu mit Entspannung kombiniert.* Im entspannten Zustand konfrontiert sich der Patient auf der kognitiven Ebene zunehmend stärker in hierarchischer Folge mit angstauslösenden Situationen.

Zunächst lernt er progressive Muskelentspannung (PME, vgl. Anhang, S. 192) und übt zwischen den Sitzungen möglichst zweimal täglich zu festen Tageszeiten, bis er sich mühelos und rasch entspannen kann. Parallel dazu wird SD kognitiv vorbereitet: Nach der Erläuterung der Übung mit der antagonistischen Wirkung von Entspannung bei Angst werden die gefürchteten Gefahren und Sorgen wieder in eine allgemeine hierarchische Rangfolge gebracht. Danach wird jedes spezifische Sorgenthema nochmals extra hierarchisiert. Während der Patient sich entspannt, stellt er sich der gestuften Abfolge von immer stärker angstauslösenden Situationen auf der Vorstellungsebene.

Begonnen wird mit dem Sorgenthema, das am wenigsten Angst hervorruft. Nach der Vorbereitung der Hierarchie setzt sich der Patient bequem hin und entspannt sich, entweder mithilfe der Anweisungen des Therapeuten oder, noch besser, von vornherein in Selbstinstruktion. Im entspannten Zustand imaginiert er auf Anweisung des Therapeuten oder in Selbstinstruktion das gefürchtete Szenario der untersten Ebene der Sorgenhierarchie. Zunächst muss damit experimentiert werden, wie viel Zeit der Patient benötigt, um sich ein klares Bild von der gefürchteten Situation zu machen. Einige brauchen nur 20 bis 30 Sekunden, andere eine Minute und länger. In der Regel ist eine vergleichbar lange Zeit für Entspannungsübungen zwischen der Vorstellung einzelner Angstbilder notwendig. Kommt keine oder kaum Angst auf, wird gleich zur nächsten hierarchischen Stufe übergegangen. Ist die ausgelöste Angst unerträglich stark, gibt der Patient dem Therapeuten das verabredete Zeichen, beendet die Imagination und macht intensiv PME. Ist er wieder in einem entspannten Zustand, versucht er, sich dasselbe Bild nochmals vorzustellen. Notfalls wird auf eine untere Ebene zurückgegangen.

Ziel ist, die Angst auf jeder Ebene der Sorgen- oder Angsthierarchie solange auszuhalten, bis sie spürbar abklingt oder ganz verschwindet. Jede SD-Übung wird mit einer angstfreien Imagination beendet, damit der Patient ohne emotionalen Ballast nach Hause gehen kann.

In der folgenden Sitzung wird überprüft, ob der Patient noch auf demselben Stand ist wie beim letzten Mal. Andernfalls wird weiter unten auf der Sorgenhierarchie angesetzt. Immer wieder müssen Sorgenhierarchien aktualisiert werden. Manche Patienten machen besonders rasche Fortschritte und benötigen nur wenige Wiederholungen für die Habituierung. Oft lassen sich in einer Sitzung mehrere Ebenen der Angsthierarchie abarbeiten. Gelegentlich wird sogar eine ganze Hierarchie in nur einer Sitzung bewältigt. Andere Patienten benötigen hingegen viel mehr Zeit. SD wird solange fortgesetzt, bis die schlimmsten Vorstellungen an den Spitzen der einzelnen Sorgenhierarchien angstfrei ausgehalten werden können.

*Konfrontation in vivo:* Graduierte Konfrontation mit natürlichen Situationen, die für ältere Patienten angstbesetzt sind, wird entweder vom Patienten in Selbstorganisation oder in Begleitung des Therapeuten vorgenommen (therapeutengeleitete Konfrontation). Der Patient erklärt sich bereit, solange in der jeweiligen Angstsituation zu bleiben, ohne Sicherheitsverhalten zu zeigen, bis die Angst nachlässt. Falls andere Personen seines Vertrauens ihn begleiten, sollten sie vom Therapeuten eingewiesen werden oder zumindest ein Selbsthilfebuch lesen (z. B. Schmidt-Traub, 2008b, c). Vermeidet der Patient viele verschiedenartige Situationen, wird zunächst wieder eine *generelle* Angsthierarchie für alle Angstsituationen erstellt, und dann *spezifische* Hierarchien für jede einzelne Angstsituation.

Während der therapeutengeleiteten Konfrontation ermutigt der Therapeut den Patienten, gibt ihm Orientierungshilfe, fragt immer wieder nach, wie stark die Angst gerade ist, versichert ihm bei extremer Angsterregung, dass die Angstsymptome ungefährlich sind, empfiehlt ihm, die Angst unbedingt zu zulassen und lobt ihn für sein Bemühen. Bis zur nächsten Sitzung führt der Angstpatient möglichst täglich dieselben Konfrontationsübungen eigenständig durch. Manche Patienten brauchen aber zunächst noch eine Vertrauensperson, die sie dabei unterstützt.

Angesichts der *hohen Personenabhängigkeit*, zu der Angstpatienten neigen (Schmidt-Traub, 2008a), ist es für Angstpatienten vorteilhafter, die Übungen von vorneherein alleine durchzustehen. Mit der eigenständigen Konfrontation machen sie gleichzeitig einen Schritt in Richtung Autonomie und Selbstwirksamkeit. Meist kommen sie auch schneller mit dem Habituierungsprozess voran.

Angstpatienten fällt es wesentlich leichter, Angstsituationen alleine aufzusuchen, wenn sie *in der Angstanstiegsphase Aufmerksamkeits- bzw. Konzentrationslenkung* (vgl. S. 93) vornehmen. Das Ansteigen der Angst bis zum Höhepunkt kann zwischen 30 Sekunden und etwa fünf Minuten dauern. Diese Zeit lässt sich für die *Kontrolle* der aufsteigenden Angst nutzen. Angstpatienten werden dazu angeleitet, sich gezielt auf Dinge ihrer Wahl zu konzentrieren, nur nicht auf ihre Angstgedanken, weil diese sie sofort in den Teufelskreis der Angst hinein katapultieren. Mit Aufmerksamkeitslenkung kann der Patient beginnende Angst wirkungsvoll beenden. Auf der anderen Seite ist Aufmerksamkeitslenkung aber auch ein *Sicherheitsverhalten*, mit dem sie Angst teilweise vermeiden. *Von entscheidender Bedeutung* ist jedoch, dass Angstpatienten sich überhaupt *im Alleingang ihrer Angst stellen* (Schmidt-Traub, 2008a).

Das Selbstwirksamkeitsgefühl von Angstpatienten nimmt zu, sobald sie wissen, dass sie etwas unternehmen können, um den Teufelskreis der Angst zu durchbrechen. Die klinische Erfahrung zeigt, dass Konzentrationslenkung für Konfrontationsverhalten förderlich ist. Studien (wie Milosevic & Radomsky, 2008) belegen zudem, dass Konfrontation durch Aufmerksamkeitslenkung und Sicherheitsverhalten *nicht* gestört wird. Vielmehr wird Konfrontation durch gezielte Aufmerksamkeitslenkung erleichtert und führt zu besseren Ergebnissen, weil die Aufmerksamkeit von den auslösenden Angstreizen abgezogen wird, sodass es im Endeffekt schneller zur Habituierung kommt. Im Verlaufe der Konfrontationsbehandlung wird Konzentrationslenkung als Sicherheitsvorkehrung ohnehin entbehrlich, da der Patient wiederholt erfährt, dass ihm beim Angsterleben nichts zustößt.

**Merke:**

Weil Angstpatienten im Zustand heller (Angst-)Erregung von der befürchteten Katastrophe überzeugt sind und sich auch mit guten Argumenten nicht davon abbringen lassen, brauchen sie häufiger die *emotionale* Erfahrung, dass ihre Angstsituation in Wirklichkeit nicht gefährlich ist. Diese Erfahrung führt zu einer Reattribuierung und Neubewertung der Angstsituation und der Angstreaktion. In der Folge geht die Angst zurück. Bis es zu einer wirklich stabilen Habituierung kommt, vergehen allerdings ein bis zwei Jahre.

*Interozeptive Konfrontation:* Angstpatienten neigen zu einer ausgeprägten interozeptiven Wahrnehmung oder *erhöhten Angstsensibilität* (vgl. S. 85): Sie nehmen physiologische Symptome häufiger wahr und bewerten sie auch negativer als angstfreie Personen (Reiss, 1991). *Körperlich-physiologische Symptome*, wie Schwindel, Atemnot oder Herzrasen, *die Angstsymptomen ähneln,* gelten wie auch Angstgedanken als *interne* Auslöser der Angst.

Häufig sind Angstpatienten auf ein, manchmal zwei körperliche Angstsymptome fixiert, z. B. auf Herzrasen, Übelkeit, flache Atmung oder Schwindel. Kommt es, wodurch auch immer, zu Herzrasen oder Schwindel, läuten bei ihnen die Alarmglocken und ein Angstanfall wird ausgelöst. Die Angst vor den körperlichen Symptomen eines panischen oder phobischen Angstanfalls lässt sich mithilfe von interozeptiver Konfrontation abschwächen.

Mit älteren Patienten, die gesund sind (oder zumindest keine schwerwiegenden Herz-Kreislauf-Probleme oder Lungenerkrankungen haben), kann interozeptive Konfrontation ohne weiteres (in gemäßigter Form) durchgeführt werden. *Willkürliche Hyperventilation* (vgl. S. 100) löst z. B. alle möglichen physiologischen Beschwerden aus; rasches Drehen oder Beugen führt zu Schwindel; Treppensteigen oder schnelles Gehen ruft Herzrasen und Atemnot hervor. In jedem Fall sollte wenigstens einmal mit älteren Patienten, die noch einigermaßen körperlich fit sind, eine *leichtere* willkürliche Hyperventilationsübung durchgeführt werden, bei der nur für 15 bis 20 Sekunden flach geatmet wird (und nicht 1½ Minuten, wie es in einigen Lehrbüchern steht). Damit werden bei denjenigen, die zu überempfindlicher, interozeptiver Wahrnehmung neigen, bereits mehrere physiologische Beschwerden hervorgerufen. Nicht nur aus Solidarität sollte der Therapeut die Hyperventilationsübung mitmachen, sondern auch, weil er dabei ein wichtiges Modell ist. Danach können beide die aufgekommenen körperlichen Beschwerden austauschen und disputieren.

Was ist der Gewinn von willkürlicher Hyperventilation? Für Angstpatienten ist es im Allgemeinen ungemein eindrucksvoll, wie durch eine simple verkehrte Atemübung zahlreiche physiologische Reaktionen ausgelöst werden. Viele dieser körperlichen Missempfindungen ähneln ihren Angstsymptomen. Diesmal wissen sie aber, dass sie die Auslösung der vegetativen Beschwerden selbst herbeigeführt haben. Sie sind auch sehr beeindruckt, wie schnell die physiologischen Beschwerden wieder zurückgehen. Patienten, die bei willkürlicher Hyperventilation Angst bekommen, sollten solange willkürliche Hyperventilationsübungen machen, bis sie nur noch körperliche Beschwerden *ohne* Beunruhigung erleben. Da Angstpatienten fast alle mehr oder weniger flach atmen, ist es sehr lohnenswert, ihnen damit zu veranschaulichen, wie sie latent hyperventilieren und möglicherweise physiologische Symptome (vorbewusst) auslösen, auf die sich Angst leichter aufbaut (Schmidt-Traub, 2008a).

**Merke:**

Interozeptive Konfrontation ist für alle Angstpatienten gewinnbringend, denn körperliche Symptome der Angst werden über sämtliche Angststörungen hinweg als höchst unangenehm erlebt.

Bei betagten Angstpatienten ist darauf zu achten, was sie vermeiden, auch auf die weniger offenkundigen Sicherheits- oder Vermeidungsreaktionen, wie Medikamenteneinnahme, Pulskontrolle, Arztbesuche, Alkoholkonsum zur Selbstmedikamentation oder das irrationale Einbinden von Angehörigen, die für soziale Unterstützung verfügbar sein müssen. Nicht zuletzt ist darauf hinzuarbeiten, dass Angstpatienten die Entfernung von der Wohnung wieder systematisch vergrößern.

### 4.2.6 Entspannungsverfahren

Entspannungsverfahren und körperliche Bewegung, aber auch Atemübungen und andere meditative Techniken reduzieren die physiologische Erregung und innere Anspannung (nicht nur) von Angstpatienten. Ältere Patienten benötigen meist doppelt so viel Übungszeit, um Entspannung zu lernen (Maercker, 2002).

*Progressive Muskelentspannung (PME):* Starkes Angsterleben geht mit Muskelverspannungen einher. Mithilfe von muskulärer Entspannung können ältere Patienten, ebenso wie jüngere, ihre Angst besser bewältigen und kontrollieren (Goldfried, 1971; Öst, 1987).

- PME wird von Angstpatienten leichter in Selbstorganisation gelernt als autogenes Training. Sie lässt sich zudem flexibler einsetzen, in ganz unterschiedlicher Körperhaltung (im Sitzen, Liegen oder Stehen) und an verschiedenen Orten (zu Hause, auf der Straße oder in Räumen mit großen Menschenmengen). Angstpatienten berichten manchmal davon, dass sie sich beim autogenen Training während der Herzübung erschreckt haben, weil plötzlich Herzrasen aufkam, woraufhin sie in Panik gerieten und die Übung abbrachen.

  Mit PME können Angstpatienten ihre muskuläre Anspannung lockern und ihre körperliche Belastbarkeit und Konzentrationsfähigkeit für etwa ein bis drei Stunden verbessern. Im entspannten Zustand verhalten sie sich risikofreudiger, konfrontieren müheloser und erweitern ihren Bewegungsradius. GAS-Patienten, die häufig unter eingeschränkter Aufmerksamkeit sowie unter Ein- und Durchschlafstörungen leiden, finden mit PME zu mehr Konzentration und auch leichter in den Schlaf. PME-Anweisungen für ältere Patienten finden sich im Anhang auf S. 192.

Alternde GAS-Patienten mit hohem Erregungspotenzial sprechen im Allgemeinen auch gut auf weitere Meditations- und Entspannungsübungen an, wie den folgenden:

- Mit dem *sensorischen Entspannungstraining* (vgl. Anhang, S. 193) wird zum einen die Entspannung durch PME vertieft; zum anderen stellt es für alternde Patienten ein wirkungsvolles sensorisches Training dar.
- Visuell begabte ältere Patienten finden in der *Visualisierungsübung* (vgl. Anhang, S. 195) ein geeignetes Verfahren, um ruhiger zu werden. Eine Alternative zur im Anhang dargestellten Wasserfall-Übung ist die Imagination, am Meer zu liegen (mit den unterschiedlichsten sensorischen Eindrücken: Wellen, Meeresrauschen, Kreischen der Möwen, Geruch von Tang, Sandkörner auf der Haut usw.). Der Patient kann auch *schöne imaginative Bilder und Szenen* in seine PME-Übungen einblenden. Angenehme bildliche Vorstellungen vertiefen die Wirkung von Entspannung.
- *Bauchatmung:* Bauchatmung ist eine einfache Übung, die erstaunlich beruhigend wirkt. Bei Erregung wird flacher und rascher geatmet. So atmen Angstpatienten meist zu flach, zu tief und zu rasch und begünstigen damit *Hyperventilation*. Beim Hyperventilieren wird zu viel Kohlendioxyd ausgeatmet, woraufhin es zu einer Übersäuerung des Blutes und im Extremfall zum Kollaps kommt. Hyperventilieren führt zu physiologischen Missempfindungen, die Angstanfälle begünstigen (vgl. S. 98). Mit Bauchatmung können Atemfehler korrigiert und ängstliche Erregungszustände reduziert werden. Die Atmung wird zwar autonom und reflexartig gesteuert, dennoch können bis zu 20 oder mehr Atemzüge willkürlich vorgenommen werden. Eine leichte und lockere Bauchatmung bringt das Zwerchfell in Schwingung. Das Zwerchfell, der wichtigste Atemmuskel, ist zwischen Brust und Bauch verankert. Bei Zwerchfellatmung kommt es nicht zu Hyperventilation. Ältere Angstpatienten brauchen einiges an Übung, um falsche Atemtechniken zu korrigieren. Der Therapeut macht die Bauchatmung vor und vergewissert sich im Verlaufe der Therapie, dass der Patient diese Atemtechnik übt und in Situationen, in denen er in Erregung gerät, auch tatsächlich einsetzt. Fast alle Patienten lernen die Bauchatmung und konzentrieren sich ausgesprochen gerne auf sie bei aufkommender Angst, um das Hochschießen der Angst zu verhindern (eine Anleitung zur Bauchatmung findet sich im Anhang, S. 196).
- *Sportliche Bewegung* fördert nicht nur die Gesundheit von alten Menschen (Lindwall et al., 2007), sondern eignet sich auch hervorragend als *Entspannungsmittel*. Größtenteils waren ältere Angstpatienten früher sportlich tätig und sprechen heute noch gut auf körperliche Bewegung an. Einige müssen sich jedoch erst noch überwinden, die körperlichen Empfindungen, die durch sportliche Anstrengung hervorgerufen und nicht selten als Angstsymptome gewertet werden, in Kauf zu nehmen. Nicht alle älteren Patienten sind in der glücklichen Lage, sich noch sportlich intensiv bewegen und zum Joggen oder ins Fitnessstudio gehen zu können. Weniger anstrengende sportliche Bewegung, wie Nordic Walking, Schwimmen, Radfahren oder zumindest längere Spaziergänge, können die meisten jedoch noch umsetzen. Gemeinsame Spaziergänge oder Radwanderungen mit Freunden oder Angehörigen stärken die Gesundheit, Konzentrations- und Kommunikationsfähigkeit. Wie neuropsychologische Studien bele-

gen, hat regelmäßige sportliche Bewegung positive Auswirkungen auf die kognitive Leistungsfähigkeit und Lebensqualität von alternden Menschen.

- *Entspannende Beschäftigungen:* Sehr lohnenswert ist es, mit jedem älteren Angstpatienten heraus zu finden, welche Aktivitäten ihm im Alltag Freude bereiten und ihn entspannen. Angenehme Aktivitäten, wie Musikhören oder Musizieren, setzen Glückshormone frei und sollten deshalb unbedingt in den Tages- und Wochenablauf eingebaut werden. Sie tragen dazu bei, die innere Anspannung zu reduzieren und das Genusserleben zu intensivieren. Ältere Patienten beschäftigen sich gerne mit Naturbetrachtungen, Zeitschriften-, Zeitungs- und Buchlektüre, Musikhören und Musizieren, Kreuzworträtseln und Lieblingssendungen in Radio und Fernsehen. Sie freuen sich auf den Austausch mit Familienmitgliedern und Freunden. Gebildete Patienten besuchen Kulturveranstaltungen, buchen Weiterbildungskurse und reisen viel im dritten Alter (Hautzinger, 2006, enthält eine Liste angenehmer Tätigkeiten für Senioren). Die Ermutigung zu sozialen Kontakten ist besonders für vereinsamte ältere Menschen wichtig, damit sie wieder mehr empathischen Umgang erleben und soziale Unterstützung von den verbliebenen Freunden und Angehörigen bekommen.

### 4.2.7 Emotionskontrolle

Emotionskontrolle spielt eine zunehmend größere Rolle in den ätiologischen Modellen von psychischen Störungen und in der Psychotherapie. Unter Emotionsregulation werden Strategien verstanden, auf die Personen zurückgreifen, die sich mit negativen Situationen konfrontiert sehen (Aldao & Nolen-Hoeksema, 2010). Sie lässt sich besonders gut mit älteren Patienten im Rahmen der Reminiszenztherapie (vgl. Kapitel 4.2.10) durchführen. Emotionstheoretiker argumentieren, dass Personen, die ihre Gefühle im Alltag nicht ausreichend kontrollieren können, vermehrt Ängste und Depressionen entwickeln. Emotionale Selbstkontrolle geht hingegen mit stabilen Beziehungen, guten kognitiven Leistungen und einer besseren Gesundheit einher. In der Literatur werden *sechs Kontrollstrategien für Emotionen* diskutiert (Aldao & Nolen-Hoeksema, 2010):

- *Akzeptieren*, gemeint ist die bewusste, nicht bewertende Achtsamkeit im gegenwärtigen Moment (S. 102).
- *Vermeiden*, das absichtliche, aktive Ausweichen vor Situationen und Erlebnissen.
- *Problemlösen*, der bewusste Versuch, eine belastende Situation zu verändern oder deren Konsequenzen einzugrenzen.
- *Neubewerten*, das Bemühen um wohlwollende Interpretationen, wodurch das Leiden in einer unangenehmen Situation abgeschwächt wird.
- *Ruminieren*, das wiederholte Fokussieren auf unangenehme Gedanken, Gefühle und Erlebnisse sowie auf ihre Ursachen und Konsequenzen, ähnlich wie beim Grübeln.
- *Unterdrücken*, das Bemühen, den äußerlich sichtbaren Gefühlsausdruck oder das subjektive Erleben von Gefühlen in Schach zu halten.

Patienten mit psychiatrischen Störungen greifen häufiger zu unangemessenen Strategien der Gefühlskontrolle. In einer metaanalytischen Literaturübersicht über Methoden der Gefühlskontrolle (Aldao & Nolen-Hoeksema, 2010) wurde Ruminieren am häufigsten bei verschiedenartigen psychiatrischen Störungen beobachtet, gefolgt von Vermeiden, Unterdrücken, Problemlösen, Akzeptieren und Neubewerten. Strategien der Gefühlsregulation standen in einer engeren Beziehung zu internalisierenden Störungen (Ängste und Depressionen) als zu externalisierenden Störungen (Substanzmittelmissbrauch und Essstörungen). *Ruminieren* und in geringfügigem Ausmaß auch *Unterdrücken* waren mit externalisierenden *und* internalisierenden Störungen besonders stark verbunden und *Vermeiden* besonders stark mit Ängsten und Depressionen, nur mittelmäßig mit Substanzmittelmissbrauch und allenfalls marginal mit Essstörungen. *Neubewerten* war nur leicht mit Ängsten und Depressionen assoziiert.

Therapeuten können dieser Metaanalyse zufolge breitere therapeutische Wirkungen erzielen und mehr Patienten mit psychischen Problemen erreichen, wenn sie sich besonders auf die Behandlung von Grübeleien und das Unterdrücken von Gefühlen bei Patienten mit komorbiden Störungen konzentrieren. Im Rahmen eines *Emotionstrainings* können auch ältere Patienten zwischen Gefühlen (und ihrem physiologischen und motorischen Ausdruck) und körperlichen Beschwerden unterscheiden lernen, indem sie Emotionstagebücher und -listen führen (Forstmeier & Maercker, 2008; Linehan, 1996).

Interessanterweise gab es in der erwähnten Metaanalyse keinen signifikanten Zusammenhang zwischen *Akzeptanz* und der Verbesserung auch nur einer der vier psychiatrischen Störungen. Viele ältere Patienten arbeiten jedoch gern mit dieser Vorgehensweise, weshalb sie kurz vorgestellt wird.

#### *Akzeptanztraining in gezielter Selbstaufmerksamkeit für körperliche Beschwerden*

Diese Vorgehensweise stammt aus dem „mindfulness training", einem Training in gerichteter Aufmerksamkeit und bewusster Beachtung (Roemer & Orsillo, 2002, 2009; Segal, Williams & Teasdale, 2002), das sich gut in das kognitiv-verhaltenstherapeutische Vorgehen integrieren lässt (Heidenreich & Michalak, 2006).

Sorgenvolle Gedanken und Vorstellungen werden von Angst begleitet, die GAS-Patienten meist nicht mehr kontrollieren können. Selbstaufmerksamkeit oder Achtsamkeit hat einen starken körperlichen Bezug (Weiss & Harrer, 2010). Angstpatienten können versuchen, anstatt der Sorgen das gegenwärtige *Angsterleben*, insbesondere die körperlichen Symptome der Angst, bewusst zu beachten, jedoch ohne Vorbehalte, ohne sie zu bewerten und ohne sie verändern zu wollen. Beim Akzeptanztraining werden Gedanken und Gefühle erkannt und beachtet, aber nicht bewusst verändert. Durch das Erkennen verändert sich bereits die Einstellung des Patienten zu seinen Gedanken und Gefühlen, weil er dabei auf größere Distanz geht. Mit der Zeit entwickelt er auf diese Weise mehr Gelassenheit seinen Angstsymptomen gegenüber.

Vielen Patienten fällt der Einstieg in selbstgerichtete Aufmerksamkeit sehr viel leichter, wenn sie sich im Wechsel auf die Beachtung der Angstsymptome und den beruhigenden Rhythmus der (Bauch-)Atmung konzentrieren.

### 4.2.8 Bewältigung von Alltagsproblemen und Stress

Ältere Patienten sehen sich häufiger in ihrer selbstständigen Lebensführung bedroht, weil sie gebrechlicher werden, kognitiv mehr oder weniger abbauen und Partner und Freunde verlieren. Diese vielen Verluste führen zu einer sich *summierenden* oder *kumulativen*

*Stressbelastung* (vgl. S. 40), die bei älteren angstsensiblen Personen sorgenvolles Denken und GAS auslöst, verschlimmert und aufrechterhält. Viele trauen es sich nicht zu, ihre Alltagsprobleme selbstständig zu lösen.

### *Problemlösetraining zur Verbesserung von Stressmanagement*

Das Problemlösetraining von D'Zurilla und Goldfried (1971) gehört zu den *Standardverfahren* der KVT. Patienten aller Altersgruppen entwickeln damit mühelos Verhaltensstrategien, mit denen sich Alltagsprobleme und Schwierigkeiten, auch solche, die mit Angst in Zusammenhang stehen, schneller und wirkungsvoller bewältigen lassen. GAS-Patienten können mit diesem Vorgehen auch Probleme in ihren antizipierten Gefahrenszenarios imaginativ lösen. Von daher ist Problemlösefähigkeit eine Spielart von sozialer Kompetenz und stärkt die Selbstwirksamkeit wie auch die Belastbarkeit von Patienten.

Bei der Besprechung der Mikro- und Makroanalyse (vgl. S. 86) ist dem Patienten deutlich geworden, welche auslösenden und aufrechterhaltenden Wirkungen akute und chronische Belastungen auf seine Ängste haben können. Zunächst werden relevante Stressoren und Probleme identifiziert. Die einzelnen Schritte beim Problemlösen sind

1. *Problem- und Zieldefinition:* Der Patient lernt, veränderungsbedürftige Probleme wahrzunehmen, sie zu analysieren und realistische Ziele zu formulieren.
2. *Suche nach alternativen Lösungswegen:* Mit Brainstorming werden viele denkbare Lösungen gesammelt, selbst zunächst absurd anmutende.
3. *Bewertung der Lösungsmöglichkeiten:* Vor- und Nachteile sowie kurz- und langfristige Konsequenzen sind für jeden Lösungsvorschlag abzuwägen.
4. *Entscheidung für die beste Lösungsmöglichkeit* wird getroffen.
5. *Planung der Umsetzung:* Mit dem Patienten wird genau durchgesprochen, wie er die Lösung umsetzen kann und was er dabei zu beachten hat.
6. *Rückblick und Bewertung:* Er beobachtet seine Fortschritte, vergleicht sie mit den Zielen, die er sich gesteckt hat, und evaluiert das Ergebnis.

Das Problemlösetraining kann bei GAS und allen anderen internalisierenden Störungen eingesetzt werden, sofern ältere Patienten noch über das notwendige Maß an Eigenverantwortlichkeit und kognitiven Möglichkeiten verfügen. Die Wirkungen dieser konkreten Herangehensweise zur Lösung von Alltagsproblemen sind im Allgemeinen größer bei Patienten, die ohnehin schon zu dem Bewältigungsstil „Problemlösen" oder „Suche nach sozialer Unterstützung" neigen; sie fallen hingegen geringer aus bei Patienten, die zum Bewältigungsstil „Vermeiden" tendieren (Oxman et al., 2008). Problemlösen trägt erheblich dazu bei, die Lebensqualität von alternden Menschen zu verbessern (Gilhooly et al., 2007).

### *Stressimpfungstraining*

Das Stressimpfungstraining von Meichenbaum (2003) wurde zur Kontrolle von Belastungssituationen im Alltag entwickelt. Der Schwerpunkt des Trainings liegt auf der Bearbeitung von förderlichen Kognitionen, die dazu dienen, aktuelle Stresssituationen zu bewältigen.

- In der *Informationsphase* werden die negativen Gedanken und dysfunktionalen Selbstverbalisationen des Patienten erfasst, die ihm in problematischen Situationen durch den Kopf gehen. Mithilfe des S-O/E-R-K-C-Modells (vgl. S. 86) erkennt er, wie diese negativen Kognitionen seine Stressreaktion bzw. Angst hochschaukeln.
- In der *Übungsphase* lernt er verschiedene Methoden, mit denen er die ängstliche Erregung unter Kontrolle bringen kann: Dazu gehören Progressive Muskelentspannung (vgl. S. 192), Atemtechniken (vgl. S. 196), Selbstinstruktionen („Atme durch und entspanne dich"), Gedankenstopp, Mutsätze („Du schaffst es!") und Selbstverstärkung („Das hast du prima gemacht!", „Tolle Fortschritte"). Die Bewältigungsstrategien werden imaginativ durchgespielt, um den Patient mit einer schützenden Immunisierung zu impfen.
- In der *Anwendungsphase* erprobt der Patient diese neu gelernten Bewältigungsstrategien in unterschiedlichen realen Situationen.

Beim Stressimpfungstraining werden angemessene, förderliche Kognitionen besonders intensiv trainiert. Das Training lässt sich zur Vorbeugung gegen künftige belastende Ereignisse, wie z. B. den Katastrophenvorstellungen von GAS-Patienten, auf der imaginativen Ebene oder in vivo einsetzen.

### 4.2.9 Gesundheitsverhalten

Außer den Ernährungsgewohnheiten sollten auch die beiden anderen wichtigen biologischen Grundbedürfnisse, sexuelle Interessen und Schlafgewohnheiten, exploriert werden.

Ältere Patienten müssen oftmals angeregt werden, sich ausgewogener, vitalstoffreicher und fettärmer zu ernähren. Häufig nehmen sie aufgrund ihres Speiseplans zu wenig Calzium, Vitamin D und Vitamin B 12 zu sich, wodurch sie Gefahr laufen, Stimmungsschwankungen und eingeschränkte Hirnfunktionen zu bekommen (Rabins & Lauber, 2006). Nach der Analyse von Essgewohnheiten und Vorlieben werden sie dahingehend beraten, weniger fetthaltige Kost zu sich zu nehmen, um ihr Normalgewicht zu halten, denn *Übergewicht* verkürzt die Lebenserwartung (vgl. S. 22). Bei älteren ängstlichen Patienten ist auch darauf zu achten, dass sie nicht übermäßig Alkohol oder andere Stoffe zur Selbstmedikation einsetzen.

Abends sollten Senioren leichte Kost und keine aufputschenden Getränke zu sich nehmen, um das Schlafverhalten nicht zu stören (vgl. S. 111). Koffein und Tein sind Stimulanzen, die Nervosität und Angst begünstigen. Koffein ist nicht nur im Kaffee, sondern auch in Schokolade, Limonaden und in manchen nicht verschreibungspflichtigen Schmerzmitteln enthalten. Zucker setzt ebenfalls Stresshormone frei. Alkohol kann Angst begünstigen, Depressionen verstärken und den Traumschlaf unterdrücken (vgl. S. 109). Nikotin gefährdet die körperliche Gesundheit, steigert die Stresshormonausschüttung und damit auch die ängstliche Erregung (ausführlicher in Schmidt-Traub, 2008a).

Ältere Menschen haben durchaus noch sexuelle Bedürfnisse (Brähler & Berberich, 2008). So haben ältere Frauen beispielsweise häufiger Geschlechtsverkehr mit jüngeren Partnern, kommen aber öfters zum Orgasmus bei einem gleichaltrigen Partner (Sydow, 2009).

Individuelle Möglichkeiten der Befriedigung von erotischen Bedürfnissen sollten in jeder Therapie Thema sein.

Ältere Angstpatienten sind anzuhalten, für eine gute *Tagesgestaltung* zu sorgen, zu der soziale Kontakte, körperliche, kognitive und weitere angenehme Aktivitäten gehören, wie etwa halbstündige Spaziergänge bei Sonnenlicht und an der frischen Luft.

Mit *körperverträglichem Dauersport*, wie z. B. Radfahren, Schwimmen oder Nordic Walking, ein- bis zweimal die Woche (jedoch nicht am Abend), können Senioren sich fit halten. Damit stärken sie ihre physische und psychische Kondition und tragen zum allgemeinen Wohlbefinden bei. Gleichzeitig wird Bewegungseinschränkungen und Funktionsstörungen entgegen gewirkt. In einer großen europäischen Längsschnittuntersuchung (Survey of Health, Ageing, and Retirement in Europe – SHARE) mit 17 333 älteren Menschen, die noch selbstständig lebten, wurden in zwei Untersuchungswellen die sportlichen Gewohnheiten und kognitiven Funktionen erhoben (Aichberger et al., 2010). Eine *Verbesserung der kognitiven Fähigkeiten durch sportliche Betätigung* wurde eindeutig belegt – unter Kontrolle einer ganzen Reihe von Variablen, z. B. sozial-demografische (Alter und Bildung), körperliche Erkrankungen und Funktionseinschränkungen (instrumentelle Fertigkeiten im Alltag, maximale Griffstärke), depressive Symptome und Body-Mass-Index. Intensiver Sport stellte sich als wichtigster Faktor heraus, um den kognitiven Abbau im Alter aufzuhalten. Sportliche Betätigung ist für alternde Personen umso wichtiger, je mehr Risikofaktoren für einen kognitiven Abbau vorliegen (Aichinger et al., 2010).

### 4.2.10 Reminiszenztherapie

In der klinischen Gerontologie wurde die *Lebensrückblick- oder Erinnerungstherapie* zur Förderung von Wohlbefinden und Sinnfindung durch kognitive Vergleichsprozesse entwickelt (vgl. Birren & Kenyon, 2004; Forstmeier & Maercker, 2008; Garland, Garland & Garland, 2001; Haight & Webster, 1995; Knight, 2004; Maercker, 2002). Mit älteren Patienten werden Konflikte, Verluste und Enttäuschungen, aber auch glückliche Umbrüche mit Entwicklungschancen, förderlichen Erfahrungen und individuellen Verarbeitungsprozessen, die in bedeutsamen Lebensabschnitten erlebt wurden, besprochen. Dabei kann nicht davon ausgegangen werden, dass Erinnerungen präzise Wiedergaben von realen Erlebnissen sind. Vielmehr werden Gedächtnisleistungen wiederholt unbewusst redigiert, um den Zufälligkeiten des Lebens einen Sinn zu geben; das dient der Bewältigung der Gegenwart und der Stärkung des Selbstwertgefühls (Welzer, 2008).

Reminiszenztherapie gehört nicht zum engeren Kreis der Angstbehandlungsmethoden. Sie ist aber ein bewährtes Standardverfahren in der psychotherapeutischen Behandlung von älteren Menschen und hilft auch alternden Angstpatienten, sich mit ihrem Leben zu versöhnen (Helsley & Vanin, 2008; Maercker, 2002; Rabins et al., 2006). Sie lässt sich gut in die KVT der GAS integrieren und ermöglicht therapeutische Wirkungen, die sich aus folgender *Zielsetzung* ableiten lassen:

- Aus den herausragenden positiven und negativen Erinnerungen des Patienten wird eine *ausgewogene Lebensbilanz* gezogen. Sie ermöglicht einen besseren Zugriff auf positive und negative Erfahrungen und stärkt die Kontrollfähigkeit in schwierigen Situationen.

- Die subjektive Erinnerung an *beängstigende und traumatisierende Erlebnisse* wird so lange ausführlich erörtert und *vertiefend bearbeitet* (u. a. Konfrontation in sensu), bis der Patient angstfrei darüber sprechen kann.
- Ferner wird versucht, den herausragend erfreulichen Erfahrungen, wie gelungene Partnerschaft oder Erfolg im Berufsleben, und den negativen Erlebnissen, wie Angst und Depressionen, einen *Sinn zu geben*. Durch das bessere Verständnis der Zusammenhänge und Auswirkungen der Erfahrungen des Patienten kommt es zu einer subjektiven Erweiterung seiner Lebensperspektive. In der Folge gelingt es ihm auch besser, seine negativen Lebenserfahrungen zu akzeptieren, und er lernt daraus, vergleichbare Problemlagen in Zukunft besser zu bewältigen.
- Im Vergleich zu Erinnerungstherapie in Einzelgesprächen bringt *Reminiszenztherapie im Gruppen-Setting* älteren Menschen, die in Altenheimen leben, besonders viel therapeutischen Gewinn, insbesondere *verbesserte kognitive Fähigkeiten*. Das geht aus einer kontrollierten Studie hervor, in der 33 betagte, nicht demente Bewohner aus normalen Altenheimen mit 40 dementen aus spezialisierten Senioreneinrichtungen für sechs Wochen entweder einer (1) Gruppenreminiszenztherapie, (2) einer Einzelreminiszenztherapie oder (3) einer Kontrollgruppenaktivität (bei der Spiele gemacht wurden) randomisiert zugeteilt wurden. Die Erinnerungsleistungen in (1) nahmen signifikant zu, wahrscheinlich deshalb, weil die Erinnerung in einem sozialen Kontext mit anderen Personen die kognitive Auseinandersetzung über Lebensgeschichtliches stimuliert (Haslam et al., 2010). In der Kontrollgruppe (3) nahm das *Wohlbefinden* der Gruppenteilnehmer übrigens ebenfalls zu, weshalb die Autoren es für wichtig halten, ältere hospitalisierte Menschen in eine ganze Reihe von Gruppenaktivitäten einzubinden, damit sie positive Erfahrungen in unterschiedlichen Erlebnisbereichen machen.

Bei der Lebensrückschau wird deutlich, inwieweit es alternden Menschen gelungen ist, eine stabile Identität zu entwickeln, ihren Kindern vieles mitzugeben und tragfähige Beziehungen aufzubauen. Wer ein schweres Leben hatte, wird sich noch intensiver mit seiner Biografie auseinandersetzen wollen und sich allmählich mit dem gelebten Leben versöhnen (vgl. Beispiel, S. 121). Zu den *wichtigsten biografischen Lebensereignissen* älterer Patienten gehören herausragende positive und negative Erlebnisse

- in Kindheit und Jugend (Herkunft, Geburt, Überleben trotz widriger Umstände wie Krieg oder Verluste, Migration, Unfälle, Bildung und Entwicklungschancen, religiöse Erziehung usw.),
- in Berufsausbildung, Arbeitsleben und im Rentenalter,
- in der Familie,
- in Freundschaften und anderen zwischenmenschlichen Erfahrungen,
- mit Gesundheit, Erkrankung, Behinderung,
- mit anderen schweren Belastungen und besonderen Schlüsselerlebnissen.

In der Reminiszenztherapie wird häufig auf folgende *Methoden* zurückgegriffen:

- Zu *Alltagsreflexionen von emotional bedeutsamen Erlebnissen* kommt es durch spontane, verbale Schilderungen des Patienten. Sie sind meist weniger strukturiert. Ihre einschlägigen positiven und negativen Erfahrungen ebenso wie ihre kognitiv-emotionale Verarbeitung werden analysiert, alternative Interpretationen und Handlungsmöglichkeiten diskutiert und persönliche Stärken und Erfolgserlebnisse herausgestrichen.

- Mit oder ohne explorative Hilfe des Therapeuten schildert der Patient entweder mündlich *wichtige Entwicklungsschritte*, Lebensabschnitte und Stationen in seinem Lebenslauf oder schreibt sie auf. Vorstellungsbilder, persönliche Fotos, wichtige Briefe, Tagebuchaufzeichnungen und andere Dokumentationen der persönlichen Vergangenheit beflügeln die Erinnerung und intensivieren die Lebensrückblickarbeit.

Reminiszenztherapie hilft Patienten, das Gesamtbild ihres Lebens weniger einseitig negativ und dafür ausgewogener zu sehen. Erreichte und unerreichte Lebensziele werden nebeneinander gestellt und ihre emotionale Bedeutung für den Patienten und das, was er daraus gelernt hat, disputiert. Gemeinsam wird überlegt, warum er einige Lebensziele erreicht hat und andere nicht. Beim Lebensrückblick kommen zahlreiche Ressourcen der Patienten zum Vorschein: Oft sind es Bewältigungsfähigkeiten unter früheren Belastungen oder nach Verletzungen. Die eingehende Bearbeitung der Lebensgeschichte hat insofern eine *entwicklungsfördernde Funktion,* als die entdeckten Fähigkeiten die Umsetzung einer realistischen Zukunftsplanung erleichtern und zur Verbesserung der Lebensqualität beitragen können. Reminiszenztherapie bietet älteren Patienten die Gelegenheit, im letzten Lebensabschnitt Bilanz zu ziehen und mit sich und dem gelebten Leben ins Reine zu kommen.

### 4.2.11 Spiritualität

Bei vielen älteren Menschen, vor allem bei schwerkranken, spielt Spiritualität als persönliche, sinnstiftende Grundeinstellung (Möller & Reimann, 2003) eine zunehmend größere Rolle, insbesondere im Angesicht des näher rückenden Todes. Sie möchten dann gerne mehr über ihr Leben und das Sterben nachdenken, nach Sinnhaftigkeit suchen und über ein Weiterleben nach dem Tod reflektieren, selbst wenn sie im religiösen Sinn nicht gläubig sind. In der Psychologie wurde bisher kaum etwas über Spiritualität veröffentlicht, vielleicht weil Konzepte und Theorien, Messverfahren und empirische Grundlagen fehlen.

In der Literatur zur Spiritualität werden jedoch viele psychologische Begriffe und Konzepte verwendet, wie Kontrollüberzeugung (vgl. S. 36), Big Five-Persönlichkeitseigenschaften (vgl. S. 39), Resilienz (vgl. S. 37), Bewältigungsstile (vgl. S. 40) oder Selbstbildkonzepte. Nicht nur im geronto-psychiatrischen, sondern auch im psychotherapeutischen Kontext sollte Spiritualität vermehrt aufgegriffen werden, wenn dies Patienten wünschen (Möller & Reimann, 2003).

### 4.2.12 Schlafhygiene

Schlafstörungen gehören zu den häufigen psychiatrischen Problemen von älteren Patienten (vgl. S. 25). Demzufolge ist Schlafhygiene ein wichtiger therapeutischer Baustein für ältere Patienten mit GAS, PTBS und/oder Depressionen, die unter Ein- und Durchschlafstörungen leiden (Edinger & Carney, 2008; Staedt & Riemann, 2007; Staedt, Gudlowski & Hauser, 2009). Schlafstörungen sind ein Quell für Müdigkeit, Gereiztheit und Stimmungsschwankungen. Sie begünstigen zudem metabolische Wirkungen, wie Gewichtszunahme und Diabetes, Störungen des Immunsystems und cardiovaskuläre Erkrankungen. Das biologische Grundbedürfnis Schlaf wird bei der psychotherapeutischen Behandlung von älteren Patienten nicht immer ausreichend beachtet. Aus diesem Grund und weil Psychotherapeuten sehr viel zur Verbesserung von Schlafstörungen im Alter beitragen können, wird der Schlafarchitektur und dem Schlafverhalten im Alter (in Anlehnung an Edinger & Carney, 2008; Mayer et al., 2009; Staedt & Riemann, 2007; Staedt et al., 2009) im Folgenden wesentlich mehr Raum gegeben als der Schmerztherapie (vgl. Kapitel 4.2.13), die bei der Mehrzahl der schlafgestörten Patienten nur in einem interdisziplinären Team Erfolg versprechend durchgeführt werden kann.

Das *Schlafbedürfnis* ist angeboren und interindividuell ganz unterschiedlich. Die meisten Personen benötigen 7 bis 8 Stunden Schlaf die Nacht. Manche brauchen nur 4 bis 5 Stunden, einige bis zu 10 Stunden, um den Alltag ohne größere Müdigkeit überstehen zu können. Die *Schlafdauer* bleibt über die Lebensspanne hinweg weitgehend dieselbe. In einer Längsschnittuntersuchung wurden 792 Personen im Alter von 70 Jahren und älter im Abstand von 8 bis 11 Jahren zweimal nach ihrer durchschnittlichen Schlafdauer befragt und kognitiv untersucht (Loerbroks et al., 2010). Diejenigen, deren Schlafdauer im Alter zugenommen hatte, zeigten eingeschränkte kognitive Leistungen, insbesondere im Hinblick auf das verbale Gedächtnis, wofür es zunächst keine biologische Erklärung gibt.

Das *Normalschlafprofil* besteht aus dem Rapid Eye Movement oder REM-Schlaf, aus dem die meisten Träume erinnert werden, und den NONREM I-IV-Schlafstadien (Schlafstadien ohne rasche Augenbewegungen), wobei NONREM-Stadium I den sehr leichten Schlaf und NONREM-Stadium IV den Tiefschlaf umfasst.

Mit zunehmendem Alter verändert sich die *Schlaftiefe* (vgl. S. 25). Während der REM-Schlaf im normalen Alter weitgehend stabil bleibt, kommt es zu einer Verringerung der NONREM-Schlafstadien II und IV zugunsten einer Zunahme des leichteren Schlafstadiums I. Dadurch nehmen nächtliche Wachphasen zu, verstärkt im NONREM-Stadium II. Ältere Menschen beachten ihre Wachphasen etwas aufmerksamer als jüngere. Der NONREM-Schlaf lässt sich auch im hohen Alter beeinflussen: Er wird nachts schon allein dadurch wieder tiefer, wenn ältere Patienten regelmäßig Aktivitäten nachgehen und tagsüber nicht länger als 20 bis 30 Minuten schlafen.

*Schlafprobleme* haben ganz unterschiedliche Gründe:

- *Im Alter* kommt es zu *natürlichen Veränderungen des Schlafrhythmus*, weil sich der zirkadiane Rhythmus etwas weiter nach vorne schiebt. So wird z. B. der Zeitpunkt der niedrigsten Körpertemperatur von 3.00 Uhr morgens, ebenso wie die Schlafhormonausschüttung (Melatonin) langsam vor verlagert. Dadurch verwischt sich für ältere Menschen die Unterscheidung von Tag und Nacht ein wenig. Die Rhythmusverschiebungen werden auch von der Tagesgestaltung des Einzelnen beeinflusst.
- Außerdem tragen *Veränderungen der Lebensumstände* zur Verschiebung des Schlafrhythmus bei; z. B. verändert sich der Tagesrhythmus mit der Berentung.
- Ungünstige *Umwelteinflüsse* (hoher Geräuschpegel, Schnarchen des Partners, zu hohe Raumtemperatur, nicht ausreichende Verdunkelung, Haustiere im Bett usw.) behindern ebenfalls den Schlaf.
- *Körperliche Missempfindungen und Erkrankungen*, wie z. B. Schmerzen, Herzerkrankungen, Hirnschläge oder Atemwegserkrankungen (Asthma verschlimmert sich z. B.

nachts), führen häufig zu Schlafstörungen. 60 bis 80 % der älteren Menschen über 65 Jahren leiden an chronischen Schmerzen. Ihre *Schmerzwahrnehmung* wird von zirkadianen Rhythmen beeinflusst; sie steuern die Ausschüttung von körpereigenen Schmerzmitteln (Endorphine).
- Ältere Patienten mit *psychischen Problemen* machen sich oft Sorgen und grübeln viel. Einige Patienten, die Schlafstörungen haben, greifen oftmals zu Alkohol oder Schlafmitteln, um die notwendige Bettschwere zu bekommen (Suchtgefährdung). Gedächtnis- und Schlafstörungen nehmen bei Alzheimer-Patienten zu, denn ihre zirkadianen Rhythmen laufen zunehmend ungenauer ab.
- Nebenwirkungen von *Medikamenten* können ebenfalls Schlafstörungen auslösen (z. B. die als Schlafmittel eingesetzten Benzodiazepine mit langer Halbwertzeit, Blutdruck senkende Beta-Blocker, Alpha-Rezeptoragonisten oder Mittel zur Herabsetzung der Blutfette usw.).
- Zunehmende *Tagesmüdigkeit* führt viele ältere Menschen dazu, sich tagsüber hinzulegen oder vor dem Fernseher einzunicken. Jeder Schlaf am Tag oder Abend, der 30 Minuten überschreitet, verschlechtert den Nachtschlaf.
- *Harninkontinenz* wegen Prostatavergrößerung oder Gebärmuttersenkung führt ebenfalls zu häufigem nächtlichen Erwachen.
- Schließlich verschlechtern stimulierende Substanzen, wie *Koffein, Nikotin und Alkohol*, den Schlaf.

Das Aufkommen von mehr Schlafstörungen im Laufe des normalen Alterungsprozesses ist ein Vorurteil. Mehr als 40 % der Menschen über 65 Jahren klagen über Ein- und Durchschlafschwierigkeiten und leiden unter Tagesmüdigkeit, Frauen mehr als Männer. Schlafstörungen verschlechtern die Tagesleistungsfähigkeit und erhöhen die Unfallgefährdung. Folgende Schlafstörungen werden im *Schlaflabor* mit Elektroenzephalogramm EEG (Hirnstromkurven), Elektrookulogramm EOG (Augenbewegungen) und Elektromyogramm (Muskelspannung) erfasst:
- *Chronische Ein- und Durchschlafstörungen:* In einer großen Untersuchung mit 6 000 *älteren* Teilnehmern klagten 29 % über Einschlafstörungen und 42 % über Ein- und Durchschlafstörungen (Staedt et al., 2009). *Chronischer Schlafmangel* ist eine eklatante Belastung, vermindert die Lebensqualität, steigert vegetative Reaktionen, Schmerzanfälligkeit und führt nicht selten zu Burn-out.
- *Hypersomnie* ist eine starke Müdigkeit am Tage bei subjektiv nicht gestörtem Schlaf. Ursachen können Schlafmangel, Umwelteinflüsse (Geräuschpegel, belastende Gedanken) und Medikamente sein. Differenzialdiagnostisch ist Hypersomnie von depressiver Störung abzugrenzen.
- Zu den *Parasomnien* gehören Verhaltensweisen, die aus dem Schlaf heraus auftreten, wie
  - Schlafwandeln *(Somnambulismus)*, öfters ausgelöst durch nächtliche Krampfanfälle. Nicht selten kommt es auch zu Hungergefühl und exzessivem Essen,
  - Hochschrecken aus dem Schlaf *(Pavor Nocturnus)* – höchst selten bei Senioren,
  - *Rhythmische Bewegungen*, *Sprechen* oder *Zähneknirschen* beim Übergang in den Schlaf und im Schlaf,
  - *Alpträume*, die meist in den REM-Stadien der zweiten Nachthälfte auftreten, oder *REM-Verhaltensstörungen*, bei denen die Muskelerschlaffung während des REM-

Stadiums aufgehoben ist; vereinzelt werden auch Alpträume mit Lauf-, Tret- und Stoßbewegungen körperlich ausgelebt, die oft blaue Flecken an Kopf, Armen und Beinen hinterlassen.

### *Schlaffördernde Maßnahmen*

Ein geregelter Schlaf stärkt die Gesundheit, denn im Schlaf werden z. B. größere Anteile des Wachstumshormons Somatotropin freigesetzt, das für den Zellaufbau und die Regeneration wichtig ist. In den NONREM-Schlafstadien werden neue Nervenzellen für Lern- und Gedächtnisleistungen im Hippocampus gebildet (vgl. S. 61).

Obwohl die Hälfte der Benzodiazepinpräparate 60- bis 80-jährigen Patienten verschrieben werden, gilt die *medikamentöse Behandlung* von Schlafstörungen im Alter *nicht* als erste, sondern als *letzte Wahl*. Schlafmittel wirken zwar angstreduzierend und schlaffördernd, erhöhen aber die *Sturzgefahr* (vgl. S. 24), erschweren kognitive Prozesse und führen gelegentlich zu Verwirrtheitszuständen. Bei vielen Schlafmitteln besteht außerdem Suchtgefahr.

Für eine gute *Schlafhygiene* sorgen folgende *Veränderungen von Gewohnheiten*, die den Schlaf behindern:

- Der Patient führt ein *Schlaftagebuch*, um die augenblickliche Schlafqualität zu erfassen (vgl. Schlafprotokolle der Deutschen Gesellschaft für Schlafforschung und Schlafmedizin DGSM unter www.dgsm.de; vgl. Anhang, S. 197). Erfasst werden momentane Stimmung, Uhrzeit des Zubettgehens und Schlafdauer.
- Der Patient bemüht sich um einen *geregelten Tagesablauf* mit kognitiven, sozialen und motorischen Aktivitäten.
- *Körperliche Aktivitäten*, wie Nordic Walking, Spaziergänge bei Tageslicht von mindestens 30 Minuten Dauer oder sportliche Betätigung verbessern die körperliche Kondition, den zirkadianen Rhythmus und die Ausschüttung des Schlafhormons Melatonin. Starke körperliche Tätigkeiten (ausgenommen sexuelle Aktivität) sollten jedoch fünf Stunden vor dem Schlafengehen vermieden werden, denn sie halten länger wach.
- In der Wohnung wird für Helligkeit gesorgt (300 bis 500 Lux). Düstere Lichtverhältnisse stärken das Bedürfnis von älteren Patienten, früher ins Bett zu gehen.
- *Lichttherapie* verzögert die Freisetzung von Melatonin (mit therapeutischen Lampen von 5 000 bis 10 000 Lux, zwischen einer halben Stunde und zwei Stunden am Abend beim Lesen oder Musikhören).
- Die Konzentrationsfähigkeit und Stimmung von älteren Menschen mit Schlafstörungen wird durch einen *Mittagsschlaf* verbessert, aber nicht länger als eine halbe Stunde und möglichst vor 14.00 Uhr.
- Abends sollte *nicht zu früh ins Bett* gegangen werden. Regelmäßig eingehaltene Zubettgeh- und Aufstehzeiten stärken den Schlaf.
- Die *Schlafzimmerausstattung* muss freundlich sein. Für die Nacht wird der Raum so verdunkelt, wie der Patient es aus der Zeit kennt, in der er noch keine Schlafstörungen hatte.
- *Geräuschquellen* sollten 20 bis 30 Dezibel nicht überschreiten.
- Die *Schlafraumtemperatur* liegt unter 24°C, am besten bei 17 bis 18°C.

- Nachts sollten Patienten *nicht auf* den *Wecker* achten, weil dies meist Ärger über das Wachsein und Sorgen über den psychischen und körperlichen Abbau auslöst.
- Ein kohlenhydratreiches Frühstück und Mittagessen kann dazu beitragen, abends länger wach zu bleiben. Zwei bis drei Stunden vor dem Schlafengehen sollte nur noch leicht Verdauliches gegessen werden.
- *Kaffee, Cola, schwarzer oder grüner Tee*, die je nach Veranlagung 8 bis 14 Stunden wachhalten können, sowie *Nikotin* und *Schokolade* sind wegen ihrer stimulierenden Wirkung von Schlafgepeinigten ab der Zeit nach dem Mittagessen zu vermeiden oder durch entkoeffinierten Kaffee zu ersetzen.
- Auf *Alkohol* wird ganz verzichtet.
- Der Patient führt ein individuelles *Einschlafritual* durch, um ruhiger zu werden und um den Schlaf anzukündigen. In Frage kommen bestimmte Fernseh- oder Radiosendungen (anders als bei jüngeren Erwachsenen führt Fernsehen im Alter kaum zu Einschränkungen oder Veränderungen des Schlafrhythmus; Asaoka et al., 2007), Lesen vor dem Lichtausschalten, ein warmes Bad oder ein Glas Milch mit Honig (das in Milch enthaltene L-Tryptophan gelangt mit dem Zucker ins Gehirn und wirkt dort förderlich auf die Schlafregulation ein).
- Ein *Entspannungsverfahren*, z. B. PME (vgl. S. 192), wird tagsüber gelernt und zum Einschlafen eingesetzt. Ruhebilder fördern Gefühle von innerer Ruhe und Gelassenheit.
- *Belastende Gedanken*, wie Grübeleien und Sorgen, rufen innere Spannungen hervor und behindern den Schlaf. Einschlafprobleme führen häufig auch zu Verärgerung. Hier kann Psychoedukation über gesundes Schlafverhalten und die Lektüre eines Selbsthilfebuches (Staedt et al., 2009) hilfreich sein. Negative Kognitionen werden mit kognitiver Therapie verändert.
- Die meisten Patienten mit Schlafstörungen haben einen Horror davor, ins Bett zu gehen, weil sie stundenlang wachliegen. Das *Bett hat* für sie *keinen Anreiz mehr zum Schlafen*, sondern nur noch eine aversive Qualität. Um dem Bett wieder einen Anreiz zum Schlafen zu geben, sollte der Patient sich nur noch im Bett aufhalten, um zu schlafen (oder sich sexuell zu betätigen). Liegt der Patient eine halbe Stunde und länger wach, geht er in einen anderen Raum und konzentriert sich solange auf eine beruhigende Beschäftigung (Lesen, Fernsehen), bis er müde wird. Dann legt er sich wieder hin. Klappt es wieder nicht, steht er nochmals auf.
- In hartnäckigen Fällen kann *Schlafentzug* bzw. die Begrenzung der Schlafzeit helfen. Die Verweildauer im Bett wird auf die gegenwärtige Schlafdauer – nach subjektiver Einschätzung des Patienten – begrenzt. Sie sollte aber mindestens 4,5 Stunden betragen. Die Schlafeffizienz lässt sich mit der Formel: Echte Schlafzeit geteilt durch die im Bett verbrachte Zeit mal 100 berechnen. Beispiel: Ein Patient schläft derzeit 4,5 Stunden die Nacht. Er darf dann insgesamt 5 Stunden im Bett verbringen. Seine Schlafeffizienz: 4,5 geteilt durch 5 mal 100 = 90 %. Erreicht er diese 90 % an 5 Tagen hintereinander, darf er in der Folge 15 Minuten länger im Bett liegen bleiben. Auf diese Weise wird die Kernschlafzeit langsam erhöht. Wichtig ist außerdem, dass der Patient die dadurch gewonnene freie Zeit sinnvoll gestaltet.
- *Alpträume im höheren Alter* sind oftmals medikamenteninduziert. Zur Verbesserung des Schlafverhaltens sollten darum die Medikamente umgestellt oder ein Schlafmittel verschrieben werden.

Für *körperliche Erkrankungen*, die von schlafgestörten älteren Patienten häufiger genannt werden, gibt es eine Reihe schlaffördernder Medikamente und nutzbringender pragmatischer Veränderungen:

- *Schmerzen* unterliegen ebenfalls einem zirkadianen Rhythmus. Deshalb ist es sinnvoll, bei heftigen *Kopfschmerzen* (Migräne, Clusterkopfschmerzeinen und schlafgebundene Kopfschmerzen) einen Therapieversuch mit Melatonin (Einnahme regelmäßig zwei Stunden vor dem Schlafengehen) zu machen (vgl. S. 110). Für *Rücken*schmerzen, über die sich ältere Menschen besonders häufig beklagen, wären eine angepasste Matratze mit Lattenrost, Wirbelsäulengymnastik, Schwimmen, Spaziergänge und sedierende Antidepressiva geeignete therapeutische Maßnahmen.
- Die *Schlafapnoe* lässt sich durch (1) kontinuierliche Überdruckbeatmung mithilfe einer Schlafsauerstoffmaske, (2) durch die Einnahme eines dopaminhaltigen Präparats, (3) durch eine ausgewogene, eisenhaltige Ernährung und (4) durch die *Reduktion des Übergewichts* beheben.
- Der häufige Drang zum Wasserlassen während der Nacht erschwert älteren Patienten mit Reizblase das Durchschlafen. Mit einem *Blasentraining* können sie sich Linderung verschaffen (vgl. Anhang, S. 199).
- Bleibt die nicht medikamentöse Behandlung erfolglos, werden *Medikamente* zu den anderen schlaffördernden Maßnahmen hinzugezogen *(Kombinationsbehandlung)*, auch wenn sich das Risiko für Stürze erhöht und Medikamente nur auf der symptomatischen Ebene wirken:
  - *Pflanzliche Medikamente* sind in ihrer biochemischen Wirkung wissenschaftlich nicht belegt, außer Baldrian-Hopfen. Dennoch entfalten sie über eine kognitive Komponente bei vielen älteren Patienten gute Wirkungen (Placeboeffekt).
  - *Antihistaminika* sind frei verkäufliche Schlafpräparate; ältere Menschen sollten sie *nicht* (!) einnehmen wegen ihrer anticholinergen Wirkung, die im Alter zu Verwirrtheit, Harnverhalt, Verstopfung und Mundtrockenheit führen kann.
  - Von den *verschreibungspflichtigen Medikamenten* kommen Antidepressiva – trotz der Nebenwirkungen (Übergewicht, Libidoschwächung und Überhang am Morgen) – infrage; sie eignen sich vor allem dann, wenn auch Depressionen vorliegen. Vor Amitryptilin (Saroten) wird jedoch wegen der anticholinergen Wirkungen gewarnt. Benzodiazepine sollen möglichst nicht eingesetzt werden.
  - Stattdessen empfehlen Schlafexperten Zolpidem (Stilnox), ein Benzodiazepin ähnliches Hypnotikum, denn es ist das Schlafmittel mit der am besten belegten Langzeitwirkung bei älteren Patienten und macht nicht abhängig. Schließlich ist noch das retardierte Melatonin (Circadin) zu nennen, das für Patienten ab 55 Jahren zugelassen ist.

### 4.2.13 Schmerztherapie

Schmerzen gehen häufig mit Angst vor dem Schmerz einher. Das Vermeiden von Schmerz auslösenden Bewegungen hat oftmals eine übersteigerte Schonhaltung zur Folge. Chronische Schmerzen können auch zu depressiven Verstimmungen und aggressiven Impulsen führen.

In den Schmerzschwellen von jüngeren und älteren Personen scheint es nur geringe Unterschiede zu geben, die für die Schmerztherapie nicht relevant sind (Basler, 2004). Bei älteren Schmerzpatienten kommt es leichter als bei jüngeren zum Aufflammen des Schmerzes bei zunehmender Beanspruchung, z. B. bei gesteigerter körperlicher Aktivität. Falsche Schmerzeinschätzungen nehmen mit dem Alter eher zu (Basler, 2004).

Während akute Schmerzen sich zumeist mit spezifischen Schmerzmitteln (Analgetika) abschwächen lassen, ist bei chronischen Schmerzen ein interdisziplinäres, multimodales Schmerzmanagement erforderlich, das professionell in Klinikambulanzen angeboten wird. Es enthält folgende Elemente (eine ausführliche Beschreibung findet sich bei Basler, 2004):

- Medikamentöse Therapie,
- Physiotherapie,
- Physikalische Therapie (Biofeedback; Veränderungen in der Umgebung, z. B. an der Beschaffenheit des Betts),
- Psychologische Therapie (Selbstwahrnehmungs- und Emotionstraining, Aufmerksamkeits- und Fokussierungstraining, kognitive Therapie, Entspannungstraining, Einführung von angenehmen Aktivitäten).

Medikamentenempfehlungen für ältere Patienten sind empirisch unzureichend abgesichert (vgl. S. 21 und Kapitel 4.2.14). Da Benzodiazepine die Lernfähigkeit von älteren Menschen besonders beeinträchtigen, sollte darauf geachtet werden, ob und wie oft ältere Patienten Beruhigungsmittel, z. B. zum Schlafen, einnehmen. Sie sollten möglichst überzeugt werden, davon Abstand zu nehmen.

Wird ausreichend auf die spezifischen Wünsche von älteren Patienten geachtet, arbeiten sie in der Schmerztherapie oft bereitwilliger mit als jüngere Patienten. Sie erreichen in der Regel auch eine deutliche Linderung der emotionalen Schmerzbelastung. Ihre motorischen Fertigkeiten lassen sich allerdings nicht mehr so verbessern wie die von jüngeren Patienten (Basler, 2004).

### 4.2.14 Medikamentöse Therapie

Ein psychopharmakologisches Medikament für ältere Patienten sollte wenig Wechselwirkungen mit anderen Arzneimitteln haben, die wegen körperlicher oder weiterer psychischer Erkrankungen eingenommen werden, einmal um die *kognitiven Leistungen* nicht zu *verschlechtern* (Volz & Stieglitz, 2010) und zum anderen, um *toxische Wirkungen* zu vermeiden. In Deutschland werden etwa 98 % der 70- bis 100-Jährigen wegen mindestens einer behandlungsbedürftigen Diagnose und 88 % sogar wegen fünf oder mehr Erkrankungen medikamentös behandelt (Forstmeier & Maercker, 2008; vgl. Ergebnisse der Berliner Altersstudie, vgl. S. 20). Auch in den USA nehmen mehr als 40 % der über 65-jährigen Patienten drei verschiedene Medikamente und mehr ein (Helsley & Vanin, 2008).

Pharmakokinetik ist die Untersuchung der Resorption, Verteilung, Biotransformation und Exkretion von Medikamenten. Die pharmakokinetischen Wechselwirkungen zwischen Medikamenten für körperliche Erkrankungen und Psychopharmaka, die älteren Menschen im Rahmen einer Kombinationstherapie verabreicht werden, sind hochgradig komplex und nahezu unberechenbar. Die meisten Psychopharmaka sind fettlöslich und können die Blut-Hirn-Schranke überschreiten. Altersbedingt kommt es in der Regel zu einer

*Verlangsamung der Stoffwechselprozesse*. Folgende Faktoren beeinflussen die Wirkung von Medikamenten bei Patienten, die 65 Jahre und älter sind (Helsley & Vanin, 2008):

- Die geringere Produktion von Magensäure bei vielen älteren Menschen führt dazu, dass Medikamente sich langsamer auflösen.
- Der Blutfluss in den Eingeweiden lässt nach und das wirkt sich auf die Resorption der Medikamente aus.
- Infolge einer geringeren Darmbeweglichkeit gelangen Medikamente nicht mehr so leicht in den Dünndarm zur Resorption.
- Die Darmhaut arbeitet mit zunehmendem Alter weniger effektiv, so dass größere Medikamentenmengen im Darm verbleiben.

Im Alter verändert sich die Körpermasse: Das adipöse Gewebe nimmt im Verhältnis zum Muskelgewebe zu und das hat Folgen für die Wirkung von Medikamenten: Die Spitzen der Serumkonzentrationen sind dann zwar niedriger als bei jüngeren Patienten, dafür halten die Wirkungen von Medikamenten aber sehr viel länger an (Helsley & Vanin, 2008).

Bei der *Behandlung von GAS* werden folgende Medikamentengruppen eingesetzt (Bandelow et al., 2007; Helsley & Vanin, 2008):

- *Antidepressiva* greifen in den Serotonin- und Noradrenalinhaushalt ein. Sie sind wirkungsvoll bei den psychischen Anteilen von Angstbeschwerden, nicht aber bei den körperlichen Symptomen der Angst (Volz & Stieglitz, 2010). Folgende *Antidepressiva* erweisen sich als *wirkungsvoll bei GAS:*
  - *SSRI* (Selective Serotonin Reuptake Inhibitors), wie Paroxetin, steuern vor allem den Serotoninhaushalt. Paroxetin ist für die Behandlung von GAS zugelassen. Da Paroxetin in der Anfangsphase Schlaflosigkeit hervorrufen kann, sollten ältere Patienten morgens eine graduell gesteigerte Dosis einnehmen (beginnend mit 20 mg bis zu 60 mg pro Tag; Volz & Stieglitz, 2010). Die angstreduzierende Wirkung setzt nach zwei bis vier, manchmal erst nach bis zu acht Wochen ein.
    SSRI werden älteren Patienten mit internalisierenden Störungen besonders häufig verschrieben, weil sie gut toleriert werden und weniger Nebenwirkungen haben als andere Antidepressiva. Die ersten Symptome, die sich oft verbessern, sind Schlaf- und Appetitstörungen, gefolgt von *Ängsten* und *Depressionen* (Rabins & Lauber, 2006). Außerdem müssen sie nur einmal am Tag eingenommen werden.
  - *SSNRI* (Selective Serotonin and Noradrenaline Reuptake Inhibitors), wie Venlafaxin retard und Duloxetin, regeln sowohl den Serotonin- als auch den Noradrenalinhaushalt (Helsley & Vanin, 2008). Sie lindern nachweislich die Angst von GAS-Patienten, wobei Duloxetin sich sowohl in der Akutphase der GAS, als auch in der Erhaltungstherapie „hochwirksam" bewährt und gleichzeitig zur *Abschwächung von Schmerzen* beiträgt (Volz & Stieglitz, 2010, S. 60). Auch in der Behandlung von *sozialer Phobie* und *Depressionen* sind sie effektiv. GAS-Patienten, die eine erhöhte Aktivität vor dem Corpus Callosum im anteriorer cingulärer Kortex zeigen, sprechen besser auf Venlafaxin an als Personen mit geringerer Aktivität (Nitschke et al., 2009). SSNRI führen bei einigen älteren Patienten zu Bluthochdruck, besonders zu Beginn der Behandlung (Rabins & Lauber, 2006).
  - Bei Behandlungsbeginn mit SSRI und SSNRI kann vermehrt Unruhe entstehen (Bandelow et al., 2007; Volz & Stieglitz, 2010). Dadurch wird zumindest in der

  initialen Phase auch das *Suizidrisiko* erhöht. Folglich ist bei älteren Patienten mit einer geringeren Dosis, etwa der Hälfte derjenigen, die für jüngere Erwachsene vorgesehen ist, zu beginnen (Helsley & Vanin, 2008). Die vollständige Wirkung von SSRI und SSNRI im Alter setzt vermutlich erst nach acht bis 12 Wochen ein (Bandelow et al., 2007). Neben Suizidrisiko zu Beginn der Behandlung sind weitere Nebenwirkungen Mundtrockenheit, Libidoabschwächung, Gewichtszunahme, Verstopfung und Hyperstimulation (Helsley & Vanin, 2008).
  - *Trizyklische Antidepressiva* sind ältere Antidepressiva, die ähnliche, jedoch stärker ausgeprägte Nebenwirkungen haben als SSRI und SSNRI (Bandelow et al., 2004, 2007). Zu Beginn der medikamentösen Therapie müssen diese Nebenwirkungen bei älteren Patienten genau verfolgt werden, um sie vor Schaden zu bewahren (Helsley & Vanin, 2008).
- *Benzodiazepine* entfalten ihre beruhigende Wirkung über die Rezeptoren für Gamma-Aminobuttersäure GABA, dem wichtigsten hemmenden Transmitter im ZNS (Bandelow et al., 2004; Volz & Stieglitz, 2010). Sie *dämpfen die körperlichen Symptome der Angst noch stärker* als die psychischen. Gleichzeitig verschlechtern sie aber auch die kognitive Funktionsfähigkeit von *älteren Patienten*; deshalb sollten ihnen *Benzodiazepine mit kurzer Halbwertzeit und in niedriger Dosierung* verschrieben werden (Helsley & Vanin, 2008). Bei vielen Patienten führen sie zu Abhängigkeit. Sie dürfen keineswegs abrupt abgesetzt, sondern nur unter ärztlicher Beobachtung langsam ausgeschlichen werden, denn in den meisten Fällen kommt es zu heftigen Entzugserscheinungen mit Panikattacken, Verwirrtheit und Delir (vgl. S. 163), nach meinen Erfahrungen allerdings seltener bei Angstpatienten (vgl. Beispiel, S. 134).
- *Antikonvulsiva* sind Mittel zur Behandlung von epileptischen Anfällen. Ein Wirkstoff aus dieser Medikamentengruppe, das Pregabalin, wirkt nachweislich bei GAS, in höheren Dosen sogar so gut wie Benzodiazepine. Pregabalin hat auch eine schlaffördernde Wirkung. Nebenwirkungen sind Benommenheit und Schläfrigkeit (Volz & Stieglitz, 2010).
- *Antihistaminika*, wie Hydroxycin, wirken stark dämpfend auf das ZNS ein. Weil ältere Patienten dadurch sturzgefährdet sind, sollten sie ihnen nicht verabreicht werden (Rabins & Lauber, 2006).
- Das *Anxiolytikum* Buspiron ist wahrscheinlich nur bei GAS wirksam, nicht aber bei Panikstörung und sozialer Phobie (Bandelow et al., 2004). Nebenwirkungen sind Kopfschmerzen, Schwindel, Erregung und Übelkeit (Helsley & Vanin, 2008). *Bei älteren Angstpatienten* ist Buspiron *weniger wirkungsvoll* als SSRI oder SSNRI (Rabin & Lauber, 2006).
- *Beta-Blocker*, wie z.B. Beloc® oder MetoHEXAL® mit dem Wirkstoff Metoprolol, werden gerne von Personen eingenommen, die bestimmte soziale Situationen überstehen müssen, wie Schauspieler vor einer Premiere oder Theateraufführung oder Sozialphobiker vor einer festlichen Einladung. Beta-Blocker reagieren sofort, indem sie die Adrenalin- und Noradrenalinausschüttung und damit die *körperlichen Symptome der Angst*, wie Herzrasen, Erröten oder Stammeln, reduzieren. Ältere Personen sollten grundsätzlich niedrigere Dosen verschrieben bekommen und nur dann, wenn sie nicht unter Herzproblemen, Asthma oder Gefäßerkrankungen leiden (Bandelow et al., 2004; Rabins & Lauber, 2006).

**Merke:**

Bei GAS empfehlen Bandelow et al. (2004) eine Behandlungsdauer mit Psychopharmaka von mindestens einem Jahr.

Die Folgen der Einnahme von bestimmten Psychopharmaka sind eingehend mit den Patienten und ihren behandelnden Ärzten zu besprechen, erst recht bei Multimedikation.

### 4.2.15 Angehörigenarbeit

Ältere Menschen hegen noch mehr Vorurteile gegenüber Psychotherapie als jüngere (vgl. S. 72). Besorgte Partner oder Kinder können helfen, älteren Angehörigen, die unter Ängsten leiden, die Scham vor dem Bekanntwerden ihrer psychischen Störung zu nehmen und sie für eine Psychotherapie zu motivieren. Für Angehörige ist es wichtig, die wesentlichen Belastungen zu erkennen, die beim Partner oder Elternteil Angst ausgelöst oder verschlimmert haben: Die Wohnung oder das Haus, in dem sie den Großteil ihres Lebens verbracht haben, musste aufgegeben werden, Freunde sind schwer erkrankt oder verstorben und der alternde Körper ist nun anfälliger für Schmerzen, Funktionseinbußen und Erkrankungen. Altersbedingte Belastungen können sehr einschneidend sein. Angehörige können sich darum bemühen, ihren betagten Familienmitgliedern Interesse und Zuneigung entgegen zu bringen, genau hinzuhören, um sie zu verstehen, und empathisch auf sie einzugehen.

Ansprache, Zuhören und Anteilnahme wirken beruhigend, ersetzen aber keine Therapie. Ältere Menschen mit behandlungsbedürftigen Ängsten und Depressionen brauchen psychotherapeutische Hilfe. Angehörige können den Psychotherapeuten vermitteln, aber nicht ersetzen, denn es fehlt ihnen vor allem der emotionale Abstand und das erforderliche Wissen.

### 4.2.16 Evaluation der therapeutischen Wirkungen

*Klinische Erfahrungswerte:* Die Wirkungen von psychotherapeutischer Behandlung sind klinischen Studien zufolge bei älteren und jüngeren Erwachsenen vergleichbar (Helsley & Vanin, 2008; Rabins & Lauber, 2006). Ältere Patienten profitieren von psychotherapeutischer Behandlung, denn der Therapeut hört ihnen empathisch zu, macht Psychoedukation, gibt soziale Unterstützung in vielfacher Hinsicht und respektiert ihre Lebensleistung. Schließlich werden Patienten zur Selbsthilfe ermutigt und aus der sozialen Isolation geholt. Den meisten älteren Patienten gelingt es, die Anregungen aus der Therapie in ihre Lebensführung zu integrieren und ein befriedigenderes und erfüllteres Leben zu führen. Ältere Menschen, die Medikamente entweder nicht vertragen oder aus unterschiedlichen Gründen (religiös motivierte Bedenken, Befürchtung von Nebenwirkungen, Angst vor Abhängigkeit) nicht einnehmen wollen, ziehen einen besonderen Gewinn aus einer psychotherapeutischen Behandlung. Sie erfordert jedoch viel Geduld, denn sie dauert wesentlich länger als eine medikamentöse Therapie.

*Evidenzbasierte Datenlage:* Die psychopathologischen Grundlagen von Angststörungen im Alter sind wesentlich weniger evidenzbasiert als die von anderen psychischen Störungen, obwohl Ängste epidemiologischen Untersuchungen zufolge bei älteren Menschen häufiger vorkommen als Depressionen (Ayers et al., 2007). Kriterien für die Definition von evidenzbasierten Behandlungsstudien sind (Borntrager et al., 2009; Yon & Scogin, 2007):

- Die Untersuchungsteilnehmer müssen einer bestimmten Altersgruppe angehören und eine Angststörung nach DSM-IV haben,
- das Studienkonzept muss aus einer randomisierten Untersuchung bestehen, in der eine Intervention in einer Untersuchungsgruppe durchgeführt und mit einer Kontrollgruppe, einer alternativen Intervention oder einer Placebo-Behandlung verglichen wird,
- und die Studie muss mindestens ein objektiv evaluiertes Angstergebnis liefern.

In einer Metaanalyse (17 Studien) konnte die *Wirksamkeit von KVT* (mit den therapeutischen Bausteinen Psychoedukation, kognitive Umstrukturierung, Konfrontation in sensu/in vivo und Entspannungsübungen) und *Entspannungsverfahren bei älteren Patienten mit GAS und phobischen Ängsten* belegt werden (Ayers et al., 2007). Einige der gesichteten Studien zur Wirkung von KVT enthielten weiterführende therapeutische Bausteine (Problemlösen, Aktivieren, Schlafhygiene, Lebensrückblickintervention und Gedächtnistraining), so dass heterogene Bedingungen über alle Studien hinweg den Vergleich der therapeutischen Wirkungen erschwert haben. In sieben Studien wurde KVT bei GAS-Patienten und in zwei Studien bei Patienten mit GAS *und* phobischen Ängsten untersucht. KVT war größtenteils in Einzeltherapie durchgeführt worden, teilweise auch bei Hausbesuchen. In vier Studien zeigte sich *Progressive Muskelentspannung im Gruppensetting* als wirkungsvoll. *Unterstützende Therapie* (mit spiegelndem, aktivem Zuhören und Verbalisieren von Gefühlen) und *kognitive Therapie* (kognitive Umstrukturierung ohne Verhaltens- und Entspannungsübungen) erwies sich demgegenüber als weniger wirkungsvoll bei älteren Patienten. Die Ergebnisse der gesichteten Studien beschränkten sich allerdings auf die Behandlung von nur einer Angststörung, der GAS. Längsschnittstudien fehlten. Insgesamt waren die Behandlungserfolge bei älteren GAS-Patienten nicht ganz so stark wie bei jüngeren Patienten (Ayers et al., 2007).

Die Wirkmechanismen der psychotherapeutischen Behandlung von weiteren Angststörungen im Alter (phobische und panische Ängste, Zwänge, Traumatisierungen) müssen erst noch untersucht werden. Bislang gibt es lediglich Fallstudien. Desgleichen fehlen Therapiewirkstudien für folgende therapeutische Ansätze bei älteren Patienten: Problemlösetraining (D'Zurilla et al., 2001), metakognitive Therapie (Wells, 2002), Lebensrückblickintervention (Haight & Webster, 1995) und Akzeptanzbasierte Therapien (Roemer & Orsillo, 2002).

In einer Wirksamkeitsstudie von Siev und Chambless (2007) wurde die Effektivität von KVT bei Patienten mit GAS und Panikstörung an *jüngeren* Erwachsenen vergleichend untersucht. Auch hier zeigten sich KVT und progressive Muskelentspannung als ähnlich wirksam bei GAS. Bei der Behandlung von Panikstörung war KVT jedoch wirksamer als PME. Belege für die Wirksamkeit von Kombinationstherapie (KVT und medikamentöse Therapie) bei GAS fehlen noch. Sobald GAS und Depressionen komorbide auftreten, sollte eine Kombinationstherapie in Erwägung gezogen werden (Bandelow et al., 2007).

**Fallbeispiel**

Elisabeth, 73 Jahre, kam auf Drängen des Hausarztes mit großen Bedenken („Dass ich Therapie brauche!“) und Zweifeln („Bin ich auf dem richtigen Weg?“). Sie leidet unter GAS. Hinzu kommen Panikstörung, leichte Zwänge und Dysthymia. Sie macht sich Sorgen um ihre Gesundheit, Partnerschaft, um das Wohlergehen von Mann und Sohn und fürchtet sich vor Alkohol- und Medikamentenmissbrauch. Außerdem hat sie Angst, so „jammrig“ zu werden wie ihre alkoholkranke Mutter und die medikamentenabhängige Großmutter mütterlicherseits. „Ich habe Angst vor Katastrophen und kann niemals abhaken“, „leide fürchterlich unter Grübeleien und kann nicht abschalten“. „bin ständig dabei, mit mir selbst zu kämpfen“. Die Angst kann jederzeit auftreten, kommt aber regelmäßig vor dem Zubettgehen (Angst vor Sorgen, Grübeleien und Schlaflosigkeit). Schon beim Zurechtmachen fürs Bett stellt sie rote Flecken am Hals fest. Sorgenvolle Gedanken lösen mehrfach im Monat panikähnliche Zustände aus, die mit leichter Übelkeit und Herzklopfen einhergehen. „Es steigt dann etwas hoch in der Brust“, sie bekommt einen tauben Kiefer, wird rot und gangunsicher. In solchen Momenten fürchtet sie sich davor, „verrückt zu werden“, und schimpft dann innerlich mit sich: „Lass dich nicht so gehen!“ Weinen gestattet sie sich nur, wenn sie alleine ist. Immerzu meint sie, nicht genügend zu geben. Deshalb versucht sie, besonders viel zu leisten und übernimmt sich nicht selten dabei. Ist sie unterwegs, schaut sie aus Angst vor Diebstahl 10- bis 15-mal nach dem Geldbeutel in ihrer Handtasche. Beim Putzen ist sie „sehr pingelig“.

E. neigt außerdem zu rezidivierenden, höher frequentigen depressiven Phasen, die oft nur eine Woche anhalten und mit Interesse- und Freudlosigkeit, depressiver Verstimmung und „Gefühlsleere“ einhergehen. In diesen Phasen hat sie Ein- und Durchschlafstörungen, ist besonders unruhig, macht sich Selbstvorwürfe und verliert an Selbstvertrauen. Zu ihrem gutmütigen Mann ist sie dann oft „aggressiv“, was ihr im Nachhinein sehr leid tut. Ausgelöst werden solche depressiven Phasen durch negative Träume über ihre Eltern oder durch körperliche Überanstrengung, zu der sie besonders neigt. An körperlichen Belastungen nennt sie Renovierungsarbeiten in der Wohnung, längeres Laufen, jahreszeitlich bedingte Kälte, Stolpern oder Stürze. Einladungen ausrichten strengt sie ebenfalls enorm an.

Phasenweise nimmt sie Insidon (200 mg/Tag) und geht diszipliniert mit Lexotanil um, nimmt es nur nach Bedarf, sobald die Angst unerträglich ist. Mit dem Benzodiazepam-Präparat kann sie ohne weiteres fünf bis sechs Tage pausieren.

E. hat außerdem etliche *körperliche Beschwerden:* Mit 20 Jahren bekam sie „Verkrampfungen“ im Rücken und Probleme mit den *Bandscheiben*. Bei der Büroarbeit wurde sie im Alter von 43 Jahren während eines massiven Bandscheibenvorfalls infolge der Schmerzen ohnmächtig. Damals musste sie sich zwei Bandscheibenoperationen unterziehen. Nach der ersten Operation stand fest, dass der Ischias links durch die Bandscheibe bereits irreversibel geschädigt war. Die zweite Bandscheibenoperation führte zu Entzündungen, Lähmungen und Arthrosebildung im Bereich des linken großen Zehs, begleitet von chronischen Schmerzen, unter denen sie heute besonders leidet. Sie kann kaum mehr längere Fußwege zurücklegen, ohne anschließend starke

Schmerzen zu haben. Nach den Operationen wurde sie aus einem „hyperaktiven Leben“ (engagierte Sekretärin, reichhaltiges Freizeitleben) herausgerissen, musste ihr ganzes Leben „umkrempeln“ und auf vieles verzichten, z. B. auf das Autofahren (am Steuer) und auf ihr geliebtes Bergwandern. Seit der Kindheit hat sie zudem einseitig *Migräne* mit Übelkeit, meist einmal im Monat (hormonelle Einflüsse?). Mit 47 Jahren bekam sie *Herz-Rhythmus-Störungen*, die bis heute mit dem Antiarrythmikum Verapamil-Hydrochlorid 80 behandelt werden. Ihre Schlafstörungen brachte sie mit Fußzonenreflexmassage unter Kontrolle. Von 1980 an traten 5 *Hörstürze* auf. Immer wieder hat sie *Magengeschwüre* aufgrund von Helicobakter-Bakterien (und Stress?). Sie ist hart im Nehmen geworden: „Mein Körper ist mir egal, ich nehme ihn nicht mehr ernst“. Vor vielen Jahren empfahl ihr der Hausarzt bereits eine psychotherapeutische Behandlung wegen der Schmerzen und Hörstürze: „Ich wollte es aber alleine schaffen“.

Als Kind hatte sie eine liebevolle Beziehung zur Mutter. Diese war allseits beliebt, las viel, kochte vorzüglich und konnte den Menschen „so viel geben“. Der Vater war „ein cholerischer Schläger“ und sehr streng. Sie fühlte sich von ihm abgelehnt und hatte oft das Gefühl, er bestrafe sie dafür, dass sie die Mutter nicht von der Schnapsflasche fernhalten konnte. Die Eltern hatten häufig Auseinandersetzungen und schlugen sich viel, so dass die Mutter immer mehr dem Alkohol verfiel. Allerdings entstammt sie auch einer „Trinkerfamilie“ (ihr Vater, Bruder und eine Tante waren ebenfalls alkoholkrank, die Mutter medikamentenabhängig). Als E. 11 Jahre alt war, verließ der Vater die Mutter: „Mein Vater ließ mich im Sumpf und Elend zurück“, „er unterstützte uns auch finanziell nicht“. Seit jener Zeit hat E. ständig Angst, etwas Schreckliches würde passieren, z. B. könnte die Mutter irgendwo volltrunken herumliegen. Sie schämte sich immer mehr für die Mutter und meinte, sich vor den Leuten verstellen zu müssen. „Ich habe gelogen und mir richtige Hirngespinste aufgebaut“. Allmählich schlug ihre Liebe in Hass um. Sie kam sich deshalb „schlecht und mies“ vor. Freundinnen lud sie in der Zeit nicht mehr nach Hause ein, weil sie Angst hatte, die könnten sehen, wie ihre Mutter trank und wie unaufgeräumt es zu Hause war. Sie schätzt, von daher rühre ihre ausgeprägte Ordnungsliebe.

Als Jugendliche stürzte sie immer wieder in Depressionen ab und wollte sich mehrfach in den Rhein-Herne-Kanal werfen, was sie rückblickend „ganz schlimm“ findet. Deshalb ging sie mit 20 Jahren zum Psychiater. „Heute ist es Schnee von gestern, aber ich träume noch jede Nacht von meiner Mutter“. Paradoxerweise bestellt sie im Traum für die Mutter manchmal Schnaps; das irritiert sie sehr. Ihre Mutter machte drei Entziehungskuren und wurde jedes Mal wieder rückfällig. Als E. 27 Jahre alt war, sprang die Mutter im Delir aus dem ersten Stock eines Altbaus, erlitt einen Beckenbruch und wurde im Krankenhaus ein weiteres Mal vom Alkohol entzogen. Danach lebte sie ein Jahr bei E. Ihr Mann unterstützte sie bravourös und hielt E. aufrecht. Er stammt aus einer intakten Familie und hat eine glückliche Kindheit verbracht. Am Ende fanden sie für die Mutter eine Wohnung in der Nähe, in der sie allerdings gleich wieder zu trinken begann. Nach fünf Jahren wurde sie dort im Alter von 51 Jahren tot aufgefunden (Leberzirrhose). Weil sie sich erleichtert fühlte nach dem Tod der Mutter, litt E. unter starken Schuldgefühlen. Ihr exzessives Grübeln fing aber erst nach der zweiten Rückenoperation an, während der Folgekomplikationen, die sie ein Jahr ans Bett fesselten.

Seitdem die Verantwortung für die Mutter bei ihr lag, bemüht sich E. eisern um Haltung und Selbstbeherrschung. Durchhalten ist für sie zum Lebensmotto geworden. Ihren Schwiegervater hat sie z. B. jahrelang bis zu seinem Tod getröstet, denn nach dem Verlust der Schwiegermutter wollte er aus dem Leben scheiden. Ihrem Mann, mit dem sie eine gute Ehe führt, ging das schon fast zu weit. Er sagt ihr oft: „Lass doch mal los, sei doch mal schwach“.

*Therapie:* Weil E. stark unter Ängsten und Depressionen leidet, wurden zeitgleich störungsübergreifende Therapiebausteine (vgl. S. 70) herangezogen. Sie hat recht bald erkannt, dass sie „fürchterlich abstürzt!“, depressiv wird und Herzprobleme mit Schmerzen bis in den linken Arm bekommt, sobald sie sich körperlich verausgabt, und das tut sie oft infolge ihres hohen Leistungsanspruchs. In der Therapie lernt sie deshalb, mit ihren Kräften schonender und ökonomischer umzugehen.

Inzwischen achtet E. darauf, sich weniger kritisch zu beobachten und zu bewerten. Ihre Sorgen und Grübeleien kann sie mittlerweile wesentlich besser kontrollieren. Befürchtungen und Katastrophenerwartungen nimmt sie sehr viel früher wahr und unterzieht sie einer Wirklichkeitsüberprüfung. Sorgen kann sie auch mit gutem Zureden beenden oder durch realistisch formulierte Gedanken ersetzen. Nach negativen Träumen, aus denen sie ganz erregt aufwacht, bemüht sie sich, die Traumerlebnisse wirklichkeitsnah durchzudenken. Das beruhigt sie, sodass sie gleich wieder einschlafen kann. Dafür lobt sie sich besonders. Weil sie ihre negativen Kognitionen nun rechtzeitig erkennt und regelmäßig „stört“, werden Ängste und depressive Verstimmungen seltener ausgelöst.

Ihre zwanghaften Gewohnheiten konnte E. mit Konfrontation durch Reaktionsverhinderung abbauen. Sie spricht sehr gut auf das Sensorische Entspannungstraining (vgl. S. 193), auf Yogaübungen, die sie außerhalb der Therapie lernt, und auf die Bauchatmung (vgl. S. 196) an, die sie mit Vorstellungsbildern kombiniert, um innere Unruhe zu finden.

Während des Therapieverlaufs teilt ihr ein Orthopäde mit, dass ihre Herzschmerzen höchst wahrscheinlich von Rückenmuskelverspannungen herrühren. Sie macht deshalb noch regelmäßiger rückengymnastische Übungen, z. B. Vor- und Rückwärtsschaukeln in der Hocke oder von einem Stützwürfel aus. Sie ist bereit, mit ihren Schmerzen zu leben, und nimmt nur an vier bis fünf Tagen im Monat Schmerzmittel ein. Hat sie etwas Wichtiges vor, lässt sie sich vom Arzt eine Spritze geben. Zur Stärkung ihrer Gesundheit geht sie zweimal in der Woche schwimmen und täglich eine Stunde spazieren. Obwohl die Schmerzen beim Gehen über die Jahre konstant geblieben sind, kann sie heute besser damit umgehen. Sie baut zudem auf die Aussage ihres Orthopäden, der vorhersagt, dass ihr linker Fuß allmählich versteift, woraufhin die Schmerzen geringer werden dürften.

Im Verlaufe der Therapie traten noch eine Reihe zusätzlicher körperlicher Beschwerden auf, die sie von Spezialisten behandeln ließ: Unangenehme Magenbeschwerden rührten von einer Fettunverträglichkeit her. Eine Magenspiegelung ergab einen Reflux, sodass sie nun Antra® einnehmen muss. Die Magensäureproduktion wird wiederum von anderen Medikamenten angeregt. Massive Kalkablagerungen waren der Grund für starke Schulterbeschwerden. Vorerst will sie sich noch nicht operieren lassen und baut auf mehr gezielte Gymnastik und Bewegung, lässt sich aber zusätzlich Fangopackungen und Massage machen. Das Insidon konnte sie graduell abbauen, behält sich aber vor, beim nächsten „Tief" wieder darauf zurückzugreifen.

Die Schlafstörung wurde mithilfe ausgiebiger Informationen zur Schlafhygiene behoben. Inzwischen träumt E. sogar ausgewogener. Neben den schrecklichen Träumen über ihre Eltern träumt sie auch viel von ihrer früheren Bürotätigkeit, der sie gerne nachgegangen war. Im Rahmen der Reminiszenztherapie wurden vor allem ihre Erfahrungen mit den Eltern bearbeitet. Am Ende konnte sie ihr wenig kindgerechtes Leben besser akzeptieren. Zwei Jahre nach dem Tod der Mutter hatte sie ein heftiges Gespräch mit dem Vater, in dem sie ihm vorwarf, wie sehr er sie im Stich gelassen hatte. Er gab der Mutter die ganze Schuld und das rief Wut und Enttäuschung in ihr hervor. Nachdem er 30 Jahre lang seine Vaterrolle völlig vernachlässigt hatte, rief er nach dem Tod seiner zweiten Frau ständig an, bis E.s Mann von ihm verlangte, das zu unterlassen. E. zeigt sich sehr zufrieden damit, dass sie eine gute Ehe führt (und auch der Sohn).

Heute genießt sie am meisten die Gemütlichkeit in der Partnerschaft, gute Gespräche mit Freunden und Lesen, Lesen, Lesen. Mittlerweile liest sie ehrenamtlich auf einer Kinderabteilung für schwer kranke Kinder, deren Eltern selten zu Besuch kommen, Geschichten vor. Für sie ist das eine sinnerfüllende Tätigkeit. Als „Gehirnjogging" hat sie an der Volkshochschule einen Englischkurs belegt und will auch noch einen Kurs in Geschichte hinzunehmen. Schließlich findet sie Erfüllung in der Partnerschaft und im Zusammensein mit der Familie ihres Sohnes und den beiden Enkelinnen.

# 5 Panische und phobische Ängste

Im Folgenden wird das diagnostische und therapeutische Vorgehen bei panischen und phobischen Ängsten im Alter beschrieben.

## 5.1 Diagnostik

### 5.1.1 Diagnostische Kriterien für Panikattacke und Panikstörung

Eine Panikattacke ist ein heftiger psychophysiologischer Erregungszustand, der von intensiver Angst begleitet wird. Panikattacke allein ist keine eigenständige Diagnose: Sie wird nur mit anderen Störungen zusammen diagnostiziert, am häufigsten mit Panikstörung.

**Diagnostische Kriterien der Panikattacke und Panikstörung nach ICD-10 (F41.0)**

*Panikattacke*

a. Eine Panikattacke ist eine einzelne Episode von intensiver Angst oder Unbehagen
b. sie beginnt abrupt
c. sie erreicht innerhalb weniger Minuten ein Maximum und dauert mindestens einige Minuten
d. Mindestens 4 Symptome der unten angegebenen Liste, davon eins von den Symptomen 1. bis 4., müssen vorliegen.

Vegetative Symptome:
1. Palpitationen, Herzklopfen oder erhöhte Herzfrequenz
2. Schweißausbrüche
3. fein- oder grobschlägiger Tremor
4. Mundtrockenheit (nicht infolge Medikation oder Exsikkose bzw. Austrocknung).

Symptome, die Thorax und Abdomen betreffen:
5. Atembeschwerden
6. Beklemmungsgefühl
7. Thoraxschmerzen und -missempfindungen
8. Nausea oder abdominelle Missempfindungen (z. B. Unruhegefühl im Magen).

Psychische Symptome:
9. Gefühl von Schwindel, Unsicherheit, Schwäche oder Benommenheit
10. Gefühl, die Objekte sind unwirklich (Derealisation) oder man selbst ist weit entfernt oder „nicht wirklich hier“ (Depersonalisation)
11. Angst vor Kontrollverlust, verrückt zu werden oder „auszuflippen“
12. Angst zu sterben.

Allgemeine Symptome:
13. Hitzegefühle oder Kälteschauer
14. Gefühllosigkeit oder Kribbelgefühle.

*Ausschlussvorbehalt:* Die Panikattacken sind nicht Folge einer körperlichen Störung, einer organischen psychischen Störung (F0) oder einer anderen psychischen Störung wie Schizophrenie und verwandten Störungen (F2), einer affektiven Störung (F3) oder einer somatoformen Störung (F45).

*Panikstörung*

*A.* Wiederholte Panikattacken, die nicht auf eine spezifische Situation oder ein spezifisches Objekt bezogen sind und oft spontan auftreten (d. h. die Attacken sind nicht vorhersehbar). Die Panikattacken sind nicht verbunden mit besonderer Anstrengung, gefährlichen oder lebensbedrohlichen Situationen.
*B.* siehe Panikattacke
*C.* Ausschlussvorbehalt, siehe Panikattacke

Die individuelle Variationsbreite bezüglich Inhalt und Schwere ist so groß, dass *zwei Schweregrade von Panikstörung* – mittelgradig und schwer – mit der fünften Stelle differenziert werden können:
*F41.00* mittelgradige Panikstörung: Mindestens 4 Panikattacken in 4 Wochen
*F41.01* schwere Panikstörung: Mindestens 4 Panikattacken pro Woche über einen Zeitraum von 4 Wochen.

Die Symptome der Panikattacke sind bei panischer und phobischer Angst gleich. Der einzige Unterschied zwischen Panik und Phobie besteht in der Situationsbezogenheit: Panische Angst ist eine situations*un*abhängige Angst. Die harmlosen körperlichen Symptome der Panikattacke werden von Angstpatienten drastisch fehl interpretiert und mit gefährlichen Entwicklungen, wie Erkrankung, Ohnmacht, Sterben, Tod, Kontrollverlust oder Verrücktwerden, in Verbindung gebracht. Panikpatienten glauben, sie wären krank, weil sie sich miserabel fühlen. Während GAS-Patienten sich (unter anderem) um ihren künftigen Gesundheitszustand sorgen, fühlen sich Panikpatienten beim Panikerleben buchstäblich krank und kontrollschwach. Im Ruhezustand belauern sie sich vielfach im Hinblick auf körperliche Symptome und weitere Panikattacken (Angst vor der Angst). Diese antizipatorische Angst löst oftmals weitere Panikanfälle aus, sodass sich die Kette der Panikattacken fortsetzt.

Körperliche Angstsymptome werden von angstsensiblen Personen, die zu panischem Erleben neigen, besonders empfindsam wahrgenommen. In einer deutschen Studie (Andor et al., 2008) wurden 498 erwachsene Panikpatienten mithilfe der DSM-IV-Kriterien nach der Ausprägung ihrer Paniksymptome befragt. Vier Untergruppen kristallisierten sich heraus, Panikpatienten mit

1. stark ausgeprägten körperlichen und psychischen Symptomen,
2. niedrig ausgeprägten Symptomen in allen Bereichen,
3. verstärkten *vestibulären* Symptomen (Hitze-/Kälteschauer, Schwindel, Schwitzen, Zittern, Übelkeit, verstärktes Depersonalisations- und Derealisationserleben, Angst vor Kontrollverlust),
4. ausgeprägten *respiratorischen* Symptomen (Atemnot, Erstickungsgefühle, Schmerzen in der Brust, Herzrasen, Kribbel- und Taubheitsgefühle).

Panikerleben bei *älteren* Patienten wird häufiger als bei jüngeren durch körperliche Reaktionen oder Schwachstellen begünstigt, wie Herz-Rhythmus-Störungen, Atemwegsbeschwerden, Schilddrüsenüberfunktion, Unterzuckerung oder Medikamentennebenwirkungen. Belastende Erlebnisse, wie der Verlust des Partners, Ausbruch einer schweren Erkrankung oder Wohnortwechsel lösen aber auch häufig Panik aus.

### 5.1.2 Diagnostische Kriterien für Agoraphobie sowie für spezifische und soziale Phobie

Agoraphobiker fürchten sich vor Situationen, in denen sie einen Angstanfall bekommen könnten, weil Fluchtverhalten schwierig und Hilfe nicht verfügbar wäre. Folglich vermeiden sie solche Situationen – meist sind es öffentliche Orte – oder ertragen sie mit größtem Unbehagen. Im Unterschied zur *spezifischen Phobie*, die sich auf einzelne Situationen, Naturereignisse, Objekte, Lebewesen oder Erkrankung bezieht, liegt bei der Agoraphobie ein *generelles* phobisches Syndrom vor. Agoraphobie wird nach DSM-IV (Saß, Wittchen & Zaudig, 1996) auch dann diagnostiziert, wenn der Patient nicht mehr alleine sein kann oder sich nicht mehr traut, alleine auszugehen. Im ICD-10 (Dilling et al., 2000) ist die Panikstörung ein zusätzlicher Indikator für den Schweregrad der Störung (Agoraphobie mit oder ohne Panikstörung), während es sich im DSM-IV umgekehrt verhält (dort heißt es Panikstörung mit oder ohne Agoraphobie).

**Diagnostische Kriterien der Agoraphobie, spezifischen Phobie und sozialen Phobie nach ICD-10 (F40.0, F40.2, F41.1)**

*Agoraphobie*

*A.* Deutliche und anhaltende Furcht vor oder Vermeidung von mindestens zwei der folgenden Symptome:
1. Menschenmengen
2. öffentliche Plätze
3. allein Reisen
4. Reisen mit weiter Entfernung von zu Hause.

*B.* Wenigstens einmal nach Auftreten der Störung müssen in den gefürchteten Situationen mindestens zwei Angstsymptome aus der unter Panikattacke (S. 122) angegebenen Liste (eins der Symptome muss eines der Items 1. bis 4. sein) wenigstens zu einem Zeitpunkt gemeinsam vorhanden sein:

*C.* Deutliche emotionale Belastung durch das Vermeidungsverhalten oder die Angstsymptome; die Betroffenen haben die Einsicht, dass diese übertrieben oder unvernünftig sind.

*D.* Die Symptome beschränken sich ausschließlich oder vornehmlich auf die gefürchteten Situationen oder Gedanken an sie.

*E. Ausschlussvorbehalt:* Die Symptome des Kriteriums A. sind nicht bedingt durch Wahn, Halluzinationen oder andere Symptome der Störungsgruppen organische psychische Störungen (F0), Schizophrenie oder verwandte Störungen (F2), affektive Störungen (F3) oder eine Zwangsstörung (F42) oder sind nicht Folge einer kulturell akzeptierten Anschauung.

*Das Vorliegen oder Fehlen einer Panikstörung (F41.0) in der Mehrzahl der agoraphobischen Situationen kann mit der 5. Stelle angegeben werden:*
*F40.00* Agoraphobie ohne Panikstörung
*F40.01* Agoraphobie mit Panikstörung.
Möglichkeiten für eine Schweregradeinteilung: Für F40.00 kann der Schweregrad nach dem Ausmaß der Vermeidung angegeben werden, unter Berücksichtigung der jeweiligen kulturellen Bedingungen. Für Agoraphobie mit Panikstörung F40.01 gibt die Zahl der Panikattacken den Schweregrad an.

*Spezifische (isolierte) Phobie*

*A.* Entweder 1. oder 2.:
1. deutliche Furcht vor einem bestimmten Objekt oder einer bestimmten Situation, außer Agoraphobie oder sozialer Phobie
2. deutliche Vermeidung solcher Objekte und Situationen, außer Agoraphobie oder sozialer Phobie.

Häufige phobische Objekte und Situationen sind Tiere, Vögel, Insekten, Höhen, Donner, Flüge, kleine geschlossene Räume, Anblick von Blut oder Verletzungen, Injektionen, Zahnarzt- und Krankenhausbesuche.
*B.* Angstsymptome in den gefürchteten Situationen zu irgendeiner Zeit seit Auftreten der Störung wie in Kriterium B. von Agoraphobie definiert.
*C.* Deutliche emotionale Belastung durch die Symptome oder das Vermeidungsverhalten; Einsicht, dass diese übertrieben und unvernünftig sind.
*D.* Die Symptome sind auf die gefürchtete Situation oder auf Gedanken an diese beschränkt.
Wenn gewünscht, können die spezifischen Phobien wie folgt unterteilt werden:
- Tier-Typ (z. B. Insekten, Hunde)
- Naturgewalten-Typ (z. B. Sturm, Wasser)
- Blut-Injektion-Verletzungs-Typ
- Situativer Typ (z. B. Fahrstuhl, Tunnel, Flugzeug)
- Andere Typen.

*Soziale Phobie*

*A.* Entweder 1. oder 2.:
1. deutliche Angst, im Zentrum der Aufmerksamkeit zu stehen oder sich peinlich oder beschämend zu verhalten
2. deutliche Vermeidung im Zentrum der Aufmerksamkeit zu stehen oder von Situationen, in denen die Angst besteht, sich peinlich oder erniedrigend zu verhalten.

Diese Ängste treten in sozialen Situationen auf, wie Essen und Sprechen in der Öffentlichkeit, Begegnung von Bekannten in der Öffentlichkeit, Hinzukommen oder Teilnahme an kleinen Gruppen, wie z. B. bei Partys, Konferenzen oder in Klassenräumen.
*B.* Mindestens zwei Angstsymptome in den gefürchteten Situationen mindestens einmal seit Auftreten der Störung, wie in F40.0, Kriterium B. definiert, sowie zusätzlich mindestens eins der folgenden Symptome:

1. Erröten
2. Angst zu erbrechen
3. Miktions- und Defäktionsdrang bzw. Angst davor.

*C.* Deutliche emotionale Belastung durch die Angstsymptome oder das Vermeidungsverhalten. Einsicht, dass die Symptome oder das Vermeidungsverhalten übertrieben und unvernünftig sind.

*D.* Die Symptome beschränken sich ausschließlich oder vornehmlich auf die gefürchteten Situationen oder auf Gedanken an diese.

*Fragebögen zur diagnostischen Einschätzung* von panischen und phobischen Ängsten bei älteren Patienten sind im Anhang auf Seite 190 aufgeführt.

**Merke:**

Angst vor Erkrankung oder *Krankheitsphobie* wird oft *zu Unrecht* als *hypochondrische Störung* im Rahmen von somatoformen Störungen diagnostiziert (Salkovskis, 2008; Schmidt-Traub & Lex, 2005; Schmidt-Traub, 2008a). Während Hypochonder fest davon überzeugt sind, eine oder zwei Erkrankungen zu haben und diese akribisch medizinisch behandeln lassen, ist für Krankheitsphobiker die (Todes-)Angst das Hauptproblem. Wegen des typischen Merkmals Angst ist Hypochondrie in diesen Fällen nicht die richtige Diagnose. Anders als Hypochondrie lässt sich Krankheitsangst außerdem mit interozeptiver Konfrontation (vgl. S. 94) erfolgreich behandeln.

### 5.1.3 Erklärungsansätze und Besonderheiten von panischen und phobischen Ängsten im Alter

Der *erste* Panikanfall hat eine erschütternde Wirkung. Die heftigen Erregungszustände werden bewusst und unbewusst als bedrohlich wahrgenommen, lösen Erwartungsangst vor weiteren Anfällen aus und begünstigen damit das Panikerleben. Infolge einer Vielzahl von körperlichen Missempfindungen und Erkrankungen können ältere Panikpatienten oft nicht klar zwischen den Symptomen der Angst und kardiologischen, neurologischen oder anderen somatischen Beschwerden unterscheiden (Helsley & Vanin, 2008), sodass sich im Alter körperliche Erkrankungen und Angstsymptome nicht nur häufig wechselseitig bedingen, sondern auch die Differenzialdiagnose erschweren. Um nicht für verrückt gehalten zu werden oder ihre Unabhängigkeit in der Lebensführung zu gefährden, verbergen viele ältere Patienten obendrein die Angstsymptome.

Wegen ihrer Neigung zu katastrophisierenden Fehlinterpretationen überschätzen Menschen, die eine *Panikstörung* entwickelt haben, die Gefährlichkeit von harmlosen Situationen. Sie fürchten nicht so sehr die Angstsituation als vielmehr das, wofür die körperlichen Symptome der Angst ihrer Meinung nach Vorboten sind: Ohnmacht, Sterben oder Kontrollverlust über Körper oder Kognitionen. Allmählich beginnen die meisten, Situationen, in denen sie Panik erlebt haben, zu vermeiden.

Das erklärt den hohen Anteil von *Agoraphobie* bei Patienten mit Panikstörung. 29 % der Panikpatienten haben eine reine Panikstörung, denn sie vermeiden entweder nichts (8 %)

oder nur geringfügig (Lieb et al., 2003). Agoraphobie ohne Panikstörung, die mit deutlich abgeschwächter panikähnlicher Symptomatik auftritt, ist auch bei älteren Patienten eher selten. Aus einem übersteigerten Sicherheitsbedürfnis heraus entwickeln panische und phobische Patienten eine hohe Personenabhängigkeit, die vertrauensvolle Beziehungen belasten kann.

Agoraphobie wird bei älteren Patienten nicht immer zutreffend diagnostiziert. Richtig gestellt ist die Diagnose, wenn ein betagter Patient z. B. Angst davor hat, die Wohnung alleine zu verlassen, weil ihm schwindelig werden könnte und er dann ohnmächtig und hilflos am Boden liegen würde. Die Diagnose Agoraphobie wäre jedoch falsch gestellt, wenn ein älterer Patient seine Wohnung nicht mehr verlässt, weil er befürchtet, auf der vereisten Straße auszurutschen und zu stürzen oder aber überfallen zu werden (Wisocki, 2002).

Panische und phobische Patienten haben eine *erhöhte interozeptive Wahrnehmung* für körperliche Beschwerden (Angstsensibilität, vgl. S. 85). Folgende Reizkonfigurationen sind *Auslöser* für Angst:

1. körperlich-physiologische Missempfindungen, die Angstsymptomen ähneln,
2. das Betreten einer Angstsituation,
3. die Vorstellung von (1) oder (2) sowie die Befürchtung eines weiteren Angstanfalls.

Beim Erleben dieser subjektiven Gefahrenhinweise gerät die ängstliche Person in einen Circulus vitiosus, der das Angsterleben hochschaukelt. Es dauert unterschiedlich lange, bis die Panikattacke in der *Angstanstiegsphase* ihren Höhepunkt erreicht. Bei manchen Panikpatienten vergehen nur 30 Sekunden, bei anderen bis zu fünf Minuten und länger (Margraf & Schneider, 1990). Patienten können lernen, während der Angstanstiegsphase mit Konzentrationslenkung (vgl. S. 93) Kontrolle auf ihre Angst auszuüben.

Zur *lerntheoretischen Erklärung* der Entwicklung von panischer und phobischer Angst wird seit Jahrzehnten auf das *Zweifaktorenmodell der Angst von Mowrer* (1947) verwiesen, das allerdings einige Schwächen enthält (ausführlichere Darstellung in Schmidt-Traub, 2008a). Der erste (respondente) Faktor, die Verbindung eines neutralen Reizes mit dem Gefühl von Unwohlsein oder Angst, wird durch das Lernparadigma klassisches Konditionieren erklärt. Der vormals neutrale Reiz hat eine bedrohliche Qualität angenommen und kann zum Auslöser von Angst werden. Der zweite (operante) Faktor des Angstmodells bezieht sich auf die Folgen des Angsterlebens. Wird die Angstsituation gemieden, bleibt der gefürchtete Angstanfall zunächst aus. Durch das Vermeiden wird die Angst jedoch negativ verstärkt und der Patient erfährt nicht mehr, dass die von ihm gefürchtete Situation in Wirklichkeit ungefährlich ist. Hinweise zu weiteren kausalen und anderen Bedingungen der Angst finden sich in den Kapiteln 2.3 und 4.1.6.

*Spezifische Phobien* im Alter können ebenso wie bei jüngeren Patienten die Lebensqualität erheblich einschränken. Oftmals sind Patienten auf ein körperliches Symptom der Angst fixiert, wie das folgende Beispiel zeigt:

**Fallbeispiel**[2]

Georg, 83, Maschinenschlosser, leidet seit 2 ½ Jahren unter einer *Schluckphobie* und depressiven Verstimmungen seit dem Krebstod seiner Frau vor 3 ½ Jahren. Er hat sie alleine bis zu ihrem Tod gepflegt und die Trauerarbeit inzwischen gut voran gebracht, aber seiner Phobie gegenüber fühlt er sich ausgeliefert und hilflos. Er kann kaum trinken, wenn er alleine ist, denn schon beim Heben des Glases schnürt sich ihm der Hals zu und er bekommt Erstickungsangst. Mit Strohhalmen geht das Trinken auch nicht besser. Diese Angst hat derart zugenommen, dass er seit ½ Jahr seine Pillen nicht mehr schlucken kann. Er atmet auch wesentlich schwerer, besonders abends, wenn er alleine ist. Sein größtes Angstthema ist, „*wie* man stirbt“.

Ein Jahr nach dem Tod seiner Frau fing die Angst schleichend an. Davor hatte er „vor nichts Angst“, auch nicht als Kind. Weder die Eltern, noch seine Großeltern mütterlicherseits hätten Ängste oder Depressionen gehabt, soweit er weiß. An seinen Vater erinnert er sich allerdings nur vage, denn er starb an einem Schlaganfall, als G. 6 Jahre alt war.

G. musste viele weitere Verluste erleben, vor allem im Alter: Seine Mutter kam 1975 nach einem Schlaganfall mit 75 Jahren ins Krankenhaus und starb dort an Lungenentzündung. Er war nicht dabei, als sie starb, aber er erinnert sich an ihr schweres Atmen und das rote Gesicht. Möglicherweise hat ihre schwerfällige Atmung den Inhalt seiner Erstickungsangst geprägt. Sein bester Freund aus der Schulzeit starb Anfang 2005, sein Freund aus der Lehrzeit im Sommer 2007. Der andere gute Freund aus der Lehre lebt in Los Angeles. Sie schreiben sich etwa einmal im Vierteljahr und telefonieren gelegentlich. Die Freundschaft gibt ihm aber nicht ausreichend emotionale Nähe.

Seit vielen Jahren hat G. Morbus Bechterew und von daher öfters Druck auf der Brust. 2008 wurde ein „minimaler“ Prostatakrebs diagnostiziert. Seither bekommt er vierteljährlich „Hormonspritzen“ (Depotpräparat), die seine Libido reduzieren und zu unangenehmer Mundtrockenheit führen. Schließlich hört er schlechter, kann aber den Gesprächen folgen. Nachts wird er drei bis viermal wach und muss zur Toilette (Inkontinenz), schläft dann aber wieder ein. Inzwischen isst er wieder normal, wenn er in Gesellschaft ist. Alkohol vermeidet er; vor 40 Jahren hörte er mit dem Rauchen auf.

Seitdem er diese Angst hat, versucht er, das Alleinsein zu vermeiden. Der Sohn (sein einziges Kind) ruft fast täglich aus Hamburg an und kümmert sich rührend um ihn. Leider kann G. bei ihm nicht wohnen, denn einer der drei Enkel müsste sein Zimmer räumen und das will er nicht. Mit seinen Enkeln kann er sich prima beschäftigen und begleitet die beiden älteren zu ihren Hockeyspielen (er selbst spielte früher leidenschaftlich gerne Fußball). G. hat nun endlich eingewilligt, dass der Sohn in Ham-

2 Mein besonderer Dank gilt Herrn Dr. med. Dr. phil. Bruno Steinacher, Chefarzt der Klinik für Psychiatrie, Psychotherapie und Psychosomatik – Gerontopsychiatrie im Wenckebach-Klinikum, Berlin, und seinen Mitarbeitern für die Erlaubnis, mit betagten Angstpatienten zu reden (vgl. weitere Beispiele auf S. 139 und S. 153).

burg nach einer Möglichkeit des „betreuten Wohnens“, das an ein Altenheim angebunden ist, sucht. Das dürfte ihm, der sehr kommunikativ ist, außerordentlich gut tun. Essen und Tabletteneinnahme hat er inzwischen erfolgreich trainiert. Im Selbstmanagement übt er weiterhin regelmäßiges Trinken.

Viele ältere Menschen haben koronare Herzerkrankungen. Die Angstsensiblen unter ihnen entwickeln dann leichter Angst vor Herzrasen und Herztod. Herzphobische Ängste sind beharrlich und quälend und können die Lebensqualität enorm reduzieren, wie das Beispiel eines Mannes verdeutlicht, bei dem spezifische Phobie, Agoraphobie und subklinische Depression diagnostiziert wurde:

**Fallbeispiel**

Kurt, 75 Jahre, pensionierter Jurist, ehemals in leitender Position in einem Ministerium tätig, bekommt seit 1986 aus heiterem Himmel heftige Tachykardien. Einmal musste er wegen paroxysmalem Vorhofflimmern mit Blaulicht ins Krankenhaus gebracht werden. Dort wurde eine Stromleitungsstörung am Herzen diagnostiziert, ein AV-Block ersten Grades, den er wegen seiner Todesangst nicht operieren lassen wollte, so dass ihm die Ärzte einen Herzschrittmacher einsetzten mussten, der seine Herztätigkeit „ausbremst“. Er nimmt drei verschiedene Herzmittel. Seither hat er zwar weniger Herzrasen, dafür aber eine „gesteigerte Furcht, außer Gefecht gesetzt zu werden“. Er ist oft deprimiert und ohne Zuversicht.

Seit dem Vorfall beobachtet er sich ständig, schont sich übermäßig und macht keinen Sport mehr, obwohl er früher als Ruderer Leistungssportler war. Er geht nicht einmal mehr spazieren. Körperlich ist er selten krank und bekommt auch kaum Fieber. Bis auf einen erhöhten Cholesterinspiegel und „Ohrensausen“ rechts, Tinnitus mit Trompetenähnlichen Geräuschen, die Sekunden oder Minuten anhalten, ist er noch bei relativ guter Gesundheit. Von einem Ruderunfall hat er einen Rückenschaden behalten.

Obwohl K. alles unternimmt, um das Herzrasen zu vermeiden, tut er sich sehr schwer mit den Begriffen Panik und Angst, denn früher war er „nervenstark“, „pflichterfüllt“ und packte Herausforderungen an. Bei Herzrasen wird er „völlig konzentrationslos“, „klitschnass“ an Rücken und Hals, zittert, fühlt sich schwach und ist „physisch wie psychisch lahmgelegt“. Er vermeidet Fliegen, Fahrstühle, Kinos, Theater und fährt auch nicht mehr alleine Auto. Er hat auch Angst davor, „in Gesellschaft zu versagen“. Die Ängste haben sich deutlich verschlimmert, nachdem zwei ehemalige Kollegen im vergangenen Jahr an koronarer Herzerkrankung verstorben sind. In letzter Zeit hat er sechs Kilogramm abgenommen.

Seine Familie wurde im Krieg mehrfach ausgebombt, weshalb er im Alter von sechs Jahren bei einer Bauernfamilie auf dem Lande untergebracht wurde. Für Jahre war er von seiner Familie getrennt und fühlte sich von da an als Außenseiter, nicht nur innerhalb der Familie, sondern auch in der Schule, im Studium und im Beruf. Er entwickelte kompensatorisch eine perfektionistische Haltung, zwanghaftes Durchhaltevermögen und ein übersteigertes Autonomiebedürfnis.

Nach intensiver Besprechung des Makro- und Mikromodells der Angst, kognitiver Therapie und progressiver Muskelentspannung belauert er sich heute weniger, geht täglich spazieren (1 ½ Stunden) und nutzt den Heimtrainer häufiger. Er überlegt sich mittlerweile ernsthaft, ob er den Herzeingriff nicht doch noch zulässt. Daneben hat er eine ehrenamtliche, selbst bestimmte Beschäftigung im Gefängnis aufgenommen und hilft bei einem befreundeten Anwalt aus. Außerdem hat er ein Theaterabonnement für seine Frau und sich bestellt und will nun Weiterbildungskurse an der Universität belegen.

Eine im Alter besonders verbreitete spezifische Phobie ist die *Fallangst,* von der fast die Hälfte der älteren Menschen in unterschiedlichem Ausmaß betroffen ist (vgl. Beispiel, S. 135), für die es aber noch kein empirisch überprüftes Störungsmodell gibt (Zijlstra et al., 2007). Die meisten Patienten mit Fallangst sind schon gefallen und fürchten sich vor den verhängnisvollen Folgen eines weiteren Sturzes. Betagte Personen mit starker Fallangst trauen sich nicht mehr, soziale und körperliche Aktivitäten auszuüben und alleine auszugehen, da sie angesichts ihrer zunehmenden Gebrechlichkeit befürchten, hinzufallen, sich dabei die Hüfte oder den Oberschenkelhals zu brechen und daraufhin zum Pflegefall zu werden. Weil sie außerhäusliche Aktivitäten vermeiden, laufen sie Gefahr, sozial zu vereinsamen und an Selbstvertrauen einzubüßen.

Personen mit *sozialer Phobie* fürchten sich vor negativer Bewertung durch andere. Soziale Ängste gehen im Allgemeinen nicht mit schwächeren sozialen Fertigkeiten einher. Vielmehr befürchten Sozialphobiker, ihre sozialen Verhaltensweisen könnten auf andere dümmlich, blöde oder albern wirken. Einige ängstigen sich vor Leistungssituationen, in denen sie vor Publikum reden und Wissen demonstrieren müssen, andere vor Situationen, in denen sie mit fremden Personen Kontakt aufnehmen und small talk machen müssen. Ältere Menschen leiden nicht so häufig und auch nicht so heftig unter sozialer Angst wie jüngere Erwachsene. Nach der Berentung gehen ältere Sozialphobiker anderen Menschen bisweilen total aus dem Weg oder beschränken ihre sozialen Kontakte auf die Familienmitglieder.

Schüchternheit und Verhaltenshemmung sind Temperamentseigenschaften, die eine genetische Basis haben und Personen zu sozial phobischen Ängsten prädisponieren (vgl. S. 40). Sie gehen mit einer geringeren Herzratenvariabilität einher und ähneln übersteigerten Stressreaktionen (Kagan, 1998).

Zur sozialen Phobie gehört auch die *Paruresis*, das Unvermögen, auf öffentlichen Toiletten zu urinieren, weil andere zuschauen oder mithören könnten. Betroffen sind doppelt so viele Männer wie Frauen (Hammelstein, 2005).

Fürchten sich Personen vor sehr vielen sozialen Situationen, wird *generalisierte* soziale Phobie diagnostiziert. In einer kontrollierten Studie mit dreidimensionalem strukturellem fMRT wurde bei männlichen Patienten mit generalisierter sozialer Phobie (ohne Depressionen) eine signifikante Verkleinerung sowohl des Hippocampus (8 %) als auch der Amygdala (13 %) gefunden; bei den weiblichen Patienten waren die Verkleinerungen nicht signifikant (Irle et al., 2010). Mit Spannung bleibt abzuwarten, ob sich die Hippocampus- und Amygdala-Verkleinerungen bei erfolgreicher Therapie wieder geben.

## 5.2 Therapie

In allen Situationen Kontrolle über Angstreaktionen zu erlangen, ist das bedeutendste Behandlungsziel für panische und phobische (ältere) Patienten. In der KVT können sie mit kognitiver Therapie ihre dysfunktionalen Kognitionen restrukturieren und mit Verhaltensänderungen, insbesondere mit Konfrontation und Entspannungsverfahren, wieder mehr Kontrolle, innere Ruhe und Sicherheit entwickeln. Konfrontiert wird in vivo (und auch auf der Imaginationsebene), mit willkürlich hervorgerufenen Angstsymptomen (z. B. Herzrasen, flacher Atmung oder Schwindel) sowie angstbesetzten Situationen und Ereignissen. Der Therapeut achtet bei den älteren Patienten besonders darauf, dass ihre körperlichen Erkrankungen, die mit dem Angsterleben einhergehen, medizinisch behandelt werden und die Patienten ein gutes Krankheitsmanagement und eine hohe Compliance zeigen. Bei vielen betagten Patienten wird eine *Kombinationstherapie* (KVT und SSRI) erforderlich sein, um diese Ziele zu erreichen. Nach Möglichkeit werden die stützenden Medikamente im weiteren Therapieverlauf wieder ausgeschlichen.

Für die Wartezeit wird Angstpatienten die Lektüre eines *Selbsthilfebuches* empfohlen, damit sie sich gründlich auf die kognitive Verhaltenstherapie vorbereiten können (z. B. Fehm & Wittchen, 2008; Schmidt-Traub, 2008b, c). Nach der Lektüre kommen sie meist mit Selbsttheorien über ihre Störung zum Erstgespräch und haben bereits erste Konfrontationsschritte überlegt, wenn nicht sogar schon umgesetzt. Falls ihre Angst in einigen Jahren wiederkehren sollte, können sie das Selbsthilfebuch nochmals durcharbeiten und die Möglichkeiten zur Angstbewältigung auffrischen.

Die wichtigsten therapeutischen Interventionen für die hier beschriebenen Angststörungen wurden bereits im Kapitel 4.2 dargestellt. Jede KVT-Behandlung beginnt mit der Erläuterung des Störungsmodells (vgl. S. 87) und der therapeutischen Vorgehensweise (vgl. S. 88) und wird mit ausführlicher *Psychoedukation* über Angststörungen abgerundet. Angstpatienten wollen angesichts ihres ausgeprägten Sicherheitsbedürfnisses besonders detaillierte Aufklärung über verhaltensmedizinische Zusammenhänge. Sie interessieren sich für alles, was mit Angsterleben zu tun hat. Befriedigt der Therapeut dieses große Informationsbedürfnis, dann wird auch die therapeutische Beziehung und die Compliance der Patienten gestärkt.

Wie bei GAS werden phobische Ängste bei älteren Patienten am besten mit graduierter und nicht mit massierter *Konfrontation* in vivo behandelt (vgl. S. 94) und Panikstörung mit graduierter interozeptiver Konfrontation (vgl. S. 98). Betagte phobische Patienten können mithilfe von graduierter Konfrontation in sensu sehr schön auf Konfrontation in vivo vorbereitet werden. Zur eigenständigen Bewältigung der Exposition in natürlichen Situationen wird für den Einsatz während der Angstanstiegsphase ein *Aufmerksamkeitstraining* (vgl. S. 97) vorbereitet. Phobische Patienten können obendrein positiv formulierte *Bewältigungssätze*, wie „Ich bin ganz sicher", „Die Situation packe ich" oder „Ich bin stark", die eine autosuggestive oder selbsthypnotische Wirkung entfalten, einsetzen. In den Gesprächen werden außerdem die schlimmstmöglichen Katastrophen (worst case) besprochen; gemeinsam wird überlegt, wie sie zu bewältigen wären. Um die Flexibilität der Patienten zu steigern, empfiehlt es sich, immer alternative Vorgehensweisen und Lösungswege zu besprechen.

Konfrontation und *kognitive Therapie* (vgl. Kapitel 4.2.4) gehen Hand in Hand und führen zu kognitiver Umstrukturierung von dysfunktionalen Grundannahmen, wie Todesangst und Angst vor dem Verrücktwerden (vgl. S. 126). *Entspannung* (vgl. Kapitel 4.2.6) oder alternative Verfahren entsprechend den Vorlieben der Patienten, wie z.B. Visualisierungsübungen (vgl. S. 195) oder Sensorisches Entspannungstraining (vgl. Kapitel 4.2.6) führen zu Entspannung und zur *Verbesserung des Schlafverhaltens* (vgl. Kapitel 4.2.12). *Gesundheitsverhalten* (vgl. Kapitel 4.2.9) ist ein Muss bei allen internalisierenden Störungen.

**Fallbeispiel**

Gabriele, 77, hatte seit dem Tod ihrer drei Tage alten Tochter im Jahr 1961 *Agoraphobie mit Panikstörung*. Damals musste sie zweimal für vier Wochen in stationäre Behandlung mit der Diagnose vegetative Dystonie. Bis zum Tod ihres Mannes vor 13 Jahren konnte sie nicht alleine das Haus verlassen, weil sie befürchtete, umzufallen und nicht mehr zu sich zu kommen. Sie verließ sich ganz auf die Unterstützung ihres geduldigen Mannes. Nach seinem Ableben stand sie alleine da und musste plötzlich ihr Leben im Alleingang bewältigen. Sie erledigte alles mit dem Fahrrad, weil sie nicht mit öffentlichen Verkehrsmitteln fahren konnte. Größere Entfernungen von zu Hause vermied sie, desgleichen Kirchen, Frisörläden, Höhen und das Fliegen. Sobald sie vorhatte, auszugehen, musste sie dauernd auf Toilette. Auch wegen des Harndrangs vermied sie vieles. Schwindel führte häufig zu Panikattacken mit Atemnot, Benommenheit („mir wird schwummerig“), Schweißausbrüchen, Zittern des linken Beins und dem Drang, nach Hause zu flüchten.

Seit fünf Jahren (vor Therapiebeginn) ging sie nicht mehr zu Vorsorgeuntersuchungen, weil sie sich nach der letzten einer Darmspiegelung wegen Tumorverdachts unterziehen musste. Dafür musste sie drei Liter „halbsüßes“ Wasser trinken und „kippte um“, als sie von der Toilette kam: Sie „erwachte im Nassen“ und war hernach extrem beunruhigt.

Nicht zuletzt litt sie unter Dysthymia und hatte keinen Antrieb mehr zu Aktivitäten, die ihr früher Freude bereitet hatten (so kochte sie nicht mehr gerne, aß fast nur noch aus der Dose). Außerdem klagte sie über depressive Verstimmungen, wiederkehrende Gedanken an den Tod (ohne Suizidneigung), subjektive psychomotorische Agitiertheit und Appetitmangel. Nachts wurde sie oft wach und hatte dann das bedrohliche Gefühl, das von starkem Herzklopfen begleitet wurde, sterben zu müssen. Dann brauchte sie frische Luft. Sie lag „nur links im Bett wegen des Schwindels“, denn auf der rechten Seite musste sie zur Wand schauen und bekam dann unweigerlich heftige Todesangst. Über 28 Jahre nahm sie Mono Demitrin (Tranquilizer mit einer Halbwertzeit – bislang nur für jüngere Erwachsene ermittelt – von 30 bis 100 Stunden) und hatte eine Benzodiazepin-Abhängigkeit. Sie fürchtete sich entsetzlich vor Entzugserscheinungen. Zusätzlich war ihr vor einigen Jahren das Neuroleptikum Neogama® (Wirkstoff Sulpirid) verschrieben worden.

Zu ihren körperlichen Beschwerden gehörte ein *metabolisches Syndrom* (in der internistischen Literatur auch als „Wohlstandssyndrom“ bekannt, Herold, 2010), einem

Risikofaktor für koronare Herzerkrankungen, mit Bluthochdruck (arterieller Hypertonie), erhöhtem Cholesterinspiegel (Hypercholisterinämie), Diabetes mellitus und leichter bauchbetonter Adipositas. Dagegen nahm sie einen Betablocker (Atenolol 50) und ein weiteres Bluthochdruckmittel ein (EnaHexal® com 10). Diese Medikamente riefen jedoch Übelkeit in ihr hervor, die sie in Kauf nahm. Nach drei Hörstürzen und verbliebenem leichten Tinnitus hörte sie schlechter. Teilweise rührte ihre Schwindelneigung auch von einem Halswirbel-Syndrom her. In der Schilddrüse wurden kalte Knoten gefunden.

Weil sie körperlich anfälliger geworden war, bat sie der Sohn, in eine eigene Wohnung zu ihm in die Großstadt zu ziehen, damit er sie besser unterstützen könne. Sie kam gerne, weil der Sohn ihr „ein und alles ist", litt aber unter Heimweh nach dem Friedhof am alten Wohnort, auf dem ihr Mann begraben lag.

*Therapie:* G. erwies sich als sehr lernwillig, machte rasch Fortschritte und schloss die Therapie nach 18 Sitzungen ab. Im Anschluss an eine ausgiebige Besprechung ihres Störungsmodells auf der Grundlage ihrer Aufzeichnungen im Angsttagebuch wurde interozeptive Konfrontation mit Schwindel (hervorgerufen durch Bücken und Drehen) und willkürliche Hyperventilation durchgeführt. Mühelos lernte sie Bauchatmung, mit der sie ihre aufkommende Angst unter Kontrolle bekam. Als erste Konfrontationsübung in vivo nahm sie sich Lageveränderungen im Bett vor, weil sie regelmäßig im Bett unter Todesangst litt, vor der ihr graute. Sie legte sich auf den Rücken und bekam wider Erwarten keinen Schwindel. Einige Nächte später wagte sie es, sich auf die rechte Seite mit Blick auf die Wand zu legen und setzte Progressive Muskelentspannung zur Vorbeugung gegen Angsterregung ein. PME erleichterte es ihr auch, nachts wieder einzuschlafen. Mit einem Blasentraining (vgl. Anhang, S. 199) konnte sie ihren Harndrang spürbar reduzieren und wieder arglos ausgehen.

Da sie jeden Morgen mit Unruhe aufwachte und im Bett grübelte, lernte sie, gleich aufzustehen und sich auf ihre Körperhygiene zu konzentrieren. Daraufhin fühlte sie sich besser. Beim Frühstück las sie wieder ausgiebiger Zeitung, ging täglich vor die Tür, erledigte Einkäufe, machte immer längere Spaziergänge, fing wieder an, Rad zu fahren und radelte an trockenen Tagen 15 km um den See. Mit graduierter Konfrontation entfernte sie sich zusehends weiter von zu Hause und fuhr später mit dem Bus alleine in die City. Sie bemühte sich, drei Mahlzeiten am Tag zu festen Zeiten diabetesgerecht zuzubereiten und zu essen. Noch lange schmeckte ihr das Essen allerdings nur in der Familie ihres Sohnes. Diese besuchte sie einmal in der Woche. Gemeinsam mit ihrem Sohn fanden zwei Gespräche statt, in denen er über das Störungsmodell und G.s Bemühen um mehr Eigenständigkeit in der Lebensführung informiert wurde. Er hatte einen sehr guten Einfluss auf seine Mutter und ermutigte sie zu immer mehr Aktivitäten im Alleingang.

Einige von G.s Ressourcen waren ihre hohe Allgemeinbildung und ihre Spielfreude. Auch wenn sie es nicht auf Anhieb genießen konnte, kaufte sie sich Rätselhefte, löste vermehrt Kreuzworträtsel, knobelte mit sich alleine und nahm zusehends engagierter an Quizsendungen im Fernsehen teil. Diese Freizeitbeschäftigungen bereiteten ihr richtiggehend Freude. Sie begann, in einem nahegelegenen Seniorenzentrum Veranstaltungen zu besuchen und knüpfte über ihre Spielleidenschaft Kontakte. Einer jungen alleinerziehenden Frau im Hause bot sie ihre Hilfe an. Allmählich fühlte sie sich an ihrem neuen Wohnort richtig wohl.

Als nächster Schritt stand der Abbau des Medikamentenmissbrauchs und die häufigen Besuche beim Psychiater an. G. erklärte sich zum Entzug bereit und wurde eingehend mit Psychoedukation auf die Entzugserscheinungen mit vermehrter Angst vorbereitet. Sie hatte bereits gelernt, aus eigener Kraft Einfluss auf das Angstgeschehen zu nehmen. Ihr Psychiater verschrieb ihr Insidon® statt Neogama®, tauschte es aber bald gegen das SSRI Cipralex aus, weil sie von dem trizyklischen Antidepressivum starke Sehstörungen bekam. Merkwürdigerweise erlebte sie (wahrscheinlich kognitiv) starke Entzugserscheinungen beim Absetzen des Neuroleptikums, vor allem heftige Unruhe. Sie hatte es leider von heute auf morgen auf einmal weggelassen. Hingegen traten keine nennenswerten Entzugserscheinungen beim graduellen Absetzen des Tranquilizers auf. (Bei vielen Angstpatienten habe ich das Ausschleichen von Beruhigungsmitteln als problemlos erlebt, wenn sie zunächst ¼ der Menge wegließen, nach ein bis zwei Wochen das nächste Viertel usw. und das letzte Viertel am besten mit Beginn einer Urlaubsreise.)

In der Reminiszenztherapie wollte sie vor allem über ihre Eltern und sieben Geschwister sprechen, den Vater, der auch ängstlich war und oft zur Toilette eilen musste, bevor er ausging, ihre traumatisierende Verschickung zur Nordsee, als sie fünf bis sechs Jahre alt war, die Kriegs- und Nachkriegszeit, die sie mit einem Bruder auf dem Lande beim Opa verbrachte, bis sie 14 Jahre alt war, den Verlust der Tochter, die an einer Rippfellentzündung in ihren Armen starb, woraufhin sie über Jahre besorgt nachts horchte, ob der Sohn noch lebte. Darüber hinaus sprach sie gerne über weitere persönliche Stärken („Gerechtigkeitssinn“) und Schwächen („Kaufrausch“ in Bezug auf Juwelen) und über die Gründe, warum sie sich jahrzehntelang ihrer Angst völlig untergeordnet hatte.

Am Ende der Therapie und in dem Katamnesegespräch nach einem Jahr meinte sie, ihre Lebensqualität habe sich enorm verbessert, sie erlebe sich als lebenstüchtig und zufrieden. Sie hatte sich nicht zugetraut, ihr Leben wieder in den Griff zu bekommen. Zu ihrer Zukunftsplanung gehört, dass sie solange, wie möglich, alleine lebt, unter Umständen mit Unterstützung von Pflegekräften einer Sozialstation, und dann erst in das Haus ihres Sohnes zieht. Mit diesem ist das mittlerweile abgesprochen.

## 5.3 Diagnostik und Therapie der Fallangst

Fallangst ist eine spezifische Phobie, die im Alter häufiger vorkommt, weshalb sie nochmals gesondert aufgegriffen wird (vgl. S. 130). Skelettmuskelveränderungen im Alter begünstigen Sturzgefahr und Fallangst. Als *Sarkopenie* wird der mit dem Alter zunehmende Prozess des Muskelschwunds bezeichnet, der mit 50 Jahren beginnt und sich ab

70 Jahren beschleunigt. Er geht mit Funktionseinschränkungen und größerer Sturzgefahr einher und intensiviert sich bei mangelnder Bewegung, falscher Ernährung, aber auch durch den altersbedingten Rückgang der Steroidhormone.

Demnach nimmt das Fallrisiko vor allem durch körperliche Veränderungen im Alter zu. In einer dreijährigen Längsschnittuntersuchung (an 1 329 selbstständig lebenden Personen, 65 Jahre und älter, aus der Amsterdamer Altersstudie, LASA) waren 325 im Untersuchungszeitraum immer wieder gestürzt (Peeters et al., 2010). Der Zusammenhang zwischen Aktivität und Fallen war ganz unterschiedlich, je nach Art der durchgeführten Aktivität und je nach körperlicher Ausführung dieser Aktivität. Auch körperlich fitte Senioren fielen häufiger bei intensiver sportlicher Betätigung oder bei Aktivitäten, die sie motorisch oder mechanisch angestrengt hatten.

**Fallbeispiel**

Die 81-jährige Ella, eine ehemalige Krankenschwester, litt unter „Angst vor dem Umfallen“, seitdem sie vor drei Jahren im Urlaub gestürzt war. Danach passierte das noch zweimal bei der Krankengymnastik. Beim ersten Sturz zog sie sich einen Steißbeinbruch zu, beim nächsten brach sie sich das Knie und beim letzten bekam sie Prellungen und eine verstauchte Hand. Sobald sie stürzt, fällt sie unglücklich „nach hinten rüber“. Nun hat sie Angst vor weiteren Stürzen und insbesondere davor, ein Pflegefall zu werden. Vorsichtshalber verlässt sie möglichst nicht mehr allein das Haus. (Unabhängig davon klagt sie über „Gedächtnisaussetzer“.)

Ihre Gangunsicherheit und Fallangst wird von körperlichen Beschwerden begünstigt: Seit 12 Jahren hat sie Parkinson und muss Modopar® 125 einnehmen. Beim Trinken in der Praxis zittert sie stark. Sie hat auch schwere Durchblutungsstörungen in den Augen, weshalb sie Schwierigkeiten beim Lesen und Fernsehen hat. Im letzten Jahr musste sie sich wegen eines Penicillinschocks, der zu einer Ohnmacht führte, einer Gallenoperation und nach dem zweiten Sturz einer Knieoperation unterziehen. Ungern beendete sie daraufhin ihre ehrenamtliche Tätigkeit in ihrem alten Krankenhaus. Seither fühlt sie sich nutzlos und sozial isoliert.

Seit 10 Jahren leidet E. außerdem an Dysthymia, nachdem ihr langjähriger, gebrechlich gewordener Lebenspartner zur Schwester in ein anderes Bundesland zog, um von dieser gepflegt zu werden. Als vitale und stets aktive Frau war sie sehr enttäuscht und reagierte mit Unruhe, Wertlosigkeitsgefühlen und Antriebslosigkeit. Morgens erwacht sie früh, kommt besonders schlecht in die Gänge und grübelt anhaltend. Tagsüber schläft sie vermehrt, isst nur noch unregelmäßig und viel zu viel „ungesunde Kost“. Um die Enttäuschung und Trauer ertragen zu können, nimmt sie Antidepressiva, die auch anschlagen. Sie schämt sich jedoch deswegen und verheimlicht die Medikamente ihren Freundinnen gegenüber.

*Therapie:* Zur Behandlung der Fallangst werden zunächst dysfunktionale Grundüberzeugungen herausgearbeitet, einer Wirklichkeitsüberprüfung unterzogen und verändert (vgl. S. 90). Nachdem risikobeladene Situationen und Verhaltensweisen im Alltag identifiziert worden sind, wird bei der betagten Patientin mehr Zutrauen aufgebaut und nach Bewältigungsmöglichkeiten für diverse motorische Schwierigkeitsgrade Ausschau gehalten. In Zusammenarbeit mit dem behandelnden Orthopäden oder Hausarzt und den Angehörigen werden Sicherheitsvorkehrungen für die häusliche Umgebung getroffen (Gehhilfen, Teppiche mit rutschsicheren Matten unterlegt, Geländer, Griffe, Halterungen angebracht). Der Speiseplan der Patientin wird mit vitalstoffreicher Ernährung angereichert (notfalls bucht sie Essen auf Rädern). Um ihren Gleichgewichtssinn und die Muskelkraft für ein sicheres Auftreten zu stärken, führt die Patientin regelmäßig Körperübungen und altersverträglichen Sport durch – anfangs unter individueller physiotherapeutischer Anleitung, später in einer Seniorengruppe für Rückengymnastik.

Ella konnte in der KVT, die sich über 12 Behandlungsstunden erstreckte, ihre Fallangst spürbar verringern. Inzwischen steht sie morgens um 7.30 Uhr auf, zieht sich an, frühstückt, macht den Haushalt und geht einkaufen. Sie kocht entweder eine warme Mahlzeit oder bringt sich Fertigkost mit. Mittags legt sie sich für eine halbe Stunde hin, trinkt dann Kaffee gegen 14.00 Uhr und geht anschließend für eine Stunde spazieren. Sie verabredet sich häufiger mit ihren Freundinnen, spricht auch Nachbarinnen an, geht einmal in der Woche zum Schwimmen und zur Trockengymnastik und hat sich gleich zwei Theaterabonnements besorgt. An Themen für die Reminiszenztherapie waren für sie eine belastete Kindheit wichtig, die Liebe zum Verlobten, der im Krieg fiel, das Verlassenwerden vom Freund und ihre Rolle in der Arbeitswelt, mit der sie immer klar gekommen war.

# 6 Posttraumatische Belastungsstörung (PTBS)

Zentrale Ursache einer posttraumatischen Belastungsstörung (PTBS) ist ein traumatisches Lebensereignis, das für Opfer oder Zeugen mit einer potenziellen oder realen Todesangst, einer schweren Verletzung oder Bedrohung der Unversehrtheit einher ging. Die ungewollte Wiederkehr dieser traumatischen Erlebnisse oder Teile davon reaktiviert ähnliche Sinneserlebnisse, Emotionen und körperliche Reaktionen wie in der ursprünglichen traumatischen Situation und macht somit das Trauma für den Betroffenen zeitlos. Je älter der Mensch wird, desto mehr traumatische Ereignisse hat er erlebt. Später sind oft noch verschiedene Verluste hinzu gekommen.

## 6.1 Diagnostik

### 6.1.1 Diagnostische Kriterien der PTBS

**Diagnostische Kriterien der PTBS nach ICD-10 (F43.1)**

*A.* Die Betroffenen waren einem kurz oder lang anhaltenden Ereignis oder Geschehen von außergewöhnlicher Bedrohung oder mit katastrophalem Ausmaß ausgesetzt, das nahezu bei jedem tief greifende Verzweiflung auslösen würde.

*B.* Anhaltende Erinnerungen oder Wiedererleben der Belastung durch aufdringliche Nachhallerinnerungen (Flashbacks), lebendige Erinnerungen, sich wiederholende Träume oder durch innere Bedrängnis in Situationen, die der Belastung ähneln oder mit ihr in Zusammenhang stehen.

*C.* Umstände, die der Belastung ähneln oder mit ihr in Zusammenhang stehen, werden tatsächlich oder möglichst vermieden. Dieses Verhalten bestand nicht vor dem belastenden Erlebnis.

*D.* Entweder 1. oder 2.:

1. Teilweise oder vollständige Unfähigkeit, sich an einige wichtige Aspekte der Belastung zu erinnern.
2. Anhaltende Symptome einer erhöhten psychischen Sensitivität und Erregung (nicht vorhanden vor der Belastung) mit 2 der folgenden Merkmale:
   a. Ein- und Durchschlafstörungen
   b. Reizbarkeit oder Wutausbrüche
   c. Konzentrationsschwierigkeiten
   d. Hypervigilanz
   e. erhöhte Schreckhaftigkeit.

*E.* Die Kriterien B, C und D treten innerhalb von 6 Monaten nach dem Belastungsereignis oder nach Ende einer Belastungsperiode auf. (Aus bestimmten Gründen, z. B. wissenschaftliche Untersuchungen, kann ein späterer Beginn berücksichtigt werden, dies sollte aber gesondert angegeben werden).

Traumatisierte Patienten beginnen, vieles zu vermeiden, etwa den Ort des Geschehens oder Situationen, die ihm ähneln, oder sie betäuben sich mit Medikamenten oder Alkohol. Manche traumatisierte Opfer scheinen ihren intensiven Gefühlen unbewusst auszuweichen, indem sie emotional wie betäubt sind. Weil nur ein Teil der Menschen, die einem traumatischen Erleben ausgesetzt sind, traumatisiert werden, wird angenommen, dass das Traumarisiko durch eine individuelle, teils genetisch vorgegebene Vulnerabilität beeinflusst wird. Die Intensität des traumatischen Erlebens, ebenso wie die Dauer, die ein Opfer dem schrecklichen Erleben, z. B. Kriegshandlungen an der Front oder Raub und Vergewaltigung, ausgesetzt war, erhöht das Risiko, traumatisiert zu werden. Depressionen können entweder als Ursache oder als Wirkung bei älteren Patienten Bestandteil der PTBS sein (Rabins & Lauber, 2006). Testverfahren sind im Anhang auf Seite 190 aufgeführt.

Eine erhöhte Sympathikus-Aktivität und eine Fehlsteuerung der Hypothalamus-Hypophysen-Nebennierenrinden-Achse (ausführlicher in Schmidt-Traub, 2008a) sind ein Risiko für die Schädigung von Arterien und für koronare Herzerkrankungen, die vermehrt bei älteren Patienten zu beobachten sind. In einer größeren Studie an amerikanischen ehemaligen Soldaten, deren Daten aus der Veterans Affairs Normative Aging Study stammen, wurde nachgewiesen, dass PTBS *im Alter* das Risiko für Herzerkrankungen bei Männern erhöht (Kubzansky et al., 2007). Suchtpatienten leiden häufig an PTBS: Von denen, die in Behandlung kommen, sind es zwischen 12 und 34 % (Najavits et al., 2008). Mädchen und Frauen verarbeiten Traumen anders als Jungen und Männer: Sie verinnerlichen ihre schrecklichen Erlebnisse stärker, verleugnen mehr und fühlen sich oft wie gelähmt, während Jungen und Männer eher extrovertiert und mit aggressiven Fantasien und Bedürfnissen reagieren (Najavits et al., 2008).

Krankheits- oder berufsbedingte Katastrophen und Unfalltraumen sind zufällig zustande gekommen und werden Typ-I-Traumen genannt, während zu den *Typ-II-Traumen menschlich verursachte* Katastrophen gehören, wie Kriegshandlungen, Folter, sexuelle Übergriffe und andere Verbrechen. Die Opfer von Typ-II-Traumen haben meist heftigere und länger andauernde Traumen als die von Typ-I-Traumen (Maercker et al., 2008; Terr, 1989; Webb & Terr, 2007). Insbesondere der Zweite Weltkrieg hat bei vielen noch lebenden hochbetagten Menschen Traumen und Wunden hinterlassen.

### 6.1.2 Traumatische Kriegserfahrungen

Sechs Millionen Juden, viele Vertreter anderer Ethnien und Andersdenkender sowie körperlich und psychisch behinderte Menschen fielen den Mordplänen der Nazis zum Opfer. Das unendliche Leid der jüdischen Bevölkerung in den meisten europäischen Ländern war für die schwer Traumatisierten unter den Überlebenden des Holocaust kaum oder gar nicht zu verarbeiten. Aufgrund ihrer schrecklichen Erfahrungen haben sie danach weniger Glück erlebt als nicht traumatisierte Vergleichsgruppen (Cohen & Shmotkin, 2007). Die schweren Traumatisierungen reichen oft in die zweite und dritte nachkommende Generation hinein.

Der Nobel-Preis-Träger Eric Kandel (2008) erinnert sich an die Behandlung seiner jüdischen Familie 1938 in Wien nach dem Einmarsch der deutschen Nationalsozialisten. In zahlreichen neurobiologischen Studien über Gedächtnisleistungen konnte er mit seinen Kollegen belegen, wie Traumatisierungen für immer Spuren im Gehirn hinterlassen, die sich mit bildgebenden Verfahren sichtbar machen lassen (vgl. Anhang, S. 186).

Viele Deutsche und auch Bewohner anderer europäischer Nationen haben im zweiten Weltkrieg Luftangriffe, Ausbombung, Verluste, Flucht und Vertreibung erlebt. Es wird davon ausgegangen, dass zwei Drittel der Kinder und Jugendlichen in Deutschland schweren Belastungen und Traumatisierungen ausgesetzt waren (Schneider et al., 2006). Sie mussten oft jahrelang auf den Vater, der an der Front und vielleicht noch in Kriegsgefangenschaft war, verzichten, wurden mit ihren Müttern evakuiert oder durch eine Kinderlandverschickung oder Flucht von ihren Familien getrennt (vgl. Beispiele, S. 129 und S. 134). Insbesondere in städtischen Gebieten haben Kinder und Jugendliche Gewalthandlungen, etwa Erschießungen, Verwundungen, Vergewaltigungen, miterlebt oder waren gezwungen, selbst Gewalt anzuwenden. Viele aus den Geburtsjahrgängen 1927 bis 1947 hatten keine beschützte Kindheit und Jugend. Die Kinder der jüngeren Jahrgänge 1936 bis 1947 erinnern sich häufig nicht genau und können ihre Erinnerungen auch kaum in Worte fassen. Sie sollen noch am nachhaltigsten von den Kriegsgeschehen geschädigt worden sein (Radebold, 2006).

Nach dem Krieg wurde viel geschwiegen. Psychiatrische oder psychotherapeutische Hilfe war unvorstellbar, denn über Jahrzehnte galten die grauenvollen Kriegserlebnisse als kollektives Schicksal. Gebrochene Männer, die Krieg und Gefangenschaft überlebt hatten, wurden von vielen begutachtenden Psychiatern in geradezu zynisch anmutender Weise als Simulanten oder „ängstliche und gemütsweiche Naturen" hingestellt, die sich „in die befreiende Krankheit" flüchten würden und auf eine Kriegsrente aus wären (Goltermann, 2009). In so einem Klima haben viele der betroffenen Männer die Achtung vor sich selbst verloren.

Aus Angst vor Strafverfolgung oder aus Schuldgefühlen haben Eltern ihre politischen Verstrickungen mit der NSDAP häufig verschwiegen. Das den Menschen in anderen europäischen Ländern zugefügte Leid und die damit verbundenen Schuldgefühle erschwerten es ihren Kindern oft, Fragen zu stellen und genauer hinzusehen. Sie hatten nur wenig Faktenwissen, denn in den meisten deutschen Schulen wurden bis weit in die 1960er Jahre die Nazi-Ära und Judenverfolgung im Geschichtsunterricht ausgeblendet. Somit war für viele Kinder der zweiten Generation der Krieg zwar emotional zu spüren, aber sinnlich wenig präsent. Die Scham und Schuld der Eltern und die nur allmähliche Aufdeckung ihrer Abwehr und Lebenslüge, die später zu der 68er-Bewegung führen sollte, hat die psychische Entwicklung der Kriegskinder nachhaltig beeinflusst (Radebold, 2006).

Lange Zeit fehlte auch das wissenschaftliche Interesse an Kriegserlebnissen und ihren Folgen. Erst in den 1990er Jahren fiel auf, wie eine ganze Reihe von ehemaligen Kriegskindern nach der Berentung von ihren schmerzhaften Kriegserfahrungen und der schweren Zeit nach dem Krieg eingeholt und überwältigt wurden (Radebold, Heuft & Fooken, 2006; Schneider et al., 2006), wie der folgende Fall zeigt:

**Fallbeispiel**

Die 83-jährige Ilona, erlebte im Alter von 16 Jahren an ihrem Arbeitsplatz einen schweren Bombenangriff. 14 Stunden war sie verschüttet. Sie erinnert den Tag noch ganz genau, es war der 26. 11. 1943. „Alle anderen waren tot", „mein Körper war gelähmt". Seither leidet die kleinwüchsige, zart gebaute Frau an chronischen Schmerzen; ihre

Unterbeine und Füße sind zum Teil verformt, gelähmt – „verkrüppelt". Bis 1953 war sie immer wieder für längere Zeit im Krankenhaus, weil ihre Unterbeine mehrfach operiert werden mussten. Über Jahre trug sie Gips- und Streckverbände.

Die traumatische Angst, begleitet von starker Erregung und traumatischen Erinnerungen, wurde jedoch erst im Alter von 60 Jahren durch den Tod ihres Mannes (2. Partner) ausgelöst. Bis dahin war sie „immer so ein lebensfroher Mensch", der viel „Stimmung machte". Lange trauerte sie um ihn und ihre Trauer ging in eine Depression über. Besonders belastend sind für sie die körperlichen Schmerzen: „Mir brennt der ganze Körper", „mein ganzer Nervenstrang tut weh!". Zudem erschrickt sie bei jedem Fluggeräusch: Sofort kommen Flashbacks, bei denen sie von der Erinnerung an die Verschüttung überwältigt wird. Wegen der *posttraumatischen Belastungsstörung* und *Dysthymia* ist sie zum vierten Mal in stationärer gerontopsychiatrischer Behandlung.

Mit 45 Jahren musste sie nach Moskau fliegen, um eine Auszeichnung für ihre guten beruflichen Leistungen in einem DDR-Betrieb entgegen zu nehmen. Der Flug wurde zu einem Horrorerlebnis, insbesondere der Rückflug, denn die Maschine fiel mehrfach in tiefe Luftlöcher. Damals bekam sie Angst vor dem Fliegen und ist seither nie wieder geflogen.

Kindergärtnerin wollte sie werden. „Das ging aber nicht wegen der Lähmung". Mit Willenskraft und Energie leistete sie trotz ihrer starken Behinderung ungemein viel im Leben: Nach dem Tod des Lebensgefährten (1. Partner), der an den Spätfolgen eines Lungensteckschusses aus dem Krieg verstarb, trauerte sie lange. Gleichzeitig versorgte sie nicht nur die gemeinsamen Söhne, damals 6 Monate und 2 ½ Jahre alt, sondern auch die erblindete Mutter. Sie musste ganztags arbeiten, um die Familie durchzubringen. Jahrelang stand sie morgens um 3.00 Uhr auf, um ihr umfangreiches Pflichtprogramm zu erfüllen.

39 Jahre arbeitete sie als ungelernte Arbeiterin in einer Glühbirnenfirma in Ostberlin. Dort war sie als „Mamma Püppi" bekannt und sehr beliebt. 20 Jahre nach dem Tod des Lebensgefährten lernte sie ihren zweiten Partner und Ehemann kennen. Sie waren erst sieben Jahre verheiratet, da starb auch er. Zeitgleich mit dem Verlust wurde sie (als Schwerbehinderte im Alter von 60 Jahren) „normal berentet". Danach kamen heftige Ängste und quälende traumatische Erinnerungen zum Durchbruch.

Ihre Söhne sind „gut geraten" und ihr ganzer Stolz. Der Ältere, 54, geschieden, lebt um die Ecke und schaut jeden Tag nach ihr, kauft für sie ein und hilft ihr auch sonst. Seit dem Tod ihres Mannes, das ist jetzt 22 Jahre her, hat sie keinen Appetit mehr und isst nur noch Fertiggerichte. Der andere Sohn lebt mit seiner Familie in Sachsen und kommt ab und an auf Besuch. Einen Hauch von Lebensfreude empfindet sie nur, wenn einer der Söhne auf Besuch ist.

Zu Hause kann sie sich relativ gut beschäftigen: Sie sieht fern, liest abends im Bett Romane, schläft damit ein, wird aber wegen des Blasendrucks und der Schmerzen mehrfach in der Nacht wach. Alpträume hat sie nicht. Unter keinen Umständen will sie ins Altersheim, obwohl sie sich mit den Schmerzen an den geschundenen Beinen und Ängsten quälen muss. Finanziell ist sie mit der Rente plus Kriegsversehrtenrente gut abgesichert.

Freunde leben nicht mehr. „Durch den Krieg ist alles auseinander gegangen". Ihre guten alten Freundinnen „von früher" sind zum Teil umgekommen. Eine Freundin verlor im Krieg ein Bein. Durch eine Granate wurden ihrer kleinen Schwester im Alter von sechs Jahren, als sie im Hinterhof spielte, beide Beine abgerissen. Sie war sofort tot. Mit ihrer anderen Schwester (zwei Jahre älter, wohnhaft in Berlin-Hellersdorf) telefoniert sie ab und an. Es besteht aber keine intensive emotionale Bindung zu ihr: „Wir wissen wenig voneinander". Außer den Söhnen kommt einmal im Monat eine ehemalige Mitpatientin einer ihrer früheren Krankenhausaufenthalte zu Besuch. Sie reden miteinander und machen Brettspiele.

Mehrfach spricht sie davon, nicht mehr leben zu wollen; gleichzeitig zeigt sie aber Skrupel, weil sie vor zwei Jahren einen Selbstmordversuch mit Tabletten unternommen hatte: „Hat nicht geklappt". Ihre Söhne hätten sich zu ihrem Erstaunen fürchterlich darüber aufgeregt und das hat sie wach gerüttelt. Die Verbundenheit mit ihnen hält sie für einen ausreichenden Schutzfaktor.

Ihre traumatischen Ängste entgleiten ihr nicht vollständig. Sie erschrickt bei Fluglärm immer noch und gerät in ängstlich gefärbte Anspannung. Als schlimmste Handikaps bezeichnet sie ihre Angst, die starken Schmerzen und ihre zunehmende allgemeine Gebrechlichkeit und Kraftlosigkeit. Trotz allem zeigt I. psychische Robustheit. Sie weiß auch, wie sie ihr Leben weiterführen möchte: „Alleine leben" – „Meine Wohnung verlasse ich nicht!". Die Lebensrückblickgespräche zeigen, dass sie zufrieden mit dem ist, was sie im Leben erreicht hat.

*Fazit:* I.s Leben wurde durch Kriegsschrecken und frühe Verluste im Jugendalter stark geprägt. Mit bisweilen fröhlicher Vitalität und eiserner Energie konnte sie ihre Schmerzen als Folge der Verschüttung im Zaum halten und bis zur Rente ein couragiertes Leben führen. Ihre schrecklichen Erlebnisse schienen folgenlos zu sein. Erst nach dem Tod ihres zweiten Partners, der zufällig mit dem Ausscheiden aus dem Berufsleben zusammenfiel, kam es zu einer bedrohlichen Aktualisierung der damaligen Erlebnisse (Traumareaktivierung). Der Verlust des Partners und als Folge die Vereinsamung werden zu einer weiteren Bedrohungssituation geführt haben (Retraumatisierung).

Ein großer Teil der inzwischen über 80 Jahre alten Wehrmachtsangehörigen berichtet von nächtlichen Alpträumen, in denen Fronterlebnisse heftig aufflackern. Sie reaktivieren ihre Angst und lassen sie mit Horrorgefühlen aus dem Schlaf hochschrecken. Die Gründe für das häufige *Reaktivieren von traumatischen Erinnerungen* nach der Berentung sind nicht ganz geklärt:

- Vielleicht liegt es daran, dass Rentner von beruflichen und familiären Verpflichtungen entlastet sind und mehr Zeit für Erinnerungen haben.
- Die Bedrohung des näher rückenden Lebensendes dürfte manche Senioren vermehrt dazu anregen, ihre Biografie zu überarbeiten.
- Menschen im fortgeschrittenen Alter reagieren zunehmend emotionaler auf reale und kognitive Belastungen (vgl. S. 82).

Die Folgeschäden dieser zeitgeschichtlichen Erfahrungen werden seit den 1990er Jahren in Fachjournalen und anderen Medien diskutiert. Der gegenwärtige Kenntnisstand beruht auf

- den Ergebnissen der Mannheimer Kohortenstudie (Franz et al., 1999),
- den Untersuchungen von Flüchtlingskindern (Teegen & Meister, 2000) und pflegebedürftigen Senioren (Teegen & Cizmic, 2003),
- einer repräsentativen Bevölkerungsbefragung (Decker, Brähler & Radebold, 2004),
- veröffentlichten persönlichen Erfahrungsberichten (Bode, 2004; Lorenz, 2003) und
- neuropsychologischen Erkenntnissen (Debiec & LeDoux, 2009; Kandel, 2008; Markowitsch & Welzer, 2005).

Auch *pränatale Stressbedingungen* und ihre prägenden Wirkungen auf das sich entwickelnde Gehirn und das Lebensgefühl sind zum Gegenstand der Forschung geworden, z. B. das Einrücken des Vaters in den Krieg während der Schwangerschaft der Mutter, der Tod von Angehörigen der Schwangeren, eine nicht gewollte Schwangerschaft, das Hungererleben während der Schwangerschaft und weitere schwer belastende Erlebnisse. Diese Erfahrungen haben nicht selten zu kumulativer Traumatisierung geführt (Janus, 2006). Der Versuch, diagnostische Kriterien der PTBS bei Säuglingen und Kleinkindern zu identifizieren, bereitet jedoch große Schwierigkeiten. Die Grundsymptome Erinnern, Vermeiden und Übererregung wurden durch eine vierte Symptomgruppe ergänzt, die einmal aus aktuellen Ängsten besteht, vor allem Trennungs- und Dunkelangst, und zum anderen aus aggressivem Verhalten (Scheeringa et al., 1995).

In der ELDERMEN-Studie I (Schneider et al., 1999 und 2006) ist dem Zusammenhang zwischen belastenden und fördernden Erfahrungen in der Biografie von Kriegskindern und der psychogenen Beeinträchtigung nachgegangen worden. Untersucht wurden die erlebten Körperbeschwerden und das subjektive Wohlbefinden von 156 normal gealterten über 60-Jährigen, von denen keiner dement oder pflegebedürftig war. Im Vergleich zur jüngeren Allgemeinbevölkerung wurde in dieser Gruppe kein höheres Vorkommen von psychischen Störungen festgestellt. Die meisten Befragten zeigten gute Selbstregulations- und Anpassungsfähigkeiten.

Allerdings gab es signifikante Unterschiede zwischen den 49 Untersuchungsteilnehmern, die den Zweiten Weltkrieg als Kinder oder Jugendliche erlebt hatten (Geburtsjahrgänge 1926 bis 1938) und den 107 Befragten, die im Krieg bereits erwachsen waren: Die *Kriegskinder* waren *objektiv stärker belastet* und hatten *mehr Traumatisierungen* erlebt, z. B. durch Abwesenheit oder Verlust der Eltern und Geschwister (z. T. auch durch Euthanasie), durch Bombardierungen, schwere Verletzungen von Nahestehenden, Vergewaltigungen und Flucht. Diese subjektiven Erfahrungen haben ihre psychische und körperliche Gesundheit sowie ihre Zufriedenheit mit dem Leben über Jahrzehnte hinweg beeinträchtigt. Die untersuchten Kriegskinder gaben im Alter mehr subjektive Körperbeschwerden bei objektiv geringerer Körperversehrtheit an als Untersuchungsteilnehmer, die ihre Kindheit und Jugend vor dem zweiten Krieg erlebt hatten. Den Autoren zufolge scheinen subjektive biografische Erfahrungen in ganz jungen Jahren in besonderem Ausmaß Einfluss auf die Entwicklung von Persönlichkeitsressourcen und Bewältigungsstilen zu nehmen (Schneider et al., 2006; vgl. S. 61).

Nach dem Krieg waren die meisten der heute über 65- bis 80-Jährigen im berufsfähigen Alter lebenstüchtig. Wahrscheinlich war jedoch ein Drittel der Kriegskinder vorübergehend beeinträchtigt. Bei einem weiteren knappen Drittel traten erst nach der Berentung psychische Störungen auf, wie PTBS, Depressionen, weitere Angststörungen, psychosomatische Störungen, Persönlichkeits-, Bindungs- oder Beziehungsstörungen (Radebold, 2006; vgl. Beispiel, S. 139).

In Deutschland beträgt das Vorkommen von behandlungsbedürftiger PTBS bei älteren Menschen im vierten Lebensalter 3 % gegenüber nur 0,9 % in der Schweiz. In der epidemiologischen EURODEP-Studie (Copeland et al., 2004) wurden in verschiedenen europäischen Ländern erhebliche Unterschiede im Vorkommen von Depressionen bei Menschen ab 65 Jahren erhoben (vgl. S. 63). Die deutsche ältere Untersuchungspopulation wies besonders schwere depressive Symptome auf. Die Autoren führen dies auf Kriegserfahrungen zurück. Sicherlich waren nicht ausschließlich Kriegserlebnisse bei deutschen Senioren verursachend; man weiß es nicht genau, denn jahrzehntelang gab es einen blinden Fleck für die Wahrnehmung von Kriegstraumata; traumatisierte Personen blieben in der Regel unbehandelt.

Hochbetagte Patienten sollten folglich immer nach ihren Kriegserlebnissen befragt werden. Die explorierten gesundheitlichen, emotionalen und sozialen Folgeerscheinungen werden in den Lebenskontext, die Makroanalyse und in den gesellschaftshistorischen Rahmen eingebettet.

## 6.2 Therapie

Eine traumafokussierte psychotherapeutische Vorgehensweise, wie die KVT, deren Wirkungen gut belegt sind (Ehlers, 1999; Maercker, 2009a), hilft Patienten, ihre Erinnerungen an das traumatische Erleben gestuft mit Exposition anzugehen. Sie lernen, die Gültigkeit ihrer negativen Erwartungen in Frage zu stellen, machen die Erfahrung, dass das Trauma nicht wirklich wiederkehrt, die Angst schwächer wird und sie am Ende besser mit den assoziierten belastenden Gedanken und Gefühlen fertig werden.

Bei älteren traumatisierten Patienten sind in der Therapie besonders Schuldgefühle und Alkohol- oder Drogenmissbrauch zu berücksichtigen. Die wichtigsten therapeutischen Bausteine sind kognitive Therapie (vgl. Kapitel 4.2.4), Konfrontation in sensu (vgl. Kapitel 4.2.5), Imaginationstraining (vgl. S. Kapitel 4.2.5), Entspannungsverfahren (vgl. Kapitel 4.2.6), Schlafhygiene (vgl. Kapitel 4.2.12), Reminiszenztherapie (vgl. Kapitel 4.2.10) und Gesundheitsverhalten (vgl. Kapitel 4.2.9). Traumatisierte Patienten sind besonders darin zu unterstützen, wieder ein erfüllteres, normales Leben zu führen.

# 7 Zwangsstörungen

## 7.1 Diagnostische Kriterien der Zwangsstörung

In aller Regel treten Zwangsgedanken zusammen mit Zwangsverhalten auf. Zwangspatienten bekommen negative Intrusionen, die Unbehagen, unangenehme Gefühle und zwanghaftes Verhalten auslösen. Neuropsychologisch werden die negativen dranghaften Gedanken mit einer Hyperaktivierung des orbitofrontalen Kortex erklärt. Impulse gelangen von dort über die Kerne der Basalganglien, wie dem Striatum, zum Thalamus, wo zwanghafte Verhaltensprogramme gegen die ausgelösten aversiven Gefühle aktiviert werden.

**Diagnostische Kriterien der Zwangsstörung nach ICD-10 (F42)**

*A.* Entweder Zwangsgedanken oder Zwangshandlungen (oder beide) an den meisten Tagen über einen Zeitraum von mindestens 2 Wochen.

*B.* Die Zwangsgedanken (Ideen oder Vorstellungen) und Zwangshandlungen zeigen sämtliche folgende Merkmale:

1. Sie werden als eigenen Gedanken/Handlungen von den Betroffenen angesehen und nicht als von anderen Personen oder Einflüssen eingegeben.
2. Sie wiederholen sich dauernd und werden als unangenehm empfunden, und zumindest ein Zwangsgedanke oder eine Zwangshandlung werden als übertrieben und unsinnig erkannt.
3. Die Betroffenen versuchen, Widerstand zu leisten (bei lange bestehenden Zwangsgedanken und Zwangshandlungen kann der Widerstand allerdings sehr gering sein). Gegen mindestens einen Zwangsgedanken oder eine Zwangshandlung wird gegenwärtig erfolglos Widerstand geleistet.
4. Die Ausführung eines Zwangsgedankens oder einer Zwangshandlung ist für sich genommen nicht angenehm (dies sollte von einer vorübergehenden Erleichterung von Anspannung oder Angst unterschieden werden).

*C.* Die Betroffenen leiden unter den Zwangsgedanken und Zwangshandlungen oder werden in ihrer sozialen oder individuellen Leistungsfähigkeit behindert, meist durch den besonderen Zeitaufwand.

*D. Ausschlussvorbehalt:* Die Störung ist nicht bedingt durch eine andere psychische Störung, wie Schizophrenie oder verwandte Störungen (F2) oder affektive Störungen (F3).

Die Diagnose kann mit der folgenden vierten Stelle differenziert werden:

*F42.0 vorwiegend Zwangsgedanken und Grübelzwang*
*F42.1 vorwiegend Zwangshandlungen*
*F42.2 Zwangsgedanken und -handlungen, gemischt*
*F42.8 sonstige Zwangsstörungen*
*F42.9 nicht näher bezeichnete Zwangsstörung*

Zwangshandlungen dienen dazu, die durch den Drang hervorgerufenen aversiven Gefühle, wie Ängste, Ekel, Schuldgefühle, Traurigkeit oder Aggressionen, zu neutralisieren oder zu vermeiden. Vielen zwanghaften Patienten geht es um Schadensbegrenzung, Sauberkeit und Ordnung. Beispielsweise macht Zwangspatienten das Empfinden von Unvollkommenheit in Bezug auf Ordnung oder im Hinblick auf die eigenen Ansprüche an Perfektionismus unruhig und löst Zwangshandlungen aus (Pietrefesa & Coles, 2008). Oftmals trauen sie ihrem eigenen Gedächtnis nicht, werden von Zweifeln gepeinigt, sind entscheidungsunsicher und haben ein übersteigertes Verantwortungsgefühl (vgl. Beispiel, S. 146). Unter diesem emotionalen Druck verhalten sie sich oft rigide und belasten damit ihre Angehörigen. Nahestehende werden von einigen Zwangspatienten in Zwangsrituale, vor allem in Kontroll- und Reinigungshandlungen, einbezogen, indem sie sich etwa jedes Mal duschen müssen, bevor sie die Wohnung des Patienten betreten. Verfahren zur Diagnostik von Zwangsstörungen sind im Anhang (vgl. S. 190) aufgeführt.

Nicht selten geht einem plötzlichen, heftigen Ausbruch einer Zwangsstörung rheumatisches Fieber, eine Streptokokken-Infektion oder eine Grippeviruserkrankung voraus. Das ist allerdings häufiger in der Kindheit der Fall (pediatric autoimmune neuropsychiatric disorder, PANDAS); die Zwänge einiger älterer Zwangspatienten sind bereits in der Kindheit entstanden. Die Streptokokken-Antikörper greifen oft den Teil des Gehirns an, der repetitives Verhalten und andere zwanghafte Verhaltensweisen auslöst. Grippeviren können auch zu Encephalitis führen, auf die manchmal eine Zwangsstörung folgt (Rabins & Lauber, 2006).

Die Zwänge von älteren Patienten unterscheiden sich nicht wesentlich von denen jüngerer Personen. Eine Untersuchung von 335 Personen mit Zwängen aus drei Generationen (Alter 18 bis 93 Jahre) belegt, dass der Zusammenhang zwischen subjektiven kognitiven Bedenken, zwanghaften Vorstellungen und Zwangssymptomen über die Altersgruppen hinweg sehr ähnlich ist. Ältere zwanghafte Personen zeigen sich lediglich besorgter als jüngere (Teachman, 2007).

Bei Entwicklungsstörungen, wie dem Asperger-Syndrom oder Autismus, werden immer wieder Symptome beobachtet, die zwanghaftem Verhalten ähneln.

Zwanghaftes *Horten*, ein fortschreitender, chronischer Zustand, der allmählich zu Entkräftung führt, kommt besonders häufig bei älteren Menschen vor. Nur etwa 16 % der Personen, die alle möglichen Objekte horten, seien es Zeitungen, Reklame oder Aluminiumabfälle, haben auch noch andere Zwangssymptome. Meist beginnt das Horten in der Kindheit und nimmt mit jedem Lebensjahrzehnt an Intensität zu, wird aber oft erst bei älteren Personen wahrgenommen. Im höheren Alter wohnen Senioren zumeist alleine und sind in ihrem Sozialverhalten eingeschränkt, so dass sie ihre zwanghaften Symptome über einen längeren Zeitraum verheimlichen können (Ayers et al., 2010).

## 7.2 Therapie

Die Erläuterung des Störungsmodells ist bei dieser Störung von besonderer Bedeutung. Wichtigste Bausteine einer KVT bei Zwangshandlungen und -gedanken sind *Konfrontation* (vgl. Kapitel 4.2.5) *mit dem aversiven Gefühl*(en) durch Reaktionsunterlassung, kognitive Therapie (vgl. Kapitel 4.2.4), Bewältigung alltäglicher Belastungen (vgl. Kapitel 4.2.8) und Wiederaufbau einer abwechslungsreichen und befriedigenden Lebensführung, zu der die Pflege eines sozialen Netzwerks ebenso wie Gesundheitsverhalten (vgl. Kapitel 4.2.9) gehört. Da Konfrontation für die meisten Zwangspatienten besonders anstrengend ist, sollten bereits zu Therapiebeginn regenerative Maßnahmen zum emotionalen Ausgleich eingeführt werden, vor allem sportliche Bewegung, Entspannung und genussvolle Beschäftigungen. Infolge der starken inneren Anspannung schaffen es viele Zwangspatienten bei Therapiebeginn noch nicht, ein Entspannungsverfahren zu lernen. Bei Anzeichen von Überanstrengung kann eine Kombinationsbehandlung (SSRI und KVT) durchgeführt und/oder Therapiepausen in Form von Urlauben eingelegt werden, damit ältere Patienten den Belastungen der Therapie standhalten können.

Ältere Patienten gehen meist diszipliniert und willensstark eine Zwangsbehandlung an, wie das folgende Beispiel zeigt:

**Fallbeispiel**

Marie-Luise, 79 Jahre, leidet wie ihr Vater von Kindheit an unter leichten *Zwängen*. Nach starken Belastungen im Jahr 1990 (aufwendige Wohnungsrenovierung, Einbruchsdiebstahl, Tod des Bruders) wurden die zwanghaften Kontrollhandlungen wesentlich ausgeprägter. Komorbide kamen *Panikstörung* („fliegende Hitze", Brennen in Brust, Beinen und am Kopf, Herzrasen, Unwirklichkeitsgefühle, Angst, verrückt zu werden usw.) und eine *rezidivierende leichte depressive Episode* hinzu. Ihre ärgste Katastrophenvorstellung war die Befürchtung, Menschen könnten durch ihr Verhalten Schaden nehmen. Im Scherz sprachen wir von ihrem übersteigerten sozialen Tic. Zu den aversiven Gefühlen, die sie unbewusst mit Zwangshandlungen neutralisiert, gehören Ängste und Schuldgefühle. Sie befürchtet, Menschen könnten sich an geöffneten Kanaldeckeln, offenen oder defekten Schaltkästen, Scherben oder Messern (seit dem Attentat auf Oskar Lafontaine) verletzen, durch unsauberes Leergut (Mehrwegflaschen und -joghurtgläser) erkranken oder durch sie als Infektionsträgerin angesteckt werden. Sie befürchtet auch, in Läden versehentlich zu wenig Geld zu bezahlen und somit Händler zu schädigen. Nach Gesprächen mit Bekannten und Fremden hat sie Angst, über andere negativ geredet und Personen dadurch geschadet zu haben. Schließlich sorgt sie sich um ihren Mann und kontrolliert einige seiner Verhaltensweisen: Er darf z. B. nicht mehr ins Schwimmbad gehen oder anspruchsvolle handwerkliche Arbeiten verrichten, weil er sich dabei anstecken oder verletzen könnte.

Getrieben von negativen Intrusionen und Ängsten sucht sie ständig nach Schadensquellen und muss dann dafür sorgen, dass sie behoben werden. So meldet sie z. B. defekte Kanaldeckel oder Kellerroste beim Ordnungsamt oder bei Hausbesitzern. Sie wäscht sich häufig die Hände und spült das gebrauchte Leergut (Joghurtgläser) nach einem Ritual, in das sie ihren Mann eingebunden hat. Er muss für sie auch spitze Gegenstände, wie Messer, wegräumen. M.-L. „verbindet" alle anderen spitzen Gegenstände in der Wohnung. Das zwanghafte Verhalten erleichtert sie für einen Moment (negative Verstärkung), bis die nächste dranghafte Vorstellung kommt. Von Kindheit an kontrolliert sie, ob der Herd und andere Elektrogeräte ausgeschaltet sind oder ob die Boilerstichflamme gelöscht ist, bevor sie das Haus verlässt. Seit einem Wohnungseinbruch vor etwa 2 ½ Jahren überprüft sie obendrein, ob alle Türen abgeschlossen sind. Auch bei ihrer Schwester hält sie Ausschau nach Gefährlichem. Die aversiven Gefühle und Kontrollhandlungen strengen sie in letzter Zeit enorm an, so dass sie immer häufiger zu Hause bleibt, um potenziellen Gefahrenquellen auszuweichen. Ihr Mann muss für sie einkaufen. Schon lange fährt sie nicht mehr in Urlaub, weil sie Angst hat, ihre Wohnung berge für andere Mieter im Haus Gefahren. Ebenso wenig besucht sie andere Menschen, weil sie diese ja anstecken könnte.

M.-L. war Verkäuferin und wurde bereits mit Ende 20 Filialeleiterin. Dann bat ihr Mann sie, nicht mehr zu arbeiten. Leider blieben sie kinderlos; ihr Mann war zeugungsunfähig. Sie verfügt über viele Ressourcen, z. B. Weben, Stricken, Aquarellieren, Lesen und eine tiefgehende Religiosität (ihr Mann und sie sind Zeugen Jehovas). Außerdem wandert sie gerne, nur kommt sie wegen der Zwänge schon länger nicht mehr dazu. Spaziergänge vermeidet sie aus Angst, neue Gefahren zu entdecken, die sie in heillose Erregung geraten lassen. Nur abends in der Dunkelheit geht sie mit ihrem Mann spazieren, weil sie da Schäden kaum erkennen kann. Tagsüber ist sie grundsätzlich extrem angespannt; erst am Abend wird sie lockerer und kann dann das Zusammensein mit ihrem Mann genießen.

Sie nimmt zweimal Doxepin dura 10, Remergil® 30 (im Verlauf der Therapie wird Remergil® durch das SSNRI Venlafaxin 75 ersetzt), Johanniskraut und den Betablocker Meprolol® 50 wegen starker Blutdruckschwankungen, die nicht alleine mit dem Angsterleben erklärt werden können. Von den Medikamenten geht ihre Angst zwar nicht weg, dafür aber die Depressivität. Für ihr Alter hat sie eine begnadete Gesundheit: Sie leidet lediglich unter Neurodermitis und Nackenbeschwerden unbekannter Genese. Seit Jahren geht sie nicht mehr zum Arzt, außer zum Psychiater, und nimmt auch keine Vorsorgetermine wahr. Ihre Schwester leidet demgegenüber unter schmerzhafter Osteoporose. Sie telefonieren täglich miteinander, denn M.-L. ist sehr besorgt um sie.

*Therapie:* Trotz ihres hohen Alters geht M.-L. tüchtig und kraftvoll an den Zwangsabbau heran. Sie nimmt einige ihrer Ressourcen wieder auf. Nach 40 Stunden kognitiver Verhaltenstherapie erlangt sie weitgehend Kontrolle über ihre Zwänge. Am schwierigsten war für sie, nicht mehr nach Gefahren auf der Straße zu suchen, Leergut zu spülen und die Stichflamme am Boiler anzulassen, wenn sie das Haus verließ. Als Erstes ging sie wieder einkaufen und vermied es, Gullideckel und Stromkästen zu kontrollieren. Außerdem konzentrierte sie sich darauf, das Leergut nicht mehr rituell mit ihrem Mann, sondern im Alleingang, zunächst immer flexibler und dann zunehmend weniger gründlich zu spülen. Damit tat sie sich aber sehr schwer. So wurde auf ihre Initiative ein Besuch bei der Müllaufbereitung der gelben Tonne arrangiert, damit sie sich davon überzeugen konnte, dass andere wesentlich nachlässiger mit ihrem Leergut umgehen oder es total verschmutzt abgeben. Sie bemühte sich auch, belanglosere Schäden auf der Straße nicht mehr zu beheben, ließ z. B. herunter gefallenes Obst liegen und hielt die Angst aus, jemand könne darauf ausrutschen. Schließlich begann sie auch wieder, Freunde zu besuchen, ohne sich vorher akribisch die Hände zu waschen.

All dies war ungeheuerlich anstrengend und sie hätte dringend eine Pause benötigt, gestattete sich aber keine. An manchen Tagen war sie völlig erschöpft und „hing in einem Loch“, so dass die Konfrontationsschritte verkleinert werden mussten. Da sie nicht gut auf Entspannungsverfahren ansprach und auch nicht mehr intensiver sportlich tätig sein konnte, vereinbarten wir, dass sie ihre Antidepressiva noch etwas länger, als geplant, einnimmt (Kombinationstherapie). Zum inneren Ausgleich erweiterte sie ihre vielfältigen Ressourcen, sorgte für mehr Genussverhalten und leichte Körperbewegung: Unter anderem griff sie das Teppichweben wieder auf, das ihr besonders viel Freude bereitete. Nach und nach kamen Zeitungslektüre und Kreuzworträtsel hinzu. Am liebsten las sie stundenlang in Sachbüchern über Flora und Fauna, aber auch Romane. Die Konzentration auf diese Beschäftigungen trug wahrscheinlich dazu bei, dass sie seltener negative Intrusionen bekam. Sie fing auch wieder mit Gymnastikübungen an.

Wir vereinbarten, dass sie jeden neu aufkommenden Zwang besonders beachtet und diesen umgehend unterlässt, damit er sich nicht fest etablieren könne. Das beherzigte sie auch. Beispielsweise kam nach etwa fünf Monaten Therapie der Zwang auf, nicht mehr zwischen fahrenden Autos auf die Straße zu gehen, weil dann die Autofahrer hart bremsen müssten und sich dabei verletzen könnten. Sie schaffte es wieder schnell, an Stellen ohne Zebrastreifen die Straße zu überqueren. Ein anderes Mal kam eine „Stromangst" bzw. die Angst vor einem Kurzschluss auf, nachdem beim Nachbarn Wasser auf die Drähte eines Radiators gelaufen war. Die Angst hielt sie aus, ohne Kontrollhandlungen vorzunehmen.

Insgesamt machte sie erstaunliche Fortschritte. Die therapeutischen Wirkungen überprüften wir vier Monate nach Therapiebeginn und zuletzt im Katamnesegespräch 2 ¼ Jahre nach Therapiebeginn. Sie lassen sich am besten mit der Veränderung der Zwangshierarchie über die verschiedenen Zeitpunkte der Einschätzung hinweg veranschaulichen. Ihr Mann und sie hatten bei Therapiebeginn eine etwas unterschiedliche Einschätzung der Intensität von einigen Zwängen:

**Tabelle 2:** Marie-Luises Zwänge bei Baseline und im weiteren Verlauf

| Befürchtungen | Ihre Einschätzung bei Baseline | Die Einschätzung ihres Mannes | Marie-Luises Einschätzung nach 4 Monaten | Marie-Luises Einschätzung nach 2 ¼ Jahren |
|---|---|---|---|---|
| Gefährliches auf der Straße | 90–100 % | 90–100 % | 30–40 % | 10–15 % |
| Verschmutztes Leergut | 80 % | 80 % | 30 % | 10–15 % |
| Abfall für gelbe Tonne verschmutzt | 80 % | 60 % | 40–50 % | 10–15 % |
| Außenwandheizkörper der Schwester zeigen falsch an | 60 % | 30 % | 0 % | 10 % |

**Tabelle 2** (Fortsetzung): Marie-Luises Zwänge bei Baseline und im weiteren Verlauf

| Befürchtungen | Ihre Einschätzung bei Baseline | Die Einschätzung ihres Mannes | Marie-Luises Einschätzung nach 4 Monaten | Marie-Luises Einschätzung nach 2 ¼ Jahren |
|---|---|---|---|---|
| Herd entfacht Brand | 60 % | 30 % | 40 % | 15–20 % |
| Boilerflamme löst Brand aus | 50 % | 30 % | 30 % | 0 % |
| Zu viel Geld zurück bekommen und Ladeninhaber geschädigt | 30–40 % | 20 % | 30–40 % | 0 % |
| Ansteckungsgefahr (Händewaschen) | 20–25 % | 10 % | 30 % | 5–10 % |
| Messer und spitze Gegenstände | 10–20 % | 10 % | 0 % | 0 % |

Trotz der erfreulichen Fortschritte in der ersten Therapiephase blieb eine starke innere Anspannung bestehen. Erst nach einem halben Jahr Therapie konnte sie sich dazu überwinden, mit ihrem Mann für drei Wochen nach Sylt zu fahren. Nachdem sie dort angelangt war, fühlte sie sich wider Erwarten sehr wohl und konnte wieder aquarellieren. So groß der Horror für sie vorher war, so gut hat ihr der Urlaub mit den vielen Naturbetrachtungen getan. Sie kam begeistert und erholt zurück. Mit der Zwangsbewältigung ging es danach müheloser und rascher voran. Die Spaziergänge mit ihrem Mann dehnte sie vierzehntägig zu Halbtagswanderungen aus. Beide erfreuten sich an ornitologischen Studien. Wo immer sie hinging, ließ sie Scherben und andere „gefährliche" Objekte bewusst liegen. Zu diesem Zeitpunkt hatte sie bereits keine Panikattacken mehr.

Neun Monate nach Therapiebeginn wurde bei ihrem Mann Prostatakrebs diagnostiziert. Bei einer Notoperation (Leistenbruch mit eingeklemmtem Darm) wurde er zufällig entdeckt. Vorher war er nie ernsthaft krank gewesen. Lebensgefährdend war in den Augen der Ärzte seine religiös bedingte Verweigerung von Bluttransfusionen: Als Zeuge Jehovas beherzigte er das „Gebot, sich des (fremden) Blutes zu enthalten". Er hatte Glück, dass keine Transfusion notwendig wurde. Trotz ihrer Verlustangst ist M.-L. bezüglich seiner Heilungschancen wesentlich zuversichtlicher und optimistischer als er.

Mit der Therapie ihrer Zwänge macht M.-L. im Selbstmanagement weiter und schleicht sogar die Antidepressiva in kleinen Schritten aus. Durch die Erkrankung ihres Mannes kam es zum Rollentausch: Nun regelte sie alles, was er vorher erledigt hatte und machte große Fortschritte in autonomer Lebensgestaltung. Am besten lenkten sie Lektüre und Kreuzworträtsel von ihren Sorgen um ihn ab; außerdem strich sie die Wohnung, nahm an fast allen Aktionen ihrer Kirchengemeinde teil und verstärkte ihre Missionsarbeit (Hausbesuche). Die Zwänge kamen nur noch abends bei Müdigkeit auf. Eine ambulante Grauer-Star-Operation überstand sie gut.

Nachdem ihr Mann den Ärzten zufolge außer Gefahr war, bekam sie einen Rückschlag (vermehrt Zwänge und depressive Verstimmungen, Rebound-Phänomen?), wollte aber nur Johanniskraut einnehmen. Nach einigen Wochen konnte sie dazu überredet werden, die Hälfte der ursprünglichen Menge von Venlafaxin wieder zuzulassen. Nach etwa zwei bis drei weiteren Monaten erholte sie sich wieder. Im Lebensrückblick wollte sie an den Themen familiäre Sozialisation, Religiosität und einem Resümee ihrer Zwangserkrankung vom Kindesalter an arbeiten. Es wurde auch eine Zukunftsprogression vorgenommen und über den möglichen Verlust ihres Mannes, die Folgen, die sein Ableben für sie hätte, und die Schritte, die sie dann unternehmen würde, gesprochen.

Beim Katamnesegespräch im Jahr drauf meinte sie, ihre Zwänge hätten sich zu 80 % gebessert. Mit den verbliebenen Zwängen (vgl. Tab. 2) käme sie zurecht: Negative Intrusionen erlebte sie nur noch an wenigen Tagen im Monat. Sie fängt den Drang, mit zwanghaftem Verhalten einem negativen Gefühl auszuweichen, meist mit einem realistischen Selbstgespräch auf. Sieht sie Gefahren auf der Straße, gerät sie nicht mehr in Panik. Nur noch bei schwerwiegenden Gefahren ruft sie bei einer Behörde an oder der Polizei. Damit verhalte sie sich „wie ein guter Bürger", meint sie. Angstintensitäten erreichen höchstens noch Stufe 3 bis 4. Inzwischen spült sie Leergut nur mit kaltem Wasser und ohne Spülmittel. (Eine vor Kurzem aufgekommene Spülmittelallergie hat ihr diesen Schritt erleichtert.). Den Herd will sie weiterhin beim Verlassen der Wohnung kontrollieren, denn das hatte ihr der Vater schon als Kind eingebläut und darauf möchte sie nicht verzichten. Die Einnahme von Venlafaxin behält sie in niedrigster Dosis vorerst noch bei.

# 8 Depressionen, Demenz, Delirium im Alter

Komorbidität bei Angst im Alter ist eher die Regel als die Ausnahme und Angststörungen bei älteren Patienten sind nur ganz selten reine Störungen. Oft gehen Ängste mit Depressionen einher (Ayers et al., 2005) oder aber mit Gedächtnisverlust, beginnender Demenz und Delir (Helsley & Vanin, 2008). Beunruhigt durch den kognitiven Abbau, entwickeln demente Patienten oftmals Angst vor weiteren Abbauerscheinungen und bemühen sich um Pflege und Betreuung.

## 8.1 Depressionen

Die ICD-10-Kriterien (Dilling et al., 2000) für unipolare Depressionen, wie (rezidivierende) depressive Episoden (leicht, mittelgradig, schwer) oder Dysthymia, und bipolare Störung werden als bekannt vorausgesetzt. Hinweise zu Selbstbeurteilungsinstrumenten zur Erfassung von Depressionen finden sich im Anhang (vgl. S. 190).

Ältere depressive Patienten klagen häufiger über körperliche Symptome, ohne dass sich dafür eine organische Grundlage finden ließe. Depressionen im Alter werden oft von körperlichen Erkrankungen, Schmerzen und Schlafstörungen begleitet, aber auch von komorbiden Angststörungen. In zahlreichen Fällen kommt es zum metabolischen Syndrom, bei dem der Serotonin- und Noradrenalinhaushalt aus dem Gleichgewicht gerät, ferner zu Schilddrüsenunterfunktion, Osteoporose, Schwächung des Immunsystems usw. Eine der gefährlichsten Folgeerscheinungen bei depressiven Patienten, vor allem im Alter, sind Herz-Kreislauf-Erkrankungen mit erhöhtem Herzinfarktrisiko (vgl. S. 65). Ältere depressive Patienten nehmen vermehrt medizinische Einrichtungen in Anspruch, haben eine höhere Medikamenteneinnahme und mehr Bedarf an Unterstützung bei der Alltagsbewältigung.

**Symptome der Major Depression bei älteren Patienten (vgl. Helsley & Vanin, 2008)**

- Gewichtsverlust/-zunahme, Appetitlosigkeit
- Schlaflosigkeit oder exzessives Schlafen, häufig frühes Erwachen am Morgen
- Psychomotorische Unruhe oder Hemmung
- Verlust an Interesse, Energie und Begeisterungsfähigkeit
- Wertlosigkeits- und Schuldgefühle
- Eingeschränkte Fähigkeit, sich zu konzentrieren und kognitiv zu beschäftigen
- Anhaltende, immer wiederkehrende Gedanken an Tod, Selbstmord, Selbstmordversuch, Äußerung des Wunsches, tot zu sein oder „es hinter sich zu bringen".

Das *Störungsmodell* der Depression im Alter setzt sich ähnlich wie bei jüngeren Erwachsenen aus lerntheoretischen und kognitiven Modellen sowie dem SOK-Modell (Selektive Optimierung mit Kompensation, Baltes, 2007) zusammen (Hautzinger, 2000). Wahrnehmungsstörungen, dysfunktionale Grundüberzeugungen und Denkfehler bedingen depressives Denken und Handeln (Beck et al., 2001). Depressives Erleben bringt wenig verhaltenskontingente Verstärkung infolge von körperlichen und kognitiven Beeinträchtigungen, Verlusten und anderen Belastungen. Zumindest kurzfristig wird es durch Zuwendung und Unterstützung negativ verstärkt. Patienten schreiben persönliche Misserfolge ihrem eigenen Versagen zu, schöne Erlebnisse dem Zufall.

Weitere *Risikofaktoren* für Depressionen *bei älteren Patienten* sind: Familiäre Häufung, Depressionen in der Vorgeschichte, körperliche Gebrechen, Nebenwirkungen von Medikamenten (angesichts des veränderten Metabolismus, vgl. S. 26), sensorische und kognitive Funktionseinbußen (vgl. S. 23 und S. 35) sowie emotionale, motivationale und soziale Veränderungen, die nicht selektiv optimiert und kompensiert werden können. *Aufrechterhalten* werden Depressionen durch mangelnde Fertigkeiten, mit den Anforderungen des Alters fertig zu werden, durch fehlende Interessen und Zielvorstellungen, starre Überzeugungen und zu wenig angenehme Tätigkeiten.

### 8.1.1 Besonderheiten von Depressionen bei älteren Patienten

Grundsätzlich gibt es keine Unterschiede zwischen der Depression und ihrer Prognose bei älteren und jüngeren Menschen. Infolge hoher Komorbiditäten mit körperlichen und psychischen Erkrankungen, insbesondere Demenzen, sind Depressionen im Alter jedoch schwerer zu erkennen. Bei der Psychotherapie mit älteren depressiven Patienten ist deshalb auf Folgendes zu achten:

- Kranke und ihre Angehörigen messen der depressiven Symptomatik oft keinen Krankheitswert bei. Internationale und nationale Studien zeigen, dass etwa die Hälfte der Depressionen im Alter nicht erkannt werden (Psychotherapeutenkammer NRW, 2010).
- Die Mehrzahl der älteren depressiven Patienten haben bereits Depressionen oder andere psychische Störungen in der Vorgeschichte gehabt (Helsley & Vanin, 2008).
- Mit fortschreitendem Alter werden depressive Episoden länger und die Gefahr einer Chronifizierung nimmt zu (Hautzinger, 2000).
- Ältere depressive Patienten vernachlässigen sich, nehmen Medikamente unregelmäßig ein, bewegen sich zu wenig und ernähren sich unregelmäßig. Gewichtsabnahmen können lebensgefährlich werden. Schlafstörungen sind häufig; die meisten schlafen zu wenig, 10 % schlafen wesentlich länger (Hautzinger, 2006).
- Lebenszeitprävalenzen für unipolare Depressionen liegen bei 12 % (Männer) und 26 % (Frauen) und für bipolare Depressionen bei unter 1 %. Depressionen treten im Alter nicht häufiger auf (Hautzinger, 2006). Das Vorkommen von *schwerer* Depression im Alter wird auf 4 bis 5 % geschätzt, das von *mittelgradig* bis *leichter* Depression auf 10 bis 15 % und von Dysthymie auf 2 % (Icks et al., 2005). 27 % der Untersuchungsteilnehmer der Berliner Altersstudie hatten *subklinische* Depressionen (Mayer & Baltes, 1996). Unter Altersheimbewohnern sind Depressionen deutlich häufiger; dort kommen sie bis zu 45 % vor (Icks et al., 2005).
- Viele ältere depressive Patienten leiden zudem unter meist unerkannten Angststörungen. Ängste halten aber die Neigung zu Depressionen vielfach aufrecht (vgl. S. 69).
- Oft werden Depressionen bei älteren Menschen von komorbiden körperlichen Krankheiten, wie Herz-Kreislauf-Erkrankungen, Parkinson, Diabetes oder hypochondrischen Klagen verdeckt. Schlafstörungen oder Erschöpfungszustände werden häufiger den

körperlichen Erkrankungen und weniger der Depression zugeordnet. Einige Patienten wollen oftmals den Arzt nicht auch noch mit ihrer Depression behelligen (Rabins & Lauber, 2006), so dass Depressionen vielfach unbehandelt bleiben.

- Jede Depression ist mit einem *Suizidrisiko* verbunden, das gilt besonders für Depressionen im Alter. Bei den über 65-Jährigen ist die Suizidrate dreimal höher als in der Gesamtbevölkerung. Speziell ältere Männer sind eher selbstmordgefährdet (Hautzinger, 2000; Icks et al., 2005; Rabins & Lauber, 2006; S. 65).
- Alte Menschen haben sehr oft den Verlust einer geliebten Person zu betrauern. Weil Angst manchmal Bestandteil der *Trauerreaktion* ist (vgl. S. 66 und Fallbeispiele, S. 128 und S. 135), kann bei vorübergehender Trauer die differenzialdiagnostische Unterscheidung zwischen Traurigkeit, die in ausgeprägter Form meist nur einige Monate anhält, und anhaltender Angst sehr schwer sein. Depressionen legen sich schneller nach dem Verlust des Partners, wenn die Witwe oder der Witwer den kranken Partner bis zum Tod sozial-emotional oder pflegerisch intensiv unterstützen konnte (Brown et al., 2008; Beispiel, vgl. S. 156).
- Depressive ältere Personen wirken manchmal dement (vgl. S. 159). Bei Patienten mit *Pseudodemenz* (Wells, 1979) lassen kognitive Funktionen oft abrupt nach. Einige depressive ältere Patienten haben einen reversiblen kognitiven Abbau entwickelt, der sie manchmal dement wirken lässt, wozu insbesondere ihr gestörter Antrieb beiträgt, und das kommt einer Pseudodemenz gleich. Das umnebelte Denken dieser Patienten erschwert die Therapie. Sobald Depressionen erfolgreich behandelt werden, verbessern sich auch wieder die Gedächtnisleistungen.
- Depressionen gehen aber auch mit einem *erhöhten Risiko für Demenz* einher (Saczynski et al., 2010). In einer großen Längsschnittstudie, die über 17 Jahre lief, wurde zu Beginn (1990 bis 1994) bei 13,2 % der Untersuchungsgruppe Depressionen diagnostiziert (es waren 949 Männer und Frauen mit einem Durchschnittsalter von 79 Jahren, die anfangs alle nicht dement waren). Wie sich dann herausstellte, hatten die depressiven Untersuchungsteilnehmer im Vergleich zu den nicht Depressiven ein Risiko von mehr als 50 %, während des Beobachtungszeitraums an Demenz (überwiegend Alzheimer) zu erkranken. Unklar blieb die Kausalität. Depressive leiden häufiger unter Entzündungen von Hirngewebe, wie die Untersucher angeben, und haben ein verstärktes Vorkommen des Proteins Beta-Amyloid, das die Neuronen im Hippocampus von Alzheimer-Patienten vergiftet. Der *depressive Lebensstil* (falsche Ernährung, kaum Sport und nur wenige soziale Kontakte) erhöht das Demenzrisiko.

**Fallbeispiel**

Almut, 88 Jahre, hat Angst vor dem Alleinsein seitdem ihre Mutter an Tuberkulose starb; da war sie fünf Jahre alt. Mit dem 35. Lebensjahr kamen nach einem traumatischen Narkoseerlebnis Dysthymia und Narkoseangst (spezifische Phobie) hinzu. Sie lebt im Heim seit nunmehr 13 Jahren; dort finden auch die probatorischen Gespräche statt. Sie brauchte etliche Gesprächspausen, da sie das Sprechen über ihr Leben und über negative Erlebnisse anstrengte. Immer wieder geriet sie in Luftnot und musste heftig husten. Komorbide liegen viele körperliche Erkrankungen vor, wie chronisch obstruktive Bronchitis, Diabetes mellitus, Typ 2, Adipositas, Osteoporose und Arthrose in den Gelenken, die alle medikamentös behandelt werden müssen. Durch einen Lendenwirbelbruch, Arthrose und diverse Beinbrüche ist sie körperlich gehandikapt und größtenteils auf den Rollstuhl angewiesen. Von daher rührt ihre *Fallangst*, die erst im hohen Alter auftrat. Obgleich die Angst eine realistische Seite hat, vermeidet A. mehr als notwendig und ist nicht bereit, im Hinblick auf ihre Fortbewegung irgendwelche Risiken einzugehen. Wegen der Fallangst hat sie Angst vor einem Krankenhausaufenthalt, denn dort war sie auch schon gestürzt und wurde erst am Abend geröntgt. Sie ist fast blind, kann nicht mehr lesen, hört schlecht, ist unkonzentriert und wenig belastbar. Weil alles im Leben ihr negativ erscheint, hört sie auch keine Nachrichten mehr, geht der Kontaktaufnahme zu Heimbewohnern aus dem Weg und lebt äußerst zurückgezogen.

Abgesehen von ihrer Überängstlichkeit als Kind war A. bis Mitte 30 ein „talentierter, wendiger und flexibler Mensch". Während einer Urlaubsreise in den Bayrischen Wald wurde ihr Lachgas zur Extraktion eines eitrigen Backenzahns verabreicht. Sie bekam Erstickungsangst und wollte die Gasmaske wegreißen, wurde aber von Arzt und Ehemann daran gehindert, bis sie das Bewusstsein verlor. Danach fühlte sie sich elendig. Im Reisebus wurde ihr schlecht und sie kollabierte. Der Busfahrer versuchte, sie mit Salmiak aufzuwecken. Nach diesem Erlebnis musste sie sehr viel weinen, denn sie fühlte sich wie „aus der Welt gerissen". „Die Angst wuchs mit den Depressionen". „Ich konnte nichts mehr alleine machen". Ein weiteres negatives Narkoseerlebnis hatte sie bei der letzten Hüft-Operation: Dabei fiel sie für drei Tage ins Koma. Als sie aufwachte, schrie sie und fürchtete, „nicht mehr zurückzufinden".

Nach dem Tod der Mutter nahm ihr Vater, ein „einfacher Landsmann", sie ohne Vorbereitung mit zur Beerdigung. Danach träumte sie wiederholt davon und hoffte, die Mutter könnte wieder erwachen. In der Schule war sie zunächst mittelmäßig, später dann Zweitbeste, durfte aber keine höhere Schule besuchen und auch keine Bürolehre machen. Mit neun Jahren bekam sie eine Stiefmutter, die voll berufstätig war und von ihr viel Mithilfe im Haushalt verlangte (sie hatte wenig Verständnis für A., war aber auch „nicht direkt böse"). A. wuchs als Schlüsselkind auf und war sehr viel alleine. Sie musste die Kleider der Stiefmutter, die kleiner war als sie, auftragen. Mit 17 Jahren beendete sie eine Schneiderlehre. Weil sie immer noch von der Arbeit in einem Büro träumte, lernte sie nebenher Steno und Schreibmaschineschreiben.

Mit 22 Jahren zog sie von zu Hause aus zu einer „mütterlichen Freundin" (die 18 Jahre älter war und mit der sie nach dem Krieg ein kleines Geschäft gründete), weil es wegen ihres „Verlobten" zu Hause „Stunk" gab. Angeblich hätte sie den Eltern die Unwahrheit über ihn gesagt; in Wirklichkeit wollten die Eltern sie nur nicht loslassen. (Zwischendurch murmelt A. immer wieder, dass sie sich „nur an Schlechtes" erinnern könne.) Den Krieg erlebte sie „mit vielen Ängsten": Sie musste oft in den Keller zum Schutz vor Bomben. Dabei hatte ihre Familie noch Glück: Die Eltern waren im Bunker, als ihr Häuschen durch einen Blindgänger zerstört wurde. Das Ende des Krieges verbrachte sie bei der älteren Freundin. Beide schliefen mit Decken über dem Kopf, um keine Splitter abzubekommen. Einmal ging „eine Stalinorgel" ins Hinterhaus, aber niemand kam um. Ihr Verlobter war in der Normandie als Sanitäter eingesetzt. Seit der Alliierteninvasion galt er als vermisst. 1947 kam er wohlgenährt aus britischer

Kriegsgefangenschaft zurück. Sie heirateten noch im selben Jahr. Er liebte sie sehr und war stets ein guter Ehemann. A. legte immer großen Wert darauf, dass möglichst alle Menschen sie mögen. – Jetzt ist sie seit vielen Jahren vereinsamt: Ihre Schulfreundin und die ältere Freundin sind schon lange tot.

Vor ihrem 35. Lebensjahr gelang ihr alles. Sie wäre mit ihrem Mann sogar beinahe nach Kalkutta ausgewandert, nur zerschlug sich das am Ende. Ihr Mann arbeitete viel für die Familie und hielt stets zu ihr. Das 2. Kind, das 4 Jahre nach dem Narkosehorrorerlebnis kam, war nicht geplant, denn sie „hatte es ja mit den Nerven“. Zu allem Überdruss nahm sie damals Contergan zum Einschlafen und ihr Gynäkologe meinte, ihre Chancen für ein gesundes Kind wären 50 : 50. Das machte sie sehr depressiv, aber einen Selbstmordversuch unternahm sie „nur im Kopf“.

Später musste sie weitere Verluste hinnehmen: Erst starb die Schwiegermutter. Diese hatte sich um ihre beiden Söhne gekümmert, damit sie arbeiten konnte. Dann starb der Kleine (geb. 1961, 12 Jahre jünger als der große Sohn) im Alter von 9 Jahren bei einem Autounfall. Sie atmet schwer und spricht von Schuldgefühlen: „Ich habe so viele Fehler gemacht“. Drei Jahre nach dem Tod des Kindes starb ihr Mann plötzlich an Herzversagen. Ihr großer Sohn war und ist ihr eine große Stütze. Aus Einsamkeit lässt sie sich mit 65 Jahren auf einen 100 % schwerbehinderten Mann ein: „Es war so schwer, mit dem zusammenzuleben“. Diese belastende Beziehung konnte sie nur durch eine Selbsteinweisung in die Psychiatrie beenden.

Ihr Sohn telefoniert zweimal die Woche mit ihr und kommt auch ab und an auf Besuch: Dennoch meint sie, er sei ja immer in ganz Deutschland unterwegs und habe „keine Zeit für Muttern“. Inzwischen stützen sie sich gegenseitig, denn seiner kleinen Werbeagentur geht es nicht gut. Sie scheut einen Heimwechsel, obwohl sie mit der Versorgung unzufrieden ist. Sie könne sich mit ihrer Rente und dem Blindengeld auch kein besseres Heim leisten. Mithilfe eines Antidepressivums (Venlafaxin, Handelsname Trevilor®, ein SSNRI) schläft sie einigermaßen. Morgens fühlt sie sich aber „kaputt und müde“ und hat Angst vor dem Tag: „Schaffst du es, dich zu waschen …“ Sie ist froh, wenn es Abend wird und sie wieder schlafen gehen kann. Todesangst hat sie in den letzten beiden Jahren aber keine mehr, eher Todessehnsucht.

### 8.1.2 Therapie der Depression

Nach einer Analyse der belastenden, auslösenden und aufrechterhaltenden Bedingungen von depressivem Erleben über die gesamte Lebensspanne hinweg wird deutlich, wie häufig körperliche Erkrankungen und Depressionen miteinander interagieren und auf welche Weise es älteren Patienten in der Vergangenheit immer wieder gelungen ist, sich von ihren Depressionen zu befreien. Ganz wesentlich ist die Beachtung der gegenwärtigen Belastungen, des Aktivitätsspektrums und der sozialen Isolation des betagten Patienten.

Nach den *nationalen Versorgungsleitlinien*, die für Deutschland gültig sind, ist depressives Erleben zunächst differenzialdiagnostisch abzuklären. Nicht jede Depression muss medikamentös mit Antidepressiva (vgl. S. 114) behandelt werden (Psychotherapeutenkammer NRW, 2010):

- Bei leichter Depression kann bereits eine Beratung und Anleitung des alternden Patienten zum besseren Umgang mit der gedrückten Stimmung Erfolge bringen. Zeigt sich innerhalb von zwei Wochen jedoch keine Besserung, sollte eine Psychotherapie begonnen werden.
- Bei mittelschwerer depressiver Störung kann der Patient zwischen einer psychotherapeutischen oder psychopharmakologischen Behandlung wählen.
- Bei schwerer Depression (schwere depressive Episode) und chronischer Depression (Dysthymia) ist eine Kombinationstherapie indiziert.
- Bei Patienten mit häufig rezidivierenden depressiven Episoden ist eine längerfristige, stabilisierende Psychotherapie notwendig.

Die *Therapieziele* für ältere Patienten mit Depressionen ordnet Hautzinger (2000) den drei Komponenten des SOK-Modells (Baltes, 2007, S. 52) zu:

- *Selektion:* Die Ansprüche und Wünsche von älteren depressiven Patienten werden ihrer körperlichen und kognitiven Verfassung angepasst.
- *Optimierung:* Verbliebene Handlungsmöglichkeiten der Patienten werden verbessert, ihre Lebensbedingungen so verändert, dass sie weniger depressionsfördernd sind, Nahestehende stärker einbezogen (vgl. S. 116) und die Lebensbedingungen im Alltag erleichtert (vgl. S. 102).
- *Kompensation:* Patienten werden zum Training von kognitiven Fertigkeiten und zu mehr Sozialkontakten aktiviert; insbesondere lernen sie, negative Kognitionen zu verändern und mehr Einfluss auf ihre Umwelt und ihre Lebensführung auszuüben.

Die wichtigsten *therapeutischen Vorgehensweisen* sind: Erläuterung des Störungsmodells (persönliche Ursachen, Auslöser, Frühwarnzeichen, Rückfallrisiken; vgl. S. 151), Psychoedukation (vgl. Kapitel 4.2.3), Selbstbeobachtung (vgl. S. 86), Aktivitätenplanung und Ressourcenaktivierung mit Tages- und Wochenplanung, kognitive Therapie (vgl. Kapitel 4.2.4), Emotionskontrolle (vgl. Kapitel 4.2.7), Einübung von autonomem und Stress bewältigendem Verhalten bei der Lebensführung (Problemlösetraining, vgl. S. 103) sowie Aufbau und Intensivierung von Kontaktverhalten und sozialer Verantwortung. Entsprechend der Bedürfnislage des Patienten werden Gesundheitsverhalten (vgl. Kapitel 4.2.9), Entspannungsverfahren (vgl. Kapitel 4.2.6), Schlafhygiene (vgl. Kapitel 4.2.12) und Stärkung der Compliance für eine geregelte Medikamenteneinnahme (SSRI, SSNRI und trizyklische Antidepressiva, vgl. S. 74) angeboten. Die Depressionsbehandlung von älteren Patienten wird mit Reminiszenztherapie (vgl. Kapitel 4.2.10) abgerundet.

**Fallbeispiel**

Karoline, 81, hat seit 9 Monaten eine mittelgradige depressive Episode und Panikstörung mit Angst vor dem Alleinsein. Sie kommt auf Anraten ihres Hausarztes. Ihr Mann starb vor 6 Monaten nach langer Krankheit; er hatte Multiple Sklerose. 15 Jahre pflegte sie ihn ohne fremde Hilfe bis zu seinem Tod. Sie machte das gerne, denn ihr Mann war „gut, geduldig, klagte nie, forderte nichts" und sie „liebte ihn sehr". Zum Schluss fiel er zweimal aus dem Bett und musste alle paar Minuten auf die Toilette; die Windeln hatten ihn wund gemacht. Pausenlos wechselte sie die Bettwäsche. Obwohl sie selber Angst vor Spritzen hat, war sie imstande, ihm Thrombosespritzen zu setzen. Die langjährige Pflege laugte sie jedoch aus und ließ sie am Ende depressiv werden.

Seit dem Verlust ihres Mannes ist K. nach dem Aufstehen extrem traurig und sieht keinen Sinn mehr in ihrem Leben, vernachlässigt ihr soziales Netzwerk und die Selbstversorgung (z. B. kocht sie nicht mehr und riskiert damit vieles, unter anderem Vitaminmangel, vor allem B 12, wodurch Stimmungstiefs begünstigt werden). Sie denkt viel daran, mit ihrem Mann im Jenseits wieder vereint zu werden. Suizidgefährdet ist sie nicht, denn sie weiß, dass sie für ihre vier Kinder noch da sein muss. Mit der Abwicklung der ganzen Bürokratie fühlt sie sich hilflos überfordert. „Meine Nerven sind so dünn geworden, ich befinde mich dauernd in einem Gefühlswallungszustand". „Sobald einer viel über Krankheit redet" wird sie unruhig, bekommt Kribbeln und fühlt sich unbehaglich. Beim Sprechen gerät sie schnell in Erregung und weint viel. Nachts wacht sie auf und kann dann stundenlang nicht mehr einschlafen. Deshalb nimmt sie trotz ihrer Abneigung gegen Medikamente abends 5 mg Adumbran® (Benzodiazepin, Wirkstoff Oxacepam) zum Schlafen und morgens 20 mg Cipramil® (SSRI, Wirkstoff Citalopram), um den Tag besser zu überstehen.

Schlagartig brach nach ihrer Schilddrüsenoperation (Überfunktion), drei Monate vor dem Tod ihres Mannes, auch noch Angst aus. Seither nimmt sie täglich 100 mg L-Thyroxin ein. Abgesehen davon hat sie „Ohrrauschen", Obstipation und infolge von fortgeschrittener primärer Osteoporose chronische Rückenschmerzen (vor allem im HWL-Bereich und in den Beinen, die insbesondere nachts im Bett schmerzen). Für ihre „Knochen" isst sie täglich Gelatine und Quark und gegen die Verstopfung nimmt sie die Kräutermixtur Schwedenbitter ein. Im Grunde will sie keine Medikamente einnehmen. Während sie von ihrer Todesangst spricht, bekommt sie einen heftigen Panikanfall mit ausgeprägter Atemnot, auf die sie fixiert ist, Schwitzen, Zittern, Kopfdruck, Kribbeln in den Armen und Herzrasen. Erst nach 10 Minuten geht die Angst wieder zurück. Die meisten Anfälle dieser Art sind bei ihr situationsgebunden und treten mehrfach die Woche auf. Weil sie sich wackelig und zittrig fühlt, verlässt K. nicht mehr alleine das Haus. Gleichzeitig hat sie Angst vor dem Alleinsein und der Stille im Haus. Sie hört neuerdings den ganzen Tag Musik und versucht, immer eines der Kinder oder Enkelkinder bei sich zu haben. Zusammen mit den Kindern will sie ein großes Haus kaufen, in das sie mit der ganzen Familie zieht.

An Zielen nennt sie, ihre Traurigkeit, die Panikbereitschaft und das Vermeiden überwinden und ihre Lebensqualität verbessern zu wollen. Obgleich nicht sehr wortgewandt, ist sie hoch motiviert, neugierig auf das Leben und bereit, aktiv zu werden, so dass ungeachtet ihres höheren Alters die Prognose recht gut ist.

*Therapie:* Trotz der vielen Jahre des sehr zurückgezogenen Lebens, in dem sie fürsorglich mit ihrem kranken Mann umging und auf die Befriedigung von weiteren persönlichen Bedürfnissen verzichtete, vermag sich K. relativ leicht zu aktivieren. Ihr leuchtet das Störungsmodell ein, sie ist lebensnah eingestellt und spricht besonders gut auf Aktivieren, Problemlösen, Konfrontieren und auf Visualisierungsübungen (vgl. Anhang, S. 195) an. Das Benzodiazepin tauscht sie bereits nach den probatorischen Gesprächen gegen homöopathische Tropfen ein und schläft leidlich damit. In jeder Sitzung sprechen wir in der einen Hälfte über die praktische Lebensabwicklung und belastende Ereignisse und in der anderen über den Lebensrückblick auf ihre Ehe und deren glücklichste Momente (sie idealisiert ihren Mann), aber auch über Krisen und

Enttäuschungen mit einer Tochter und einem Enkelkind. Sie bringt Fotos mit, reminisziert zu Hause eingehend, weint sehr viel dabei und scheint dennoch Kraft daraus zu ziehen. Allmählich beginnt sie, das Vorhaben, mit fast allen Kindern zusammenzuziehen, hinauszuzögern, denn sie erkennt darin eine Flucht aus der Angst vor dem Alleinsein.

Sie kocht wieder regelmäßig vitalstoffreich und gesund, macht den Haushalt in kleineren Etappen, um nicht rasch zu ermüden, entspannt sich mit angenehmen Beschäftigungen, wie weihnächtlichem Schmücken des Hauses, Lesen, Kreuzworträtseln sowie Tier- und Gartensendungen im Fernsehen. Sie telefoniert reihum mit Verwandten und Freunden, um ihr soziales Netzwerk zu beleben und verabredet sich mit Verwandten und Freundinnen (im Café, auf dem Weihnachtsmarkt oder zum Schwimmen). Sie backt wieder Kuchen, ein früheres Hobby, und lädt zum Kaffee ein. Ab Februar arbeitet sie viel im Garten und dehnt ihre täglichen Spaziergänge bis zu einer Stunde aus, trifft dabei Bekannte und erledigt Einkäufe und andere Gänge, die ihr bis dahin die Kinder abgenommen hatten. Sie liebt „Naturkunde" und interessiert sich besonders für den Umweltschutz. Zweimal lädt sie im Frühsommer Schulklassen in ihren jetzt wieder sehr gepflegten Garten ein, um ihnen Blumen, Obstbäume und Gemüsesorten zu erklären.

K. schläft allmählich länger durch und erträgt die Rückenschmerzen besser. Grübeleien, Schmerzen und Tinnitusgeräusche „überbrückt" sie mit Konzentrationslenkung (vgl. S. 93). Sie versucht, sich immer weniger helfen zu lassen und ist stolz, wie gut ihr die Lebensführung in Eigenregie gelingt. Die Fortschritte stärken ihr Selbstwertgefühl und heben ihre Stimmung. Panikattacken bleiben aus. Dennoch lastet über allem noch die Trauer, zumindest an manchen „trüben" Tagen, besonders morgens. Sie ist aber zuversichtlich geworden, dass es ihr in Zukunft noch besser gehen wird. Wir beenden die Therapie, die sich mit 16 Stunden (plus Probatorik) über einen Zeitraum von 8 Monaten erstreckt hat.

*Spezifische therapeutische Ergänzungen.* Ältere Menschen mit saisonabhängiger Depression (seasonal affective disorder SAD), meist ist es eine Winterdepression, sprechen gewöhnlich gut auf Lichttherapie an. Die Standardbehandlung, bei guter Anpassung an den individuellen Schlaf-Wach-Rhythmus, ist täglich 10 000 Lux weiß fluoreszierendes Licht über eine Dauer von 30 Minuten. Bei dieser Behandlung wirkt eine Kombination aus psychologischen und biologischen Faktoren. In schweren Fällen ist eine Kombinationsbehandlung aus Lichttherapie, KVT und (bei einem Drittel der Patienten) SSRI angesagt (Rohan et al., 2007).

### 8.1.3 Evaluation der therapeutischen Wirkungen

Der Erfolg einer Depressionstherapie bei älteren Patienten ist abhängig von Gesundheitskriterien und von Persönlichkeitseigenschaften, wie Kompetenz, Selbstwirksamkeit und Neurotizismus (Steunenberg et al., 2007).

Zur Überprüfung der therapeutischen Wirkungen von verschiedenen psychotherapeutischen Interventionen bei *älteren* depressiven Patienten liegt eine Metaanalyse mit 57 kontrollierten Studien vor (Pinquart, Duberstein & Lyness, 2007). Die Effektstärken waren am höchsten für *KVT* und *Reminiszenztherapie*. Altersunterschiede wirkten sich nicht auf die therapeutischen Wirkungen aus. Im Schnitt brachen 18,9 % der älteren Patienten die Therapie ab; das war häufiger bei Gruppentherapie als bei Einzeltherapie der Fall. Den Studien der Metaanalyse zufolge scheint die optimale Therapiedauer einer Depressionsbehandlung 7 bis 12 Sitzungen zu sein. *Kombinationstherapie im Verbund mit sozialarbeiterischen Interventionen* erwies sich sowohl für körperlich als auch für kognitiv stark beeinträchtigte depressive Patienten als besonders wirkungsvoll (Pinquart et al., 2007).

## 8.2 Demenz

Die Grenzen zur Demenz im Alter sind fließend. *Amnestische MCI* (Mild Cognitive Impairment) gilt als Risikofaktor für Demenz (vgl. S. 30). Das Vorkommen von MCI ist nicht genau bekannt; in der Literatur sind Prävalenzraten von 3 bis 19 % zu finden (Forstmeier & Maercker, 2008; Mahlberg & Gutzmann, 2009; Petersen, 2004). Die Kriterien für Amnestische MCI lauten:

- Klage über Abnahme des Gedächtnisses (möglichst durch Dritte bestätigt).
- Objektive Abnahme des Gedächtnisses.
- Weitgehend erhaltene kognitive Funktionen.
- Weitgehend intakte funktionale Aktivitäten des täglichen Lebens.
- Keine Demenz.

Die Abnahme der Gedächtnisleistungen ist eine normale Erscheinung des Alterungsprozesses (vgl. S. 31). Bei der Altersdemenz lässt jedoch vor allem das Kurzzeitgedächtnis nach und das Urteilsvermögen wird eingeschränkt. Demente ältere Personen entwickeln in aller Regel auch *Verhaltensauffälligkeiten* (Rayner, O'Brien & Shoenbachler, 2006):

- Einsamkeitsgefühle und Ängste, wie z. B. GAS.
- Psychotische Erscheinungen, wie z. B. Illusionen, Halluzinationen und Wahn.
- Nichtpsychotische Besonderheiten, wie z. B. Unruhe, Wandern und Aggressionen.

Im Frühstadium der Demenz treten häufig Angstsymptome in Form von Anspannung, Agitiertheit oder Aggressivität auf.

Mit steigendem Alter nehmen Demenzen erheblich zu. Wie europäische Studien zeigen (Forstmeier & Maercker, 2008; Lobo et al., 2000), setzen sich 53,7 % der Demenzen aus Alzheimer-Krankheit, 15,8 % aus vaskulärer Demenz und 25 % aus Mischformen und anderen Demenzen zusammen. Bei 5 % der älteren Menschen liegen Pseudodemenzen vor (vgl. S. 153). Die Prävalenzraten steigen mit zunehmendem Alter exponenziell an: Sie beginnen mit weniger als 2 % bei den 65-Jährigen und verdoppeln sich dann alle fünf Jahre (Wallesch & Förstl, 2005).

In der Berliner Altersstudie kommen Alzheimer-Krankheit und vaskuläre Demenz zunächst bei weniger als 5 % der 70-Jährigen, bei fast 15 % der 80-Jährigen und schließlich bei 43 % der 90-jährigen und noch älteren Personen vor (Baltes, 2007; Helmchen et al., 1996). Eine Untermedikation oder Nicht-Verordnung von indizierten Medikamenten wurde bei 4 % der dementen Untersuchungsteilnehmer festgestellt. Bei den Depressiven waren es vergleichsweise 44 %. Der höhere Anteil dementer Altberliner gehörte zu den niedrigen Bildungsgruppen.

Lässt sich mit medizinischen und psychologischen Untersuchungen weder eine spezifische neurologische noch eine psychische Störung belegen, kann nach DSM-IV (780.9) von einem „Altersbedingten Kognitiven Abbau" (im ICD-10: R41.8) ausgegangen werden. Diese Kategorie umschreibt einen objektivierbaren Abbau des kognitiven Leistungsniveaus als Folge des Alterungsprozesses, der aber noch „innerhalb von normalen altersentsprechenden Grenzen der betroffenen Person liegt" (DSM-IV, Saß et al., 1996, S. 770).

Der *Übergang* von einer noch nicht krankhaften kognitiven Beeinträchtigung im Alter *zu ausgeprägten Formen der Demenz* lässt sich im ICD-10 (Dilling et al., 2000) unter folgenden Kategorien und Ziffern verfolgen:

- kognitive Störung, leicht (F06.7)
- Demenz bei Alzheimer-Krankheit (F00)
  - mit frühem Beginn (F00.0)
  - mit spätem Beginn (F00.1)
  - atypische oder gemischte Form (F00.2)
  - nicht näher bezeichnete Demenz bei Alzheimer-Krankheit (F00.9)
- Vaskuläre Demenz (F01)
  - mit akutem Beginn (F01.0)
  - Multiinfarktdemenz
  - subkortikale vaskuläre Demenz (F01.2)
  - gemischte (kortikale und subkortikale) Demenz (F01.3)
  - sonstige vaskuläre Demenz (F01.8)
- Demenz bei andernorts klassifizierten Krankheiten (F02)
  - Demenz bei Pick-Krankheit (F02.0)
  - Demenz bei Creutzfeld-Jacob-Krankheit (F02.1)
  - Demenz bei Huntington-Krankheit (F02.2)
  - Demenz bei Parkinson-Krankheit (F02.3)
  - Demenz bei Krankheit durch HIV (F02.4)
  - Demenz bei sonstigen, näher bezeichneten, andernorts klassifizierten Krankheiten (F02.8)

*Erste Symptome einer Alzheimer-Demenz* sind Vergesslichkeit, nachlassendes Interesse, sozialer Rückzug, Probleme bei etwas komplexeren Aufgaben, häufige Suche nach verlegten Gegenständen, Umkehrung des Schlaf-Wach-Rhythmus, sich Verirren und nicht mehr nach Hause finden usw. Es kann auch zu unkooperativem, ängstlichem bis misstrauischem, ungeselligem Verhalten und zu erheblichen Stimmungsschwankungen kommen, was den Umgang mit diesen Patienten erschwert Mahlberg & Gutzmann, 2009).

Aus genetischer Sicht ist Alzheimer eine heterogene Erkrankung, bei der sporadische und familiäre Formen vorkommen (Holsboer, 2007). Alzheimer-Demenz beginnt mit einer leichten Gedächtnisbeeinträchtigung, die der *Ablagerung von Beta-Amyloid-Plaques im Hippocampus* vorangeht. Typische Veränderungen im Gehirn von Demenzerkrankten sind charakteristische Verklumpungen von Proteinen, die zu Plaques führen. Dabei schädigt vermutlich hochgiftiges A-Beta-Peptid das Enzym cAMP-Proteinkinase-A-System, das auf eine Vielzahl von Proteinen einwirkt, unter anderem auf die der Ionenkanäle (Kandel, 2006). Derzeit wird in der pharmakologischen Forschung eine passive und aktive Immunisierung angestrebt, um Antikörper gegen Beta-Amyloid im Körper zu generieren. Daneben gibt es bei Alzheimer noch weitere interessante Therapieansätze, wie den Versuch, die Verbindung von Beta-Amyloid und Fibrillen (Bestandteile von Zellen und Gewebe) zu verhindern (Holsboer & Schöler, 2007).

Alzheimer entsteht nach heutiger Sicht jedoch nicht ausschließlich durch die Ansammlung von Beta-Amyloid. Zusätzlich spielen noch andere Faktoren eine kausale Rolle, wie *oxidativer Stress* (vgl. S. 18) und *Infektionen*, die vom alternden Gehirn nicht mehr abgewehrt werden können (Holsboer, 2007).

Bei der Untersuchung des Gehirns von Alzheimer-Patienten, die in verschiedenen Stadien der Demenz verstorben waren, wurden außerdem doppelt so viele hyperploide Neuronen gefunden wie in den Gehirnen von gesunden Patienten. Hyperploide Neuronen enthalten statt der üblichen zwei Chromosomenpaare vier oder sechs Paare. Wahrscheinlich stellt diese *Überzahl an hyperploiden Neuronen* einen weiteren Mechanismus dar, der für das Absterben von Nervenzellen im Gehirn von Alzheimer-Patienten verantwortlich ist (Arendt et al., 2010). In jedem Fall wird auch durch diesen neuen Ansatz die genetische Grundlage einer Alzheimer-Erkrankung unterstützt. Sie beginnt vermutlich bereits im Kindesalter (Arendt et al., 2010).

Die depressiven Symptome im Rahmen einer neurodegenerativen Erkrankung entstehen nicht nur reaktiv, sondern sind auch Teil der hippocampalen Pathologie (Kempermann, 2008). Störungen in der adulten Neurogenese könnte auch Folge von anderen Erkrankungen sein, insbesondere von (chronifizierter) Depression, die zu verschiedenen Krankheitssymptomen im Hippocampus führt. Depressiven fällt es immer schwerer, Neues und Kompliziertes mit positiven emotionalen Signalen zu verknüpfen.

*Früherkennung* ist für die Therapie von Alzheimer-Krankheit von außerordentlicher Bedeutung. Sie sollte diagnostiziert werden, ehe es zu schwerwiegenden Hirnschädigungen kommt. Schwierigkeiten in Lerntests, etwa beim Memorieren von 16 Worten, erwiesen sich in der Berliner Altersstudie bereits als frühe diagnostische Hinweise auf eine Alzheimer-Erkrankung. In der Studie waren 14 % der Teilnehmer dement, aber nur 8 % hatten eine mittel bis schwer ausgeprägte Demenz. Bei den dementen Alten hatten insbesondere die Ruhepausen auf Kosten von intentionaler Aktivität zugenommen. Alte Frauen, die allerdings auch ein höheres Alter als Männer erreicht hatten, waren häufiger dement (Helmchen et al., 1996). Die Abnahme der kognitiven Leistungsfähigkeit ging mit einer Abnahme des psychischen Wohlbefindens einher (Smith & Baltes, 1996).

Tabelle 3 listet Untersuchungsmethoden für Demenz einschließlich testdiagnostischer Verfahren auf. Gedächtnistests können differenzialdiagnostisch zwischen Demenz und den Konzentrationsstörungen von depressiven Patienten unterscheiden. Hochbetagte Menschen mit Demenz erzielen konsistent schlechtere Testergebnisse, sind mehr oder weniger orientierungslos, emotional flacher, labiler und reizbarer, im Sozialverhalten misstrauischer und aus diesem Grund meist weniger kooperativ. Sie klagen nicht. Viele neigen dazu, ihre kognitiven Defizite zu verbergen. Ihnen sind zahlreiche menschliche Grundeigenschaften, wie Intentionalität, Selbstständigkeit, Identität und soziale Einbettung, verloren gegangen und viele können nicht mehr in Würde leben und sterben (Baltes, 2007; Forstmeier, Uhlendorff & Maercker, 2005; Hautzinger, 2000).

**Tabelle 3:** Diagnostisches Vorgehen bei Verdacht auf Demenz (aus Rainer, 2005)

| | |
|---|---|
| **Anamnese – strukturiertes Interview** | • Wann begannen die Symptome? – Langsamer vs. plötzlicher Beginn<br>• Fortschreiten der Symptome? – Langsame vs. schnelle Progression<br>• Klagt der Patient über andere kognitive Symptome? – Defizite in multiplen kognitiven Bereichen<br>• Bestätigung durch Angehörige einholen |
| **Neuropsychologische Tests (Beispiele)** | • *Mini-Mental State Examination* von Folstein, Folstein und McHugh (1975), ein Screening-Instrument für geriatrisch auffällige Patienten, in deutscher Fassung Mini-Mental-Status-Test MMST von Denzler, Markowitsch, Frölich, Kessler & Ihl (1989). Mit dem MMST können kognitive Störungen in alltagspraxisnahen Angelegenheiten, wie Orientierung, Aufnahmefähigkeit, Aufmerksamkeit, Rechnen, Gedächtnis, Sprache, Ausführung einer Anweisung, Lesen und Schreiben, bei älteren Personen mit psychischen Störungen erfasst werden. Der MMST ergänzt, ersetzt aber nicht eine neuropsychologische Untersuchung. Voneinander abgrenzen lassen sich mit seiner Hilfe zudem Depressive, die kognitive Probleme haben, komplex affektiv Gestörte, demente und normale Personen (Forstmeier & Maercker, 2008).<br>• Das Strukturierte Interview für die Diagnose einer Demenz vom Alzheimer Typ, der Multiinfarkt Demenz und Demenzen anderer Ätiologien SIDAM (Zaudig & Hiller, 2000) ermöglicht das Erfassen einer Demenz und ihres Schweregrads.<br>• Die Consortium to Establish a Registry for Alzheimer's Disease – Neuropsychological Battery CERAD-NP (deutsch von Thalmann et al., 1997) ist ein international anerkanntes Standardverfahren mit sieben eingeführten Tests.<br>• Der kognitive Untertest der Alzheimer Disease Assessment Scale ADAS (Ihl & Weyer, 1993) enthält 11 Aufgaben.<br>• Der kognitive Teil des Nürnberger Altersinventars NAI (Oswald & Fleischmann, 1997) eignet sich zur Früherfassung einer beginnenden Demenz.<br>• *Uhrentest:* Der Patient wird aufgefordert, das Ziffernblatt mit Zahlen zu zeichnen und eine bestimmte Uhrzeit (z. B. 8.20) mit Stunden- und Minutenzeiger einzutragen.<br>• *ADL:* Mit dem Verfahren Activities for Daily Living werden grundlegende Alltagsfertigkeiten im Sinne von „physical self-maintenance" überprüft, wie persönliche Hygiene, An- und Auskleiden, Essen, Bewegen vom Bett zum Stuhl, willentliche Blasen- und Stuhlgang-Kontrolle, Ausscheidung und selbständige Fortbewegung.<br>• *IADL,* das Instrumental-Activities-of-Daily-Living-Verfahren kontrolliert unter anderem die Fähigkeit, ein Telefon zu benutzen, des Weiteren das Einkaufsverhalten, die Zubereitung von Mahlzeiten, Wäschewaschen und andere hauswirtschaftliche Fertigkeiten, Fortbewegungs- und Reisemöglichkeiten, selbstständige Medikamenteneinnahme und die Handhabung von Finanzen (Lawton & Brody, 1969). |

**Tabelle 3** (Fortsetzung)**:** Diagnostisches Vorgehen bei Verdacht auf Demenz (aus Rainer, 2005)

| | |
|---|---|
| **Laboruntersuchung** | • TSH, T3, T4<br>• Vitamin B12, Folsäure/Homocystein<br>• Einfaches Blutbild (Eryozyten, Hb, Leokozyten, zusätzlich Plasmalipide, Serumelektrolyte, Serumkreatinin, Gamma-GT, Glucosestoffwechsel) |
| **Bildgebende Verfahren** | • CT oder MRT: Zur Beurteilung der Hirnatrophie gelten beide Verfahren als gleichwertig. |

## 8.3 Delirium

Viele ältere Patienten erleben akute Verwirrtheitszustände, die sich zum Teil in Wahnvorstellungen äußern. Einige der Symptome des Delirs werden manchmal mit Symptomen der GAS oder der Panikstörung verwechselt; umgekehrt wirken manche ältere Angstpatienten gelegentlich verwirrt und delirant (Helsley & Vanin, 2008).

Es gibt eine Fülle von kausalen Bedingungen für Delirium und Verwirrtheitszustände bei älteren Menschen (Helsley & Vanin, 2008; Mahlberg & Gutzmann, 2009):

- Zentralnervöse Ursachen (ZNS-degenerative Erkrankungen, Schlaganfall, Tumor, ZNS-Verletzungen, Meninghitis, Encephalitis oder Schlagaderentzündung).
- Metabolische (Stoffwechsel-) oder periphere Ursachen (abnorm niedrige Körpertemperatur, Sauerstoffmangel im Gewebe und geringe Durchblutung, Medikamentennebenwirkungen von Sedativa, Antihistaminika, Beta-Blockern und Opiaten).
- Blutvergiftung und Infektionen (Lungenentzündung, Infektionen des urologischen oder gastrointestinalen Trakts, Wundinfektionen).
- Andere Ursachen (Alkohol, Nieren- oder Leberversagen, bösartiger Tumor, Störungen des Elektrolythaushalts, Narkosen, Schilddrüsenüber- und Unterfunktion, Über- und Unterzuckerung, akute Psychose, Schlafdeprivation).

In der Exploration können manchmal Zusammenhänge zwischen speziellen Ereignissen und Symptomen hergestellt werden. Eine neurologische Untersuchung und genaue Überprüfung der eingenommenen Medikamente, auch der nicht verschreibungspflichtigen, ist in jedem Fall unerlässlich. Veränderungen im Metabolismus eines Medikaments können zu Verwirrtheit führen, ebenso wie das abrupte Absetzen eines Präparats. Beim Absetzen von Benzodiazepinen wird das häufiger beobachtet. In dem Zusammenhang ist auch die Einschätzung ganz wichtig, inwieweit der betagte Patient seine Medikamente alleine einnehmen kann (Medikamenten-Compliance) oder ob er auf die Unterstützung einer Pflegekraft oder von Angehörigen bzw. auf andere Hilfen, wie elektronische Einnahmeüberwachung, angewiesen ist.

# Literatur


Abler, B., Erk, S., Herwig, U. & Walter, H. (2006). Anticipation of aversive stimuli activates extended amygdala in unipolar depression. *Journal of Psychiatric Research, 41,* 511–522.

Aichberger, M.C., Busch, M.A., Reischies, F.M. et al. (2010). Effect of physical inactivity on cognitive performance after 2.5 years of follow-up: longitudinal results from the Survey of Health, Ageing, and Retirement (SHARE). *The Journal of Gerontopsychology and Geriatric Psychiatry, 23,* 7–15.

Aldao, A. & Nolen-Hoeksema, S. (2010). Emotion-regulation strategies across psychopathology: A meta-analytic review. *Clinical Psychology Review, 30,* 217–237.

Alonso, J., Angermeyer, M.C., Bernert, S. et al. (2004). 12-month comorbidity patterns and associated factors in Europe: results from the European Study of the Epidemiology of Mental Disorders (ESEMed) project. *Acta Psychiatrica Scandinavia, 109* (Suppl. 420), 28–37.

Alwin, D.F. (2009). History, cohorts, and patterns of cognitive aging. In H.B. Bosworth & C. Hertzog (Eds.), *Aging and cognition. Research methodologies and empirical advances* (pp. 9–38). Washington, DC: American Psychological Association.

Andor, F., Glöckner-Rist, A., Gerlach, A. & Rist, F. (2008). Symptomspezifische Subgruppen der Panikstörung. *Zeitschrift für Klinische Psychologie und Psychotherapie, 3,* 161–171.

Antebi, A. (2007). Modellorganismen des Alterns. In P. Gruss (Hrsg.), *Die Zukunft des Alterns* (S. 137–162). München: Beck.

Ardelt, M. (2007). Wisdom, religion, purpose in life, and death attitudes of aging adults. In A. Tomer, G.T. Eliason & P.T.P. Wong (Eds.), *Existential and spiritual issues in death attitudes* (pp. 139–158). Mahwah, NJ: Lawrence Erlbaum Association.

Arendt, T., Brückner, M.K., Mosch, B. & Lösche, A. (2010). Selective death of hyperploid neurons in Alzheimer disease. *American Journal of Pathology, 177,* 15–20.

Asaoka, S., Fukuda, K., Tsutsui, Y. & Yamazaki, K. (2007). Does television viewing cause delayed and/or irregular sleep-wake patterns? *Sleep and Biological Rhythms, 5,* 23–27.

Ayers, C.R., Saxena, S., Golshan, S. & Wetherell, J.L. (2010). Age at onset and clinical features of late life compulsive hoarding. *International Journal of Geriatric Psychiatry, 25,* 142–149.

Ayers, C.R., Sorrell, J.T. & Wetherell, J.L. (2007). Evidence-based psychological treatments for late-life anxiety. *Psychology and Aging, 22,* 8–17.

Ayers, C.R., Thorp, S.R. & Wetherell, J.L. (2005). Anxiety disorders and hoarding in older adults. In M. Antony & M.B. Stein (Eds.), *Oxford Handbook of anxiety and related disorders. Oxford Library of Psychology* (pp. 625–635). New York: Oxford University Press.

Baddeley, A.D. (2002). The psychology of memory. In A.D. Baddeley, M.D. Kopelman & B.A. Wilson (Eds.), *The handbook of memory disorders* (2nd ed., pp. 3–17). Chichester: Wiley.

Baddeley, A.D. (2007). *Working memory, thought, and action.* Oxford: Oxford University Press.

Bailis, D.S., Chipperfield, J.G. & Helgason, T.R. (2008). Collective self-esteem and the onset of chronic conditions and reduced activity in a longitudinal study of aging. *Social Science & Medicine, 66,* 1817–1827.

Balash, Y., Mordechovich, M., Shabtei, H. et al. (2010). Subjective memory decline in healthy community-dwelling elders. What does this complain mean? *Acta Neurologica Scandinavica, 121,* 194–197.

Baltes, M.M., Horgas, A.L., Klingenspor, B., Freund, A.M. & Carstensen, L.L. (1996). Geschlechtsunterschiede in der Berliner Altersstudie. In K.U. Mayer & P.B. Baltes (Hrsg.), *Die Berliner Altersstudie* (S. 573–598). Berlin: Akademie-Verlag.

Baltes, P.B. (1996). Über die Zukunft des Alterns: Hoffnung mit Trauerflor. In M.M. Baltes & L. Montada (Hrsg.), *Produktives Leben im Alter* (S. 23–31). Frankfurt: Campus.

Baltes, P. B. (2007). Alter(n) als Balanceakt: Im Schnittpunkt von Fortschritt und Würde. In P. Gruss (Hrsg.), *Die Zukunft des Alterns: Die Antwort der Wissenschaft* (S. 15–34). München: Beck.

Baltes, P. B., Lindenberger, U. & Staudinger, U. M. (2006b). Lifespan theory in developmental psychology. In W. Damon & R. M. Lerner (Eds.), *Handbook of child psychology: Volume 1. Theoretical models of human development* (6th ed., pp. 569–664). New York: Wiley.

Baltes, P. B., Reuter-Lorenz, P. & Rösler, F. (Eds.). (2006a). *Lifespan development and the brain: The perspective of bio-cultural co-constructivism.* New York: Cambridge University Press.

Baltes, P. B. & Staudinger, U. M. (2000). Wisdom: A meta-heuristic (pragmatic) to orchestrate mind and virtue towards excellence. *American Psychologist, 55,* 122–136.

Baltes, P. B., Staudinger, U. M. & Lindenberger, U. (1999). Lifespan psychology: Theory and application to intellectual functioning. *Annual Review of Psychology, 50,* 471–507.

Bandelow, B. (1997). *Panik- und Agoraphobie-Skala (PAS).* Göttingen: Hogrefe.

Bandelow, B., Bleich, S. & Kropp, S. (2004). *Handbuch Psychopharmaka* (2. Aufl.). Göttingen: Hogrefe.

Bandelow, B., Boerner, R. J., Kasper, S. et al. (2007). Die medikamentöse Behandlung der Generalisierten Angststörung – ein Konsensuspapier. *Psychopharmakotherapie, 14,* 136–142.

Bandura, A. (1997). *Self-efficacy: The exercise of control.* New York: Freeman.

Barlow, D. H. (Ed.). (2008). *Clinical handbook of psychological disorder. A step-by-step treatment manual* (4th ed.). New York: Guilford.

Barlow, J., Wright, C., Sheasby, J., Turner, A., Hainsworth, J. et al. (2002). Selfmanagement approaches for people with chronic conditions: A review. *Patient Education and Counseling, 48,* 177–187.

Barth, J., Härter, M., Paul, J. & Bengel, J. (2005). Behandlung von Patienten mit koronarer Herzkrankheit und komorbider Depression in der Rehabilitation. *Psychotherapie, Psychosomatik und Medizinische Psychologie, 55,* 416–426.

Basler, H.-D. (2004). Schmerz im Alter. In H.-D. Basler, C. Franz, B. Kröner-Herwig & H.-P. Rehfisch (Hrsg.), *Psychologische Schmerztherapie. Grundlagen, Diagnostik, Krankheitsbilder, Behandlung* (5. Aufl., S. 185–196). Berlin: Springer.

Baudisch, A. (2007). Altern im Lichte der Evolution. In P. Gruss (Hrsg.), *Die Zukunft des Alterns* (S. 79–100). München: Beck.

Beck, A. T. & Emery, G. (2005). *Anxiety disorders and phobias* (5th ed.). New York: Basic Books.

Beck, A. T., Hautzinger, M., Bronder, G. & Stein, G. (2001). *Therapie der Depression.* Weinheim: Beltz.

Beck, J. G., Stanley, M. A. & Zebb, B. J. (1999). Effectiveness of the Hamilton Anxiety Rating Scale with older generalized anxiety disorder patients. *Journal of Clinical Geropsychology, 5,* 281–290.

Becker, E. S. & Hoyer, J. (2005). *Generalisierte Angststörung.* Göttingen: Hogrefe.

Becker, E. S. & Margraf, J. (2007). *Generalisierte Angststörung. Ein Therapieprogramm* (2. Aufl.). Weinheim: Beltz PVU.

Beekman, A. T. F., De Beurs, E., Van Balkom, A. J. L. M. et al. (2000). Anxiety and depression in later life: Co-occurrence and communality of risk factors. *American Journal of Psychiatry, 157,* 89–95.

Behl, C. & Hartl, F. U. (2007). Molekulare Mechanismen des Alterns. In P. Gruss (Hrsg.), *Die Zukunft des Alterns* (S. 101–136). München: Beck.

Behl, C. & Moosmann, B. (2008). Molekulare Mechanismen des Alterns. Über das Altern der Zellen und den Einfluss von oxidativen Stress auf den Alternsprozess. In U. M. Staudinger & H. Häfner (Hrsg.), *Was ist Alter(n)? Neue Antworten auf eine scheinbar einfache Frage* (S. 9–32). Berlin: Springer.

Bherer, L., Kramer, A. F., Peterson, M. S., Colcombe, S., Erickson, K. & Becic, E. (2008). Transfer effects in task-set cost and dual-task cost after dual-task training in older and younger adults: Further evidence for cognitive plasticity in attentional control in late adulthood. *Experimental Aging Research, 34,* 188–219.

Birren, J. E. & Kenyon, G. (Eds.). (2004). *Aging and biography: explorations in adult developments.* New York: Springer.

Bishop, S. J. (2007). Neurocognitive mechanisms of anxiety: An integrative account. *Trends in Cognitive Science, 20,* 307–316.

Bitzer, J., Platano, G. Tschudin, S. & Alder, J. (2008). Sexual counseling in elderly couples. *Journal of Sexual Medicine, 5,* 2027–2043.

Blazer, D., George, L. & Hughes, D. (1991). The epidemiology of anxiety disorders: an age comparison. In C. Salzman & B. Lebowitz (Eds.), *Anxiety in the elderly: treatment and research* (pp. 17–30). Berlin: Springer.

BMFSFJ – Bundesministerium für Familie, Senioren, Frauen und Jugend (Hrsg.). (2006). Potenziale des Alters in Wirtschaft und Gesellschaft – Der Beitrag älterer Menschen zum Zusammenhalt der Generationen. *5. Altenbericht vom 6. 7. 2006.* Drucksache 16/2190.

BMFSFJ – Bundesministerium für Familie, Senioren, Frauen und Jugend (Hrsg.). (2010). *Altern im Wandel. Zentrale Ergebnisse des Deutschen Alterssurveys.* Berlin: BMFSFJ.

Bode, S. (2004). *Die vergessene Generation. Die Kriegskinder brechen ihr Schweigen.* Stuttgart: Klett-Cotta.

Boerner, R. J. (2004). Angst im Alter. *Fortschritte der Neurologie und Psychiatrie, 72,* 564–573.

Borchelt, M., Gilberg, L., Horgas, A. L. & Geiselmann, B. (1996). Zur Bedeutung von Krankheit und Behinderung im Alter. In K. U. Mayer & P. B. Baltes (Hrsg.), *Die Berliner Altersstudie* (S. 449–474). Berlin: Akademie-Verlag.

Borkovec, T. D., Newman, M. G., Pincus, A. & Lytle, R. (2002). A component analysis of cognitive behavior therapy for generalized anxiety disorder and the role of interpersonal problems. *Journal of Consulting and Clinical Psychology, 70,* 288–298.

Borntrager, C. F., Chorpita, B. F., Higa-McMillan, C. & Weisz, J. R. (2009). Provider attitudes toward evidence-based practices: are the concerns with the evidence or with the manuals? *Psychiatric Services, 60,* 677–681.

Bosworth, H. B. & Ayotte, B. J. (2009). The role of cognitive ability in everyday functioning: Medication adherence as an example. In H. B. Bosworth & C. Hertzog (Eds.), *Aging and cognition: Research methodologies and empirical advances* (pp. 219–239). Washington, DC: American Psychological Association.

Bosworth, H. B. & Schaie, K. W. (1999). Cognitive and sociodemographic risk factors for mortality in the Seattle Longitudinal Study. *The Journals of Gerontology: Series B. Psychological Sciences and Social Sciences, 54,* 237–282.

Bourne, V. J., Fox, H. C., Deary, I. J. & Whalley, L. J. (2007). Does childhood intelligence predict variation in cognitive change in later life? *Personality and Individual Differences, 42,* 1551–1559.

Brähler, E. & Berberich, H. J. (2008). *Sexualität und Partnerschaft im Alter.* Gießen: Psychosozial.

Brähler, E., Hinz, A. & Scheer, J. W. (2006). *Gießener Beschwerdebogen – Kurzform (GBB 24)* (3., neu normierte Aufl.). Bern: Huber.

Brown, S. L., Brown, R. M., House, J. S. & Smith, D. M. (2008). Coping with spousal loss: potential buffering effects of self-reported helping behaviour. *Personality and Social Psychology Bulletin, 34,* 849–861.

Brown, T. A. & Barlow, D. H. (2009). A proposal for a dimension classification system based on the shared features of the DSM-IV anxiety and mood disorders: implications for assessment and treatment. *Psychological Assessment, 21,* 256–271.

Buber, I. & Engelhardt, H. (2008). Children's impact on the mental health of their older mothers and fathers: Findings from the Survey of Health, Ageing and Retirement in Europe. *European Journal of Ageing, 5,* 31–45.

Bullinger, M. & Kirchberger, I. (1998). *Der SF-36 Fragebogen zum Gesundheitszustand.* Göttingen: Hogrefe.

Bundesnetzwerk Bürgerschaftliches Engagement (Hrsg.). (2008). *Jahresbericht 2008 mit einem Ausblick auf 2009.* Berlin: terz advertising.

Burgio, L. D., Scilley, K., Hardin, J. M. et al. (1996). Environmental „white noise": an intervention for verbally agitated nursing home residents. *Journal of Gerontology, 51P,* 354–373.

Butler, J. & Ciarrochi, J. (2007). Psychological acceptance and quality of life in the elderly. Quality of Life Research: *An International Journal of Quality of Life Aspects of Treatment, Care & Rehabilitation, 16,* 607–615.

Cabeza, R., Nyberg, L. & Park, D. (Eds.). (2009). *Cognitive neuroscience of aging: Linking cognitive and cerebral aging.* New York: Oxford University Press.

Campo, R., Uchino, B. N., Holt-Lunstad, J. et al. (2009). The assessment of positivity and negativity in social support networks: Reliability and validity of the Social Relationships Index. *Journal of Community Psychology, 37,* 471–486.

Cattel, R. B. (1971). *Abilities: Their structure, growth and action.* Boston: Houghton Mifflin.

Charles, S. T. (2009). *Emotional happiness improves with age.* Rede auf dem 117. Jahreskongress der American Psychological Association vom 6.–9. 08. 2009 in Toronto.

Cohen, K. & Shmotkin, D. (2007). Emotional ratings of anchor periods in life and their relation to subjective well-being among holocaust survivors. *Personality and Individual Differences, 43,* 495–506.

Colcombe, S. & Kramer, A. F. (2003). Fitness effects on the cognitive functions of older adults: A meta-analytic study. *Psychological Science, 14,* 125–130.

Collegium Internationale Psychiatriae Scalarum – CIPS (Hrsg.). (1996). *Internationale Skalen für Psychiatrie* (4. Aufl.). Göttingen: Beltz Test GmbH.

Collegium Internationale Psychiatriae Scalarum – CIPS (Hrsg.). (2005). *Internationale Skalen für Psychiatrie* (5. Aufl.). Göttingen: Beltz Test GmbH.

Copeland, J. R. M., Beekman, A. T. F., Braam, A. W., Dewey, M. E. et al. (2004). Depression among older people in Europe: The EURODEP studies. *World Psychiatry, 3,* 45–49.

Costa, P. T. & McCrae, R. R. (1994). Evidence for the stability of adult personality. In T. F. Heatherton & J. L. Weinberger (Eds.), *Can personality change?* (pp. 21–40). Washington, DC: American Psychological Association.

Daselaar, S. & Cabeza, R. (2009). Age-related changes in hemispheric organization. In R. Cabeza, L. Nyberg & D. Park (Eds.), *Cognitive Neuroscience of Aging: Linking cognitive and cerebral aging* (pp. 325–353). New York: Oxford University Press.

Davison, T. E., McCabe, M. P., Mellor, D. et al. (2007). The prevalence and recognition of major depression among low-level aged care residents with and without cognitive impairment. *Aging & Mental Health, 11,* 82–88.

De Beurs, E., Beekman, A. T. F., Van Balkom, A. J. L. M. et al. (1999). Consequences of anxiety in older persons: Its effects on disability, well-being and use of health services. *Psychological Medicine, 29,* 583–593.

Debiec, J. & LeDoux, J. E. (2009). The amygdala and the neural pathways of fear. In P. J. Shiromani, T. M. Keane & J. E. LeDoux (Eds.), *Post-traumatic stress disorder. Basic science and clinical practice* (23–38). New York: Humana Press/Springer.

Decker, O., Brähler, E. & Radebold, H. (2004). Kriegskinder und Vaterlosigkeit – Indizes für eine psychosoziale Belastung nach 50 Jahren. *Zeitschrift für Psychotherapie und Psychosomatische Medizin, 2,* 33–42.

Denzler, P., Markowitsch, H. J., Frölich, L., Kessler, J. & Ihl, R. (1989). *Demenz im Alter: Pathologie, Diagnostik, Therapieansätze.* Weinheim: Beltz.

Dewalt, D. A., Berkman, N. D., Sheridan, S., Lohr, K. N. & Pignone, M. P. (2004). Literacy and health outcomes: A systematic review of the literature. *Journal of General Internal Medicine, 19,* 1228–1239.

Dichgans, J. (2008). Jugend ist Stärke und Alter ist Schwäche der Reparaturmechanismen. In U. M. Staudinger & H. Häfner (Hrsg.), *Was ist Alter(n)?* (S. 57–65). Berlin: Springer.

Dilling, H., Mombour, W., Schmidt, M. H. & Schulte-Markwort, E. (2000). *Internationale Klassifikation psychischer Störungen ICD-10. Diagnostische Kriterien für Forschung und Praxis* (2. Aufl.). Bern: Huber.

DiNardo, P. A., Brown, T. A. & Barlow, D. H. (1995). *Anxiety Disorders Interview Schedule for DSM-IV: lifetime version (ADIS-IV-L).* Albany, New York: Graywind Publications.

Dittmann-Kohli, F., Bode, C. & Westerhof, G. J. (2001). *Die zweite Lebenshälfte – Psychologische Perspektiven – Ergebnisse des Alters-Survey.* Stuttgart: Kohlhammer.

Dittmann-Kohli, F. & Jopp, D. (2008). Self and life management: Wholesome knowledge for the third age. In J. Bond, S. Peace, F. Dittmann-Kohli & G. Westerhof (Eds.), *Ageing in society* (pp. 268–295). London: SAGE Publications.

Dixon, R. A. (2000). Concepts and mechanisms of gains in cognitive aging. In D. C. Park & N. Schwarz (Eds.), *Cognitive aging: A primer* (pp. 23–41). Philadelphia: Psychology Press.

Domschke, K., Hohoff, C., Jakob, C., Maier, W., Fritze, J. et al. (2008a). Chromosome 4q31-34 panic disorder risk locus: Association of neuropeptide Y receptor Y5 variants. *American Journal of Medical Genetics (Neuropsychiatric Genetics), 147,* 510–516.

Domschke, K., Ohrmann, P., Braun, M., Suslow, T., Bauer, J. et al. (2008b). Influence of the catechol-O-methyltransferase val158met genotype on amygdala and orbitofrontal cortex emotional processing in panic disorder. *Psychological Research – Neuroimaging, 163,* 13–20.

D'Zurilla, T. J. & Goldfried, M. R. (1971). Problem solving and behavior modification. *Journal of Abnormal Psychology, 78,* 107–126.

D'Zurilla, T. J. & Nezu, A. M. (2001). Problem solving therapies. In K. S. Dobson (Ed.), *Handbook of cognitive therapies* (pp. 211–245). New York: Guilford.

Edinger, J. & Carney, C. E. (2008). *Overcoming insomnia. A cognitive-behavioral therapy approach.* New York: Oxford University Press.

Ehlers, A. (1999). *Posttraumatische Belastungsstörung.* Göttingen: Hogrefe.

Erickson, M. H., Rossi, E. L. & Stein, B. (2007). *Hypnotherapie. Aufbau, Beispiele, Techniken.* Stuttgart: Klett-Cotta.

Erk, S., Abler, B. & Walter, H. (2006) Cognitive modulation of emotion anticipation. *European Journal of Neuroscience, 24,* 1227–1236.

Ettner, S. L. & Herman, R. C. (1997). Provider specialty choice among Medicare beneficiaries treated for psychiatric disorders. *Health Care Finance Review, 18,* 43–59.

Fagerström, C., Borg, C., Balducci, C. Burholt, V., Wenger, C. G. et al. (2007). Life satisfaction and associated factors among people aged 60 years and above in 6 European countries. *Applied Research in Quality of Life, 2,* 33–50.

Falloon, C., Boyd, J. L. & McGill, C. W. (1984). *Family care of schizophrenia.* New York: Guilford.

Fehm, L. & Wittchen, H.-U. (2008). *Wenn Schüchternheit krank macht. Ein Selbsthilfeprogramm zur Bewältigung Sozialer Phobie.* Göttingen: Hogrefe.

Fiedler, G. & Schmidtke, A. (2005). *Nationales Suizidprogramm für Deutschland.* Vortrag auf der 33. Herbsttagung der Deutschen Gesellschaft für Suizidprävention (DGS), 28.–30. 10. in Hamburg.

Flor, H. (2009). Was leistet die funktionelle Bildgebung für die Evaluation und Weiterentwicklung der Verhaltenstherapie? *Verhaltenstherapie, 19,* 112–113.

Folstein, M.F., Folstein, S.E. & McHugh, P.R. (1975). „Mini-Mental State", a practical method for grading the cognitive state of patients for the clinician. *Journal of Psychia, 12,* 189–198.

Forstmeier, S. & Maercker, A. (2008). *Probleme des Alterns.* Göttingen: Hogrefe.

Forstmeier, S., Uhlendorff, H. & Maercker, H. (2005). Diagnostik von Ressourcen im Alter. *Zeitschrift für Gerontopsychologie und -psychiatrie, 18,* 227–257.

Franke, G.H. (2002). *Die Symptom-Ceckliste von L.R. Derogatis (SCL-90-R).* Göttingen: Beltz Test GmbH.

Franz, M., Liebherz, K., Schmitz, N. & Schepank, H. (1999). Wenn der Vater fehlt. Epidemiologische Befunde zur Bedeutung früher Abwesenheit des Vaters für die psychische Gesundheit im späteren Alter. *Zeitschrift für Psychosomatische Medizin,* 45, 260–278.

Fratiglioni, L., Paillard-Borg, S. & Winblad, B. (2004). An active and socially integrated life-style in late life might protect against dementia. *Lancet Neurology, 3,* 343–353.

Frodl, T., Reinhold, E., Koutsouleries, N. et al. (2010). Childhood stress, serotonin transporter gene and brain structures in major depression. *Neuropsychopharmacology, 35,* 1383–1390.

Frueh, B.C., Elhai, J.D., Hamner, M.B., Magruder, K.M., Sauvageot, J.A. & Mintzer, J. (2004). Elderly veterans with combat-related posttraumatic stress disorder in specialty care. *Journal of Nervous and Mental Disease, 192,* 75–79.

Garland, J., Garland, D. & Garland, C. (2001). *Life review: the process of knowing yourself.* Philadelphia: Taylor & Francis.

Geissner, E. (1996). *Die Schmerzempfindungsskala (SES).* Göttingen: Hogrefe.

*GEK-Pflegereport* vom 18. 11. 2009. Zugriff am 22. 10. 2010 http://www.barmer-gek.de/barmer/web/Portale/Versicherte/Meta/Header/Pressecenter/Pressearchiv/2009/2009_2010_20bis_2012/091118_20Pflegereport/Pflegereport,property=Data.pdf.

Gilhooly, M.L., Gilhooly, K.J., Phillips, L.H., Harvey, D., Brady, A. & Hanlon, P. (2007). Real-world problem solving and quality of life in older people. *British Journal of Health Psychology, 12,* 587–600.

Golden, R.N., Heine, A.D., Ekstrom, R.D. et al. (2002). A longitudinal study of serotonergic function in depression. *Neuropsychopharmacology, 26,* 653–659.

Goldfried, M. (1971). Systematic desensitization as training in self control. *Journal of Consulting and Clinical Psychology, 37,* 228–234.

Goltermann, S. (2009). *Die Gesellschaft der Überlebenden. Deutsche Kriegsheimkehrer und ihre Gewalterfahrungen im Zweiten Weltkrieg*. München: DVA.

Goodman, W.K., Price, L.H., Rasmussen, S.A. et al. (1989a). The Yale-Brown Obsessive Compulsive Scale. II. Validity. *Archives of General Psychiatry, 46,* 1012–1016.

Goodman, W.K., Price, L.H., Rasmussen, S.A. et al. (1989b). The Yale-Brown Obsessive Compulsive Scale. I. Development, use, and reliability. *Archives of General Psychiatry, 46,* 1006–1011.

Goodwin, R.D. & Olfson, M. (2001). Treatment of panic attack and risk of major depressive disorder in the community. *American Journal of Psychiatry, 158,* 1146–1148.

Gordon, B.A., Rykhlevskaia, E.I., Brumback, C.R., Lee, Y. et al. (2008). Neuroanatomic correlates of aging, cardiopulmonary fitness level, and education. *Psychophysiology, 45,* 825–838.

Grawe, K. (2004). *Neuropsychotherapie.* Göttingen: Hogrefe.

Greider, C.W. & Blackburn, E.H. (1989). A telomeric sequence in the RNA of Tetrahymena telomerase required for telomere repeat synthesis, *Nature, 337,* 331–337.

Gruss, P. (2007). (Hrsg.). *Die Zukunft des Alterns. Die Antwort der Wissenschaft*. München: Beck.

Haight, B.K. & Webster, J. (Eds.). (1995). *The art and science of reminiscing: theory, research, methods, and applications.* Philadelphia: Taylor & Francis.

Hammelstein, P. (2005). *Lass es laufen! Ein Leitfaden zur Überwindung der Paruresis*. Lengerich: Pabst Science Publishers.

Haslam, C., Haslam, S.A., Jetten, J. et al. (2010). The social treatment: The benefits of group interventions in residential care settings. *Psychology and Aging, 25,* 157–167.

Hastings, E.C. & West, R.L. (2009). The relative success of a self-help and a group-based memory training program for older adults. *Psychology and Aging, 24,* 586–594.

Hautzinger, M. (2000). *Depression im Alter. Ein kognitiv-verhaltenstherapeutisches Gruppenprogramm*. Weinheim: Beltz, PVU.

Hautzinger, M. (2006). *Wenn Ältere schwermütig werden. Hilfe für Betroffene und Angehörige.* Weinheim: Beltz.

Hautzinger, M., Bailer, M., Worall, H. & Keller, F. (1995). *Beck Depressionsinventar (BDI)*. Bern: Huber.

Hawkley, L.C., Hughes, M.E., Waite, L.J., Masi, C.M. et al. (2008). From social structural factors to perceptions of relationship quality and loneliness: The Chicago Health, Aging, and Social Relations Study. *Journals of Gerontology: Series B: Psychological and Social Sciences, 63B,* S375–S384.

Heidenreich, T. & Michalak, J. (Hrsg.). (2006). *Achtsamkeit und Akzeptanz in der Psychotherapie* (2. Aufl.). Tübingen: dgvt.

Heim, C., Nater, U.M., Maloney, E. et al. (2009). Childhood trauma and risk for chronic fatigue syndrome: association with neuroendocrine dysfunction. *Archives of General Psychiatry, 66,* 72–80.

Heim, C. & Nemeroff, C.B. (2009). Neurobiology of posttraumatic stress disorder. *CNS Spectrum, 14* (Suppl. 1), 13–24.

Helmchen, H., Baltes, M.M., Geiselmann, B., Kanowski, S., Linden, M. et al. (1996). Psychische Erkrankungen im Alter. In K.U. Mayer & P.B. Baltes (Hrsg.), *Die Berliner Altersstudie* (S. 185–219). Berlin: Akademie Verlag.

Helsley, J.D. & Vanin, S.D. (2008). Geriatric anxiety and anxiety disorders. In J.R. Vanin & J.D. Helsley (Eds.), *Anxiety disorders: A pocket guide for primary care. Current clinical practice.* (pp. 221–242). Totowa, NJ: Humana Press XVIII.

Herold, G. (2010). *Innere Medizin. Eine vorlesungsorientierte Darstellung*. Köln: Selbstverlag.

Herrmann-Lingen, C., Buss, U. & Snaith, R.P. (1995). *Hospital Anxiety and Depression Scale – Deutsche Version (HADS-D).* Bern: Huber.

Hertzog, C. (2009). Use it or lose it: An old hypothesis, new evidence, and an ongoing controversy. In H.B. Bosworth & C. Hertzog (Eds.), *Aging and cognition* (pp. 161–179). Washington, DC: American Psychological Association.

Heuft, G., Kruse, A. & Radebold, H. (2005). *Lehrbuch der Gerontopsychosomatik und Alterspsychotherapie.* München: Reinhardt UTB.

Hildon, Z., Smith, G., Netuveli, G. & Blane, D. (2008). Understanding adversity and resilience at older ages. *Sociology of Health & Illness, 30,* 726–740.

Ho, A.D., Wagner, W. & Eckstein, V. (2008). Was ist Alter? Ein Mensch ist so alt wie seine Stammzellen. In U.M. Staudinger & H. Häfner (Hrsg.), *Was ist Alter(n)?* (S. 33–45). Berlin: Springer.

Holsboer, F. (2007). Altersbedingte Erkrankungen: Das Wechselspiel von Veranlagung und Lebensweise. In P. Gruss (Hrsg.), *Die Zukunft des Alterns* (S. 163–191). München: Beck.

Holsboer, F. & Schöler, H. (2007). Therapiewege der Zukunft. In P. Gruss (Hrsg.), *Die Zukunft des Alterns* (192–219). München: Beck.

Höpflinger, F. (2002). Alternssoziologie und Generationenfragen – Entwicklungen und Verknüpfungen. In G.M. Backes & W. Clemens (Hrsg.), *Zukunft der Soziologie des Alter(n)s* (S. 33–45). Opladen: Leske + Budrich.

Horn, J. L. & Cattell, R. B. (1966). Age differences in primary mental ability factors. *Journal of Gerontology, 21,* 210–220.

Hoyer, J., Becker, E. S., Neumer, S., Soeder, U. & Margraf, J. (2002). Screening for anxiety in an epidemiological sample: Predictive accuracy of questionnaires. *Anxiety Disorders, 16,* 113–134.

Hoyer, J., Beesdo, K. & Becker, E. S. (2007). *Ratgeber Generalisierte Angststörung. Informationen für Betroffene und Angehörige.* Göttingen: Hogrefe.

Hoyer, J., Becker, E. S. & Roth, W. T. (2001). Characteristics of worry in GAD patients, social phobics, and controls. *Anxiety and Depression, 13,* 89–96.

Hultsch, D. F., Bielak, A. A. M., Crow, C. B. & Dixon, R. A. (2009). The way we were: Perceptions of past memory change in older adults. In H. B. Bosworth & C. Hertzog (Eds.), *Aging and cognition* (pp. 197–216). Washington, DC: American Psychological Association.

Hupbach, A., Hardt, O., Gomez, R. & Nadel, L. (2008). The dynamics of memory: context-depending updating. *Learning & Memory, 15,* 574–579.

Huxhold, O., Schäfer, S. & Lindenberger, U. (2009). Wechselwirkungen zwischen Sensomotorik und Kognition im Alter. Überblick über ein internationales Forschungsfeld. *Zeitschrift für Gerontologie und Geriatrie, 42,* 93–98.

Icks, A., Belitz, K. & Schindler-Marlow, S. (2005). Depression im Alter – vielfach nicht erkannt. *Rheinisches Ärzteblatt, 5,* 11–12.

Ihl, R. & Weyer, G. (1993). *Alzheimer's Disease Assessment Scale* (Manual der deutschen Ausgabe). Göttingen: Beltz Test GmbH.

Inglehart, R. (1977). *The silent revolution: Changing values and political styles among western publics.* Princeton: Princeton University Press.

Irle, E., Ruhleder, M., Lange, C. et al. (2010). Reduced amygdala and hippocampal size in adults with generalized social phobia. *Journal of Psychiatry & Neuroscience, 35,* 126–131.

Jacobs, S., Hansen, F., Kasl, S. et al. (1990). Anxiety disorders during acute bereavement: Risk and risk factors. *Journal of Clinical Psychiatry, 51,* 269–274.

Jacobson, E. (1938). *Progressive relaxation.* Chicago: University of Chicago Press.

Janus, L. (2006). Belastende Kriegserfahrungen der Mütter und die prägende Wirkung von vorgeburtlichem Stress. In H. Radebold, G. Heuft & I. Fooken (Hrsg.), *Kindheiten im zweiten Weltkrieg* (S. 139–148). Weinheim: Juventa.

Jean, L., Bergeron, M.-E., Thivierge, S. & Simard, M. (2010). Cognitive Intervention programs for individuals with mild cognitive impairment: systematic review of the literature. *American Journal of Geriatric Psychiatry, 18,* 281–296.

Johnson, W., Deary, I. J., McGue, M. & Christensen, K. (2009). Genetic and environmental transactions linking cognitive ability, physical fitness, and education in later life. *Psychology and Aging, 24,* 48–62.

Jüchtern, J.-C. (2002). *Die Auseinandersetzung mit dem Ende der Berufstätigkeit in Ost- und Westdeutschland nach der Wiedervereinigung.* Regensburg: Roderer.

Kagan, J. (1998). *Three seductive ideas.* Cambridge, Ma.: Harvard University Press.

Kandel, E. R. (2006). *In search of memory.* New York: Norton.

Kandel, E. R. (2008). *Im Bann des Gedächtnisses: Die Entstehung einer neuen Biologie des Geistes.* Wien: Picus.

Kanfer, F. H., Reinecker, H. & Schmelzer, D. (2005). *Selbstmanagement-Therapie. Ein Lehrbuch für die klinische Praxis* (4. Aufl.). Berlin: Springer.

Kapusta, N. D., Etzersdorfer, E. & Sonneck, G. (2007). Trends in suicide rates of the elderly in Austria, 1970–2004. An analysis of changes in terms of age groups, suicide methods, and gender. *International Journal of Geriatric Psychiatry, 22,* 438–444.

Kaufmann, F.-X. (2008). Was meint Alter? Was bewirkt demographisches Altern? Soziologische Perspektiven. In U. M. Staudinger & H. Häfner (Hrsg.). *Was ist Alter(n)?* (S. 119–138). Berlin: Springer.

Kempermann, G. (2007). Nicht ausgeliefert an Zeit und Welt: Die Plastizität des alternden Gehirns. In P. Gruss (Hrsg.), *Die Zukunft des Altern,* (S. 35–50). München: Beck.

Kempermann, G. (2008). Altern ist auch adulte Neurogenese. Neue Nervenzellen für alternde Gehirne. In U. M. Staudinger & H. Häfner (Hrsg.), *Was ist Alter(n)?* (S. 47–55). Berlin: Springer.

Kensinger, E. A. (2007). Negative emotion enhances memory accuracy: behavioral and neuroimaging evidence. *Current Directions in Psychological Science, 16,* 213–218.

Kessler, R. C., Berglund, P., Demler, O. et al. (2005). Lifetime prevalence and age-of-onset distributions of DSM-IV disorders in the National Comorbidity Survey Replication. *Archives of General Psychiatry, 62,* 593–602.

Kessler, R. C., Keller, M. B. & Wittchen, H.-U. (2001). The epidemiology of generalized anxiety disorder. *Psychiatric Clinics of North America, 214,* 19–39.

Kirn, T., Echelmeyer, L. & Engberding, M. (2009). *Imagination in der Verhaltenstherapie.* Berlin: Springer.

Kleinspehn-Ammerlahn, A., Kotter-Grühn, D. & Smith, J. (2008). Self-perceptions of aging: Do subjective age and satisfaction with aging change during old age? *Journals of Gerontology: Series B: Psychological Sciences and Social Sciences, 63B,* P377–P385.

Knight, B. G. (2004). *Psychotherapy with older adults* (3rd ed.). Thousand Oaks, CA: Sage.

Kocka, J. (2008). Chancen und Herausforderungen einer alternden Gesellschaft. In U. M. Staudinger & H. Häfner (Hrsg.), *Was ist Alter(n)?* (S. 217–236). Berlin: Springer.

Kohli, M. & Künemund, H. (1997). *Nachberufliche Tätigkeitsfelder. Konzepte, Forschungslage, Empirie.* Stuttgart: Kohlhammer.

Kruse, A. (2007). *Das letzte Lebensjahr. Zur körperlichen, psychischen und sozialen Situation des alten Menschen am Ende seines Lebens.* Stuttgart: Kohlhammer.

Kruse, A. & Packebusch, R. (2006). Alter(n)sgerechte Arbeitsgestaltung. In B. Zimolong & U. Konradt (Hrsg.), *Ingenieurpsychologie* (Enzyklopädie der Psychologie, Serie Wirtschafts-, Organisations- und Arbeitspsychologie, Band 2, S. 425–458). Göttingen: Hogrefe.

Kübler-Ross, E. (2001). *Interviews mit Sterbenden.* München: Droemer Knaur.

Kubzansky, L. D., Koenen, K. C., Karestan, C. et al. (2007). Perspective study of posttraumatic stress disorder symptoms and coronary heart disease in the normative aging study. *Archives of General Psychiatry, 64,* 109–116.

Kuhlmey, A. (2009). *Rede auf dem Symposium „Psychotherapie im Alter" der Bundespsychotherapeutenkammer* am 8. 5. 2009 in Berlin.

Kunzmann, U. (2008). Differential age trajectories of positive and negative affect: Further evidence from the Berlin Aging Study. *Journals of Gerontology: Series B: Psychological Sciences and Social Sciences, 63B,* P261-P270.

Labouvie-Vief, G., Grühn, D. & Mouras, H. (2009). Dynamic emotion-cognition interactions in adult development: Arousal, stress, and the processing of affect. In H. B. Bosworth & C. Hertzog (Eds.), *Aging and cognition* (pp. 181–196). Washingston, DC: American Psychological Association.

Lachman, M. E., Rosnick, C. B. & Röcke, C. (2009). The rise and fall of control beliefs: Cognitive and biosocial antecedents and consequences of stability and change over 9 years. In H. B. Bosworth & C. Hertzog (Eds.), *Aging and cognition* (143–160). Washington, DC: American Psychological Association.

Lahti, J., Räikkönen, K., Pesonen, A.-K. et al. (2010). Prenatal growth, postnatal growth, and trait anxiety in late adulthood – The Helsinki Birth Cohort Study. *Acta Psychiatrica Scandinavica, 121,* 227–235.

Laux, L., Glanzmann, P., Schaffner, P. & Spielberger, C. D. (1981). *Das State-Trait-Angstinventar (STAI).* Weinheim: Beltz Test GmbH.

Lawton, M. P. & Brody, E. M. (1969). Assessment of older people: Self-maintaining and instrumental activities of daily living. *The Gerontologist, 9,* 179–186.

Lazarus, A. (2006). *Innenbilder. Imagination in der Therapie und als Selbsthilfe* (4. Aufl.). Stuttgart: Klett-Cotta.

LeDoux, J. E. (2002). Emotion, memory, and the brain. *Scientific America, 12,* 62–72.

LeDoux, J. E. & Trunk, C. (2006). *Das Netz der Persönlichkeit: Wie unser Selbst entsteht.* München: dtv.

Lehr, U. (2007). *Psychologie des Alterns* (11. Aufl.). Wiebelsheim: Quelle & Meyer.

Lenze, E. J., Mulsant, B. H., Shear, M. K. et al. (2005). Efficacy and tolerability of citalopram in the treatment of late-life anxiety disorders: results from an 8-week randomized, placebo-controlled trial. *American Journal of Psychiatry, 162,* 146–150.

Le Roux, H., Gatz, M. & Wetherell, G. L. (2005). Age at onset of generalized anxiety disorder in older adults. *American Journal of Geriatric Psychiary, 13,* 23–30.

Levy, B. R. (2003). Mind matters: Cognitive and physical effects of aging self-stereotypes. *Journal of Gerontology, 58B,* 203–211.

Li, S.-C., Oertzen, T. & Lindenberger, U. (2006). A neurocomputational model of stochastic resonance and aging. *Neurocomputing, 69,* 1553–1560.

Lieb, R., Schreier, A. & Müller, N. (2003). Epidemiologie von Angststörungen. *Psychotherapie, 8,* 86–102.

Lieb, R. & Wittchen, H.-U. (1998). Angststörungen. In U. Baumann & M. Perrez (Hrsg.), *Lehrbuch Klinische Psychologie* (2. Aufl., S. 882–930). Bern: Huber.

Lindenberger, U. (2007). Technologien im Alter: Chancen aus Sicht der Verhaltenswissenschaften. In P. Gruß (Hrsg.), *Die Zukunft des Alterns* (S. 220–239). München: Beck.

Lindenberger, U. (2008). Was ist kognitives Altern? Begriffsbestimmung und Forschungstrends. In U. M. Staudinger & H. Häfner (Hrsg.), *Was ist Alter(n)?* (S. 70–82). Berlin: Springer.

Lindenberger, U., Gilberg, R., Pötter, U., Little, T. D. & Baltes, P. B. (1996). Stichprobenselektivität und Generalisierbarkeit der Ergebnisse der Berliner Altersstudie. In K. U. Mayer & P. B. Baltes (Hrsg.), *Die Berliner Altersstudie* (S. 85–108). Berlin: Akademie-Verlag.

Lindwall, M., Rennemark, M., Halling, A. et al. (2007). Depression and exercise in elderly men and women: findings from the Swedish National Study on Aging and Care. *Journal of Aging and Physical Care, 15,* 41–55.

Linehan, M. M. (1996). *Trainingsmanual zur dialektisch-behavioralen Therapie der Borderline-Persönlichkeitsstörung.* München: CIP-Medien.

Lloyd-Williams, M., Kennedy, V. Sixsmith, A. & Sixsmith, J. (2007). The end of life: a qualitative study of the perceptions of people over the age of 80 on issues surrounding death and dying. *Journal of Pain and Symptom Management, 34,* 60–66.

Lobo, A., Launer, L. J., Fratiglioni, L., Andersen, K., Di Carlo, A. et al. (2000). Prevalence of dementia and major subtypes in Europe: A collaborative study of population-based cohorts. *Neurologic diseases in the elderly research group. Neurology, 54* (Suppl. 11), S4–9.

Loerbroks, A., Debling, D., Amelang, M. & Stürmer, T. (2010). Nocturnal sleep duration and cognitive impairment in a population-based study of older adults. *International Journal of Geriatric Psychiatry, 25,* 100–109.

Lorenz, H. (2003). *Kriegskinder. Das Schicksal einer Generation.* München: List.

Lövdén, M., Ghisletta, P. & Lindenberger (2005). Social participation attentuates cognitive decline in perceptual speed in old and very old age. *Psychology and Aging, 20,* 423–434.

Lübke, N., Grassl, A., Kundy, M., Meier-Baumgartner, H. P. & Wilk, J. (2001). Hamburger Einstufungsmanual zum Barthel-Index. *Geriatrie Journal, 1–2,* 41–46.

Maercker, A. (2002). Psychologie des höheren Alters: Grundlagen der Alterspsychotherapie und klinischen Gerontopsychologie. In A. Maercker (Hrsg.), *Alterspsychotherapie und klinische Gerontopsychologie* (S. 1–58). Berlin: Springer.

Maercker, A. (Hrsg.). (2009a). *Posttraumatische Belastungsstörungen* (3. Aufl.). Berlin: Springer.

Maercker, A. (2009b). *Rede auf dem Symposium „Psychotherapie im Alter" der Bundespsychotherapeutenkammer* am 8. 5. 2009 in Berlin.

Maercker, A., Forstmeier, S., Wagner, B., Glaesmer, H. & Brähler, E. (2008). Posttraumatische Belastungsstörungen in Deutschland. *Nervenarzt, 79,* 577–586.

Maercker, A., Nitsche, I., Schuster, P. & Boos, A. (2004). Ambulante Psychotherapie Älterer: Sind ältere Psychotherapiepatienten „einfachere" Patienten? *Zeitschrift für Gerontologie und Geriatrie, 37,* 265–271.

Mahlberg, R. & Gutzmann, H. (Hrsg.). (2009). *Demenzerkrankungen erkennen, behandeln und versorgen.* Köln: Deutscher Ärzteverlag.

Maier, H. & Scholz, R. D. (2003). Aktuelle Sterblichkeitsentwicklungen und extreme Langlebigkeit. In Max-Planck-Gesellschaft/Generalverwaltung (Hrsg.), *Jahrbuch 2003* (S. 229–235). München: Saur.

Maniaci, M. J., Heckman, M. G. & Dawson, N. L. (2008). Functional health literacy and understanding of medications at discharge. *Mayo Clinic Proceedings, 83,* 554–558.

Marcoen, A., Coleman, P. G. & O'Hanlon, A. (2008). Psychological ageing. In J. Bond, S. Peace, F. Dittmann-Kohli & G. Westerhof (Eds.), *Ageing in society* (3rd ed., pp. 38–67). London: SAGE Publications Ltd.

Margraf, J. & Ehlers, A. (2007). *Das Beck Angst-Inventar (BAI) – Manual. Deutsche Bearbeitung.* Frankfurt a. M.: Harcourt Test Services GmbH.

Margraf, J. & Schneider, S. (1990). *Panik. Angstanfälle und ihre Behandlung* (2. Aufl.). Berlin: Springer.

Markowitsch, H. J. & Welzer, H. (2005). *Das autobiographische Gedächtnis. Hirnorganische Grundlagen und biosoziale Entwicklung.* Stuttgart: Klett.

Mayer, G., Fietze, I., Fischer, J. et al. (Hrsg.). (2009). Leitlinie-S3 Nicht erholsamer Schlaf/Schlafstörungen. Deutsche Gesellschaft für Schlafforschung und Schlafmedizin (DGSM). *Somnologie, 13, Supplement,* 4–160.

Mayer, K. U. & Baltes, P. B. (Hrsg.). (1996). *Die Berliner Altersstudie* (2. Aufl.). Berlin: Akademie-Verlag.

McGirr, A., Renaud, J., Bureau, A. et al. (2008). Impulsive-aggressive behaviours and completed suicide across the life cycle: a predisposition for younger age of suicide. *Psychological Medicine, 38,* 407–417.

Meaney, M. J. (2001) Maternal care, gene expression, and the transmission of individual differences in stress reactivity across generations. *Annual Review of Neuroscience, 24,* 1161–1192.

Meichenbaum, D. (2003). *Intervention bei Stress* (2. Aufl.). Bern: Huber.

Merz, C. J., Wolf, O. T. & Hennig, J. (2010). Stress impairs retrieval of socially relevant information. *Behavioral Neuroscience, 124,* 288–293.

Meyer, T. J., Miller, M. L., Metzger, R. L. & Borkovec, T. D. (1990). Development and validation of the Penn State Worry Questionnaire. *Behaviour Research and Therapy, 28,* 487–495.

Milosevic, I. & Radomsky, A. S. (2008). Safety behaviour does not necessarily interfere with exposure therapy. *Behaviour Research and Therapy, 46,* 1111–1118.

Möller, A. & Reimann, S. (2003). Spiritualität und Befindlichkeit – subjektive Kontingenz als medizinpsychologischer und psychiatrischer Forschungsgegenstand. *Fortschritte der Neurologie und Psychiatrie, 71,* 609–161.

Mowrer, O. H. (1947). On the dual nature of learning as a reinterpretation of ‚conditioning and problem solving'. *Harvard Educational Review, 17,* 102–148.

Müller, T. & Paterok, B. (2010). *Schlaf erfolgreich trainieren. Ein Ratgeber zur Selbsthilfe.* Göttingen: Hogrefe.

Najavits, L. M., Ryngala, D., Back, et al. (2008). Treatment for PTSD and comorbid disorders: A review of the literature. In E. B. Foa, T. M. Keane, M. J. Friedman & J. Cohen (Eds.), *Effective treatments for PTSD: Practice guidelines from the International Society For Traumatic Stress Studies* ($2^{nd}$ ed., pp. 508–537). New York: Guilford Press.

Nelson, C. J., Rosenfeld, B., Breitbart, W. & Galietty, M. (2002). Spirituality, religion, and depression in the terminally ill. *Psychosomatics, 43,* 213–220.

Niklewski, G. & Baldwin, B. (2003). Depressive Erkrankungen. In F. Förstl (Hrsg.), *Lehrbuch der Gerontopsychiatrie und -psychotherapie: Grundlagen, Klinik, Therapie* (2. Aufl., S. 436–448) Stuttgart: Thieme.

Nitschke, J. B., Sarinopoulos, I., Oathes, D. J. et al. (2009). Anticipatory activation in the amygdala and anterior cingulate in generalized anxiety disorder and prediction of treatment response. *American Journal of Psychiatry, 166,* 302–310.

Nolen-Hoeksema, S., Wisco, B. & Lyubomirsky, S. (2008). Rethinking rumination. *Perspectives on Psychological Science, 3,* 400–424.

Norcross, J. C. (Ed.). (2002). *Psychotherapy relationships that work: Therapist contributions and responsiveness to patient needs.* New York: Oxford University Press.

Norton, M., Smith, K. R., Ostbye, T., Tschanz, J. T. et al. (2010). Greater risk of dementia when spouse has dementia? The Cache County Study. *The Journal of the American Geriatrics Society, 58,* 895–900.

Noyes, R. jr. (2001). Comorbidity in generalized anxiety disorder. *Psychiatric Clinics of North America, 214,* 41–55.

Öst, L. G. (1987). Applied relaxation: description of a coping technique and review of controlled studies. *Behaviour Research & Therapy, 25,* 397–409.

Oswald, W. D. & Fleischmann, U. M. (1997). *Nürnberger Alters-Inventar (NAI).* Göttingen: Hogrefe.

Oswald, W. D., Hagen, B. & Rupprecht, P. (1998). Bedingungen der Erhaltung und Förderung von Selbständigkeit im höheren Lebensalter (SIMA): Verlaufsanalyse des kognitiven Status. *Zeitschrift für Gerontopsychologie und -psychiatrie, 11,* 202–221.

Oxman, T. E., Hegel, M. T., Hull, J. G. & Dietrich, A. J. (2008). Problem-solving treatment and coping styles in primary care for minor depression. *Journal of Consulting and Clinical Psychology, 76,* 933–943.

Peeters, G. M., Verweij, L. M., van Schoor, N. M. et al. (2010). Which types of activities are associated with risk of recurrent falling in older persons? *The Journals of Gerontology: Series A: Biological Sciences and Medical Sciences, 65,* 743–750.

Petersen, R. C. (2004). Mild cognitive impairment as a diagnostic entity. *Journal of Internal Medicine, 256,* 183–194.

*Pflegeheim Rating Report 2009.* Konsolidierung voraus! Rheinisch-Westfälisches Institut für Wirtschaftsforschung, Hohenzollernstr. 1–3, 45128 Essen.

Phan, K. L., Wager, T., Taylor, S. F. & Liberzon, I. (2002). Functional neuroanatomy of emotion: A meta-analysis of emotion activation studies in PET and fMRI. *Neuroimage, 16,* 331–348.

Pietrefesa, A. S. & Coles, M. E. (2008). Moving beyond an exclusive focus on harm avoidance in obsessive compulsive disorder. Considering the role of incompleteness. *Behavior Therapy, 39,* 224–231.

Pinquart, M., Duberstein, P. R. & Lyness, J. M. (2007). Effects of psychotherapy and other behavioural interventions on clinically depressed older adults: A meta-analysis. *Aging & Mental Health, 11,* 645–657.

Price, R. B. & Mohlman, J. (2007). Inhibitory control and symptom severity in late life generalized anxiety disorder. *Behaviour Research and Therapy, 45,* 2628–2639.

Prigerson, H. G. & Maciejewski, P. K. (2006). A call for a sound empirical testing and evaluation of criteria for Complicated Grief proposed for DSM-V. *Omega, 52,* 9–19.

Psychotherapeutenkammer NRW *Newsletter, 1/2010.* Zugriff am 22. 10. 2010 http://www.ptk-nrw.de/fileadmin/user_upload/pdf/Newsletter/2010/01_2010/Newsletter_Ausgabe_1_2010_Neu.pdf.

Rabbitt, P., Lunn, M., Ibrahim, S. et al. (2008a). Unhappiness, health and cognitive ability in old age. *Psychological Medicine, 38,* 229–236.

Rabbitt, P., Lunn, M., Wrong, D. & Cobain, M. (2008b). Sudden declines in intelligence in old age predict death and dropout from longitudinal studies. *Journals of Gerontology: Series B: Psychological Sciences and Social Sciences, 63B,* 205–211.

Rabbitt, P., Lunn, M., Wong, D. & Cobain, M. (2008c). Age and ability affect practice gains in longitudinal studies of cognitive change. *Journals of Gerontology: Series B: Psychological Sciences and Social Sciences, 63B,* 235–240.

Rabins, P. V. & Lauber, L. (2006). *Getting old without getting anxious.* New York: Penguin Group.

Radebold, H. (2006). Während des Alterns anzutreffende Folgen: Aktueller Kenntnisstand. In H. Radebold, G. Heuft & I. Fooken (Hrsg.), *Kindheiten im zweiten Weltkrieg* (S. 139–148). Weinheim: Juventa.

Radebold, H., Heuft, G. & Fooken, I. (Hrsg.). (2006). *Kindheiten im zweiten Weltkrieg. Kriegserfahrungen und deren Folgen aus psychohistorischer Perspektive.* Weinheim: Juventa.

Rainer, M. (2005). Demenz. Diagnostik und Therapie. *Ärztemagazin, 44,* 14–17.

Rayner, A., O'Brien, J. & Shoenbachler, B. (2006). Behavior disorders of dementia: recognition and treatment. *American Family Physician, 73,* 647–452.

Regier, D., Boyd, J., Burke, J. et al. (1988). One-month prevalence of mental disorders in the United States: based on five epidemiologic catchment area sites. *Archives of General Psychiatry, 24,* 977–986.

Reinhardt, I., Jansen, A. & Kircher, T. (2009). Neurofunktionelle Bildgebung bei Angststörungen. *Verhaltenstherapie, 19,* 78–85.

Reiss, S. (1991). Expectancy theory of fear, anxiety, and panic. *Clinical Psychological Review, 11,* 141–153.

Rief, W., Hiller, W. & Heuser, J. (1997). *SOMS – Das Screening für Somatoforme Störungen (Manual zum Fragebogen).* Bern: Huber.

Roemer, L. & Orsillo, S. M. (2002). Expanding our conceptualization of and treatment for generalized anxiety disorder: integrating mindfulness/acceptance-based approaches with existing cognitive-behavioral models. *Clinical Psychology: Science & Practice, 9,* 54–68.

Roemer, L. & Orsillo, S. M. (2009). *Mindfulness- and acceptance based behavioral therapies in practice.* New York: Guilford.

Rohan, K. J., Roecklein, K. A., Tierney, L. K., Johnson, L. G. et al. (2007). A randomized controlled trial of cognitive behavioral therapy, light therapy, and their combination for seasonal affective disorder. *Journal of Consulting and Clinical Psychology, 75,* 489–500.

Ron, P. (2010). Elderly people's death and dying anxiety: a comparison between elderly living within the community and in nursing homes in Israel. *Illness, Crisis & Loss, 18,* 3–17.

Saczynski, J. S., Beiser, A., Seshadri, S. et al. (2010). Depressive symptoms and risk of dementia. The Framington Heart Study. *American Academy of Neurology, 75,* 35–41.

Salkovskis, P. (2008). „Die kognitive Verhaltenstherapie ist keine perfekte Therapie, nur die beste, die wir zurzeit haben" Interview. *Verhaltenstherapie, 18,* 49–52.

Saß, H., Wittchen, H.-U. & Zaudig, M. (1996). *Diagnostisches und Statistisches Manual Psychischer Störungen DSM-IV.* Göttingen: Hogrefe.

Schaie, K.W. (1996). *Adult intellectual development: The Seattle Longitudinal Study.* New York: Cambridge University Press.

Schaie, K.W. (2005). *Developmental influences on adult intelligence: The Seattle Longitudinal Study.* New York: Oxford University Press.

Scheeringa, M., Zeanah, C., Drell, M. & Larrieu, J. (1995). Two approaches to the diagnosis of posttraumatic stress disorder in infancy and early childhood. *Journal of American Academic Child and Adolescent Psychiatry, 34,* 191–200.

Schieber, F. (2006). Vision and aging. In J.E. Birren & K.W. Schaie (Eds.), *Handbook of the psychology of aging* (pp. 129–162). San Diego: Elsevier.

Schmidt, M.G. (2008). Was ist Alter? Die Perspektive der Politwissenschaft. In U.M. Staudinger & H. Häfner (Hrsg.), *Was ist Alter(n)?* (S. 139–145). Berlin: Springer.

Schmidt, N.B., Richey, J.A., Buckner, J.D. & Timpano, K.R. (2009). Attention training for generalized social anxiety disorder. *Journal of Abnormal Psychology, 118,* 5–14.

Schmidt-Traub, S. (2008a). *Panikstörung und Agoraphobie. Ein Therapiemanual* (3. Aufl.). Göttingen: Hogrefe.

Schmidt-Traub, S. (2008b). *Generalisierte Angststörung. Ein Ratgeber für übermäßig besorgte und ängstliche Menschen.* Göttingen: Hogrefe.

Schmidt-Traub, S. (2008c). *Angst bewältigen. Selbsthilfe bei Panik und Agoraphobie* (4. Aufl.). Berlin: Springer.

Schmidt-Traub, S. & Lex, T.-P. (2005). *Angst und Depression.* Göttingen: Hogrefe.

Schneider, G., Driesch, G., Kruse, A., Nehen, H.-G. & Heuft, G. (2006). Belastende und fördernde Faktoren im Lebenslauf der Kriegskinder – Zusammenhänge zur psychischen Gesundheit im Alter. In H. Radebold, G. Heuft & I. Fooken (Hrsg.), *Kindheiten im zweiten Weltkrieg* (S. 139–148). Weinheim: Juventa.

Schneider, G., Heuft, G., Kruse, A. & Nehen, H.G. (1999). Risikofaktoren psychogener Erkrankungen im Alter. *Zeitschrift für Psychosomatische Medizin und Psychotherapie, 45,* 218–232.

Schneider, S. & Margraf, J. (2005). *Diagnostisches Interview bei psychischen Störungen (DIPS).* Berlin: Springer.

Schoevers, R.A., Deeg, D.J.H., van Tilburg, W. & Beekman, A.T.F. (2005). Depression and generalized anxiety disorder: Co-occurence and longitudinal patterns in elderly patients. *American Journal of Geriatric Psychiatry, 13,* 31–39.

Schoevers, R.A., Beekman, A.T.F., Deeg, D.J.F. et al. (2003). Comorbidity and risk-patterns of depression, generalized anxiety disorder and mixed anxiety-depression in later life: Results from the AMSTEL study. *International Journal of Geriatric Psychiatry, 18,* 994–1001.

Schöllgen, I., Huxhold, O. & Tesch-Römer, C. (2010). Socioeconomic status and health in the second half of life: findings from the German Ageing Survey. *European Journal of Ageing, 7,* 17–28.

Schooler, C. & Caplan, L.J. (2009). How those who have, thrive: Mechanisms underlying the well-being of the advantaged in later life. In H.B. Bosworth & C. Hertzog (Eds.), *Aging and cognition* (pp. 121–141). Washington, DC: American Psychological Association.

Schulte-Körne, G. & Allgaier, A.-K. (2008). Genetik depressiver Störungen. *Zeitschrift für Kinder- und Jugendpsychiatrie und Psychotherapie, 36,* 27–43.

Schuurmans, J., Comus, H.C., Beekman, A.T.F. et al. (2005). The outcome of anxiety disorders in older people at 6-year follow-up: Results from the Longitudinal Aging Study Amsterdam. *Acta Psychiatrica Scandinavica, 111,* 420–428.

Segal, Z.V., Williams, J.M.G. & Teasdale, J.D. (2002). *Mindfulness-based cognitive therapy for depression.* New York: Guildford.

Sheikh, J.I., Swales, P.J., Carlson, E.B. & Lindley, S.E. (2004). Aging and panic disorder: Phenomenology, comorbidity, and risk factors. *American Journal of Geriatric Psychiatry, 12,* 102–109.

Siev, J. & Chambless, D. L. (2007). Specifity of treatment effects: cognitive therapy and relaxation for generalized anxiety and panic disorders. *Journal of Consulting and Clinical Psychology, 75,* 513–522.

Smith, J. & Baltes, P. B. (1999). Trends and profiles of psychological functioning in very old age. In P. B. Baltes & K. U. Mayer (Eds.), *The Berlin Aging Study: Aging from 70 to 100* (pp. 197–226). Cambridge: Cambridge University Press.

Spitzer, R. L., Kroenke, K., Williams, J. B. & Lowe, B. (2006). A Brief Measure for Assessing Generalized Anxiety Disorder: The GAD-7. *Archives of Internal Medicine, 166* (10), 1092–1097.

Staedt, J., Gudlowski, Y. & Hauser, M. (2009). *Schlafstörungen im Alter.* Stuttgart: Kohlhammer.

Staedt, J. & Riemann, D. (2007). *Diagnostik und Therapie von Schlafstörungen.* Stuttgart: Kohlhammer.

Stanley, M., Beck, J. G. & Glassco, J. D. (1996). Psychometric properties of four anxiety measures in older adults. *Behaviour Research and Therapy: Behavioural Assessment, 34,* 827–838.

Staudinger, U. M. (2008). Was ist das Alter(n) der Persönlichkeit? Eine Antwort aus verhaltenswissenschaftlicher Sicht. In U. M. Staudinger & H. Häfner (Hrsg.). *Was ist Alter(n)?* (S. 83–94). Berlin: Springer.

Staudinger, U. M. & Baumert, J. (2007). Bildung und Lernen jenseits der 50: Plastizität und Realität. In P. Gruss (Hrsg.), *Die Zukunft des Alterns* (S. 240–257). München: Beck.

Stein, M. B., Jang, K. L. & Livesley, W. J. (1999). Heritability of anxiety sensitivity: a twin study. *American Journal of Psychiatry, 156,* 246–251.

Steinhagen-Thiessen, E. & Borchelt, M. (1996). Morbidität, Medikation und Funktionalität im Alter. In P. B. Baltes & K. U. Mayer (Hrsg.), *Die Berliner Altersstudie* (S. 151–183). Berlin: Akademie-Verlag.

Steunenberg, B., Beekman, A. T. F., Deeg, D. J. H. et al. (2007). Mastery and neuroticism predict recovery of depression in later life. *American Journal of Geriatric Psychiatry, 15,* 234–242.

Stewart, J. C., Janicki, D. L., Muldoon, M. F. et al. (2007). Negative emotions and 3-year progression of subclinical atherosclerosis. *Archives of General Psychiatry, 64,* 225–233.

Stöber, J. (1995). Besorgnis: Ein Vergleich dreier Inventare zur Erfassung allgemeiner Sorgen. *Zeitschrift für Differentielle und Diagnostische Psychologie, 16,* 50–63.

Sudore, R. L., Mehta, K. M., Simonsick, E. M., Harris, T. B., Newman, A. B. et al. (2006). Limited literacy in older people and disparities in health and health care access. *Journal of American Geriatrics Society, 54,* 770–776.

Sydow, K. von (2009). Sexuelle Probleme im höheren Lebensalter – die weibliche Perspektive. In E. Brähler (Hrsg.), *Sexualität und Partnerschaft im Alter* (S. 65–86). Gießen: Psychosozial.

Tallis, F., Eysenck, M. W. & Mathews, A. (1992). A questionnaire for the measurement of nonpathological worry. *Personality and Individual Differences, 13,* 161–168.

Taylor, S. & Asmundson, G. J. G. (2004). *Treating health anxiety. A cognitive-behavioral approach.* New York: The Guilford Press.

Teachman, B. A. (2007). Linking obsessional beliefs to OCD symptoms in older and younger adults. *Behaviour Research and Therapy, 45,* 1671–1681.

Teegen, F. & Cizmic, L. D. (2003). Traumatische Lebenserfahrungen, heutige Belastungsstörungen, pflegebedürftige alte Menschen. *Zeitschrift für Gestaltpädagogik, 16,* 77–91.

Teegen, F. & Meister, V. (2000). Traumatische Erfahrungen deutscher Flüchtlinge am Ende des II. Weltkrieges und heutige Belastungsstörungen. *Zeitschrift für Gestaltpädagogik, 13,* 112–124.

Terr, L. C. (1989). Treating psychic trauma in children. *Journal of Traumatic Stress, 2,* 3–20.

Thalmann, B., Monsch, A. U., Bernasconi, F., Berres, M. et al. (1997). *CERAD – Consortium to Establish a Registry for Alzheimer's Disease Assessment Battery – deutsche Fassung.* Basel: Geriatrische Universitätsklinik.

Thomae, H. (1993). Die Bonner gerontologische Längsschnittstudie (BOLSA). *Zeitschrift für Gerontologie und Geriatrie, 26,* 142–150.

Thorvaldsson, V., Hofer, S. M., Berg, S. et al. (2008). Onset of terminal decline in cognitive abilities in individuals without dementia. *Neurology, 71,* 882–887.

Tsao, J. C., Mystkowski, J. L., Zucker, B. G. & Craske, M. G. (2002). Effects of cognitive-behavioral therapy for panic disorder on comorbid conditions: Replication and extension. *Behavior Therapy, 33,* 493–509.

Van Balkom, A. J. L. M., Beekman, A. T. F., De Beurs, E. et al. (2000). Comorbidity of the anxiety disorders in a community-based older population in the Netherlands. *Acta Psychiatrica Scandinavica, 101,* 37–45.

Van Hout, H. P., Beekman, A. T., De Beurs, E. et al. (2004). Anxiety and the risk of death in older men and women. *British Journal of Psychiatry, 185,* 399–404.

Van Zelst, W. H., De Beurs, E., Beekman, A. T. F. et al. (2003). Prevalence and risk factors of posttraumatic stress disorder in older adults. *Psychotherapy and Psychosomatic, 72,* 333–342.

Vaupel, J. W. (2010). Biodemography of human ageing. *Nature, 464,* 536–542.

Vaupel, J. W. & Kistowski, K. G. von (2007). Die Plastizität menschlicher Lebenserwartung und ihre Konsequenzen. In P. Gruss (Hrsg.), *Die Zukunft des Alterns* (S. 79–100). München: Beck.

Volz, H. P. & Stieglitz, R.-D. (2010). *Generalisierte Angststörung. Krankheitsbild, Komorbiditäten, Psycho- und Pharmakotherapie.* Stuttgart: Schattauer.

Wagner, M., Schütze, Y. & Lang, F. R. (1996). Soziale Beziehungen alter Menschen. In K. U. Mayer & P. B. Baltes (Hrsg.), *Die Berliner Altersstudie* (S. 301–320). Berlin: Akademie-Verlag.

Wallesch, C.-W. & Förstl, H. (Hrsg.). (2005). *Demenzen.* Stuttgart: Thieme.

Weaver, I. C. G., Meaney, M. J. & Szy, M. (2006). Maternal care effects on the hippocampal transcriptome and anxiety-mediated behaviors in the offspring that are reversible in adulthood. *Proceedings of the National Academy of Sciences, 103,* 3480–3485.

Webb, N. B. & Terr, L. C. (Eds.). (2007). *Play therapy with children in crisis: individual group, and family treatment* (3rd ed.). New York: Guilford.

Weinberger, S. (2008). *Klientenzentrierte Gesprächsführung: Lern- und Praxisanleitung für psychosoziale Berufe* (8. Aufl.). Weinheim: Juventa.

Weiss, H. & Harrer, M. E. (2010). Achtsamkeit in der Psychotherapie. Verändern durch „Nicht-Verändern-Wollen" – ein Paradigmenwechsel? *Psychotherapeutenjournal, 9,* 14–24.

Weissman, M., Myers, J., Tischler, G. et al. (1985). Psychiatric disorders (DSM-III) and cognitive impairment among the elderly in a U. S. urban community. *Psychiatric Annals, 23,* 325–331.

Wells, A. (1999). A metacognitive model and therapy for generalized anxiety disorder. *Clinical Psychology and Psychotherapy, 6,* 86–95.

Wells, A. (2002). Worry, metacognition, and generalized anxiety disorder: nature, consequences, and treatment. *Journal of Cognitive Psychotherapy, 16,* 179–192.

Wells, C. (1979). Pseudodementia. *American Journal of Psychiatry, 136,* 895–900.

Welzer, H. (2008). *Das kommunikative Gedächtnis. Eine Theorie der Erinnerung* (2. Aufl.). München: Beck.

Westerhof, G. J. & Tulle, E. (2008). Meanings of ageing and old age: Discursive contexts, social attitudes and personal identities. In J. Bond, S. Peace, F. Dittmann-Kohli & G. J. Westerhof (Eds.), *Ageing in society* (pp. 235–254). London: SAGE Publications Ltd.

Wetherell, J. L. & Gatz, M. (2005). The Beck Anxiety Inventory in older adults with Generalized Anxiety disorder. *Journal of Psychopathology and Behavioral Assessment, 27,* 17–24.

Wetherell, J. L., Maser, J. D. & Van Balkom, A. (2005). Anxiety disorders in the elderly: Outdated beliefs and a research agenda. *Acta Psychiatrica Scandinavica, 111,* 401–402.

Wetherell, J. L., Thorp, S. R., Patterson, T. L., Golshan, S., Jeste, D. V. & Gatz, M. (2004). Quality of life in geriatric anxiety disorder: A preliminary investigation. *Journal of Psychiatric Research, 38,* 305–312.

WHO (2005). *Internationale Klassifikation der Funktionsfähigkeit, Behinderung und Gesundheit (ICF).* Genf: WHO.

Wiktorsson, S., Runeson, B., Skoog, I. et al. (2010). Attempted suicide in the elderly: characteristics of suicide attempters 70 years and older and a general population comparison group. American *Journal of Geriatric Psychiatry, 18,* 57–67.

Willis, S. L. & Schaie, K. W. (2006). A co-constructionist view of the third age: The case of cognition. *Annual Review of Gerontology and Geriatrics, 26,* 131–152.

Windle, G., Markland, D. A. & Woods, R. T. (2008). Examination of a theoretical model of psychological resilience in older age. *Aging & Mental Health, 12,* 285–292.

Wingfield, A., Tun, P. A. & McCoy, S. L. (2005). Hearing loss in older adulthood. *Current Directions in Psychological Science, 14,* 144–148.

Wisocki, P. A. (2002). Angststörungen. In A. Maercker (Hrsg.), *Alterspsychotherapie und klinische Gerontopsychologie* (S. 167–194). Berlin: Springer.

Wittchen, H.-U. (2006). Epidemiologie der GAS. In B. Bandelow (Hrsg.), *Taschenatlas GAD. Generalisierte Angststörung in Klinik und Praxis* (S. 50–65). Linkenheim-Hochstetten: Aesopus.

Wittchen, H.-U. (2007). Angststörung kann Schmerzen bereiten. *Ärzte Zeitung vom 18. 1. 07.*

Wittchen, H.-U. & Jacobi, F. (2005). Size and burden of mental disorders in Europe – a critical review and appraisal of 27 studies. *European Neuropsychopharmacology, 15,* 357–376.

Wittchen, H.-U., Kessler, R. C., Beesdo, K. et al. (2002). Generalized anxiety disorder and depression in primary care: prevalence, recognition, and management. *Journal of Clinical Psychiatry, 63* (Suppl. 8), 24–34.

Wittchen, H.-U. & Pfister, H. (1997a). *DIA-X Interviews.* Frankfurt a. M.: Swets & Zeitlinger.

Wittchen, H.-U., Zaudig, M. & Fydrich, T. (1997b). *Strukturiertes Klinisches Interview für DSM-IV (SKID-1 und SKID-II).* Göttingen: Hogrefe.

Wolf, M. S., Gazmararian, J. A. & Baker, D. W. (2005). Health literacy and functional health status among older adults. *Archives of Internal Medicine, 165,* 1946–1952.

Wolinsky, F. D., Mahnke, H., Vander Weg, M. W., Martin, R. et al. (2010). Speed of processing training protects self-rated health in older adults: enduring effects observed in the multi-site ACTIVE randomized controlled trial. *International Psychogeriatrics, 22,* 470–478.

Wolpe, J. (1973). *Praxis der Verhaltenstherapie.* Bern: Huber.

Yehuda, R., Harvey, P. D., Buchsbaum, M. et al. (2007). Enhanced effects of cortisol administration on episodic and working memory in aging veterans with PTSD. *Neuropsychopharmacology, 32,* 2581–2591.

Yesavage, J. A., Brink, T. L., Rose, T. L. et al. (1983). Development and validation of a geriatric depression screening scale: A preliminary report. *Journal of Psychiatric Research, 17,* 37–49.

Yon, A. & Scogin, F. (2007). Procedures for identifying evidence-based psychological treatments for older adults. *Psychology and Aging, 22,* 4–7.

Zank, S. (2002). Selbständigkeitsinterventionen. In A. Maercker (Hrsg.), *Alterspsychotherapie und klinische Gerontopsychologie* (S. 319–339). Berlin: Springer.

Zaudig, M. & Hiller, W. (2000). *Strukturiertes Interview für die Diagnose einer Demenz vom Alzheimer-Typ, der Multiinfarkt-Demenz und Demenzen anderer Ätiologie nach DSM-III-R, DSM-IV und ICD-10.* SIDAM, Nachdruck der ersten Auflage. Bern: Huber.

Zaworka, W., Hand, I., Jauernig, G. & Lünenschloß, K. (1983). *Hamburger Zwangsinventar (HZI).* Weinheim: Beltz Test GmbH.

Zelinski, E. M., Kennison, R. F., Watts, A. & Lewis, K. L. (2009). Convergence between cross-sectional and longitudinal studies: Cohort matters. In H. B. Bosworth & C. Hertzog (Eds.), *Aging and cognition* (pp. 101–118). Washington, DC: American Psychological Association.

Zijlstra, G. A. R., van Haastregt, J. C. M., van Rossum, E. et al. (2007). Interventions to reduce fear of falling in community-living older people: a systematic review. *Journal of the American Geriatric Society, 55,* 603–615.

Zinbarg, R. E., Craske, M. G. & Barlow, D. H. (2006). *Mastery of your anxiety and worry: Therapist guide.* New York: Oxford University Press.

Zubenko, G., Maher, B., Hughes, H. B. et al. (2003). Genome-wide linkage survey for genetic loci that influence the development of depressive disorders in families with recurrent, early-onset major depression. *American Journal of Medical Genetics, 123B,* 1–18.

# Anhang

**Liste der Alltagsfertigkeiten und Hilfsmittel (in Anlehnung an Steinhagen-Thiessen & Borchelt, 1996)**

**Alltagsfertigkeiten**
- Treppensteigen
- Spazierengehen
- Anziehen
- WC benutzen
- Transfer von und zum Bett
- Baden/Duschen
- Körperpflege
- Wäsche waschen
- Wohnung putzen
- An- und Auskleiden
- Kochen
- Essen
- Umgang mit Geld und Kontoführung
- Einkaufen/Besorgungen erledigen
- Reisen
- Telefonieren/Notdienst rufen
- Radio-/Fernsehbedienung
- Zeitungslektüre
- Medikamenteneinnahme

**Hilfsmittel**
- Brille/Lupe
- Hörgeräte
- Gestock
- Deltarad
- Rollstuhl

Zu Untersuchungsverfahren für Alltagsfertigkeiten vgl. „Diagnostisches Vorgehen bei Verdacht auf Demenz“ auf S. 162.

**Bildgebende Verfahren**

Die Entstehung von Gedächtnisinhalten ist für das Verständnis der Entwicklung von Angststörungen besonders bedeutsam. Mit funktionellen Bildgebungsverfahren werden Funktionen einzelner Hirnregionen und ihre Rolle bei der Entstehung von psychischen Störungen untersucht. Folgende Bildgebungsverfahren werden derzeit in der neuropsychologischen Forschung eingesetzt (Flor, 2009; Reinhardt, Jansen & Kircher, 2009):

- funktionelle Magnetresonanztomographie fMRT (oder Kernspintomographie),
- Positronenemissionstomographie PET,
- Single-Photon-Emissionscomputertomographie SPECT,
- Multikanal-Elektroenzephalographie EEG,
- Magnetenzephalographie MEG.

Insbesondere die fMRT spielt eine wichtige Rolle bei der neuropsychologischen Untersuchung von Angst, denn sie hat eine hohe räumliche Auflösung (Reinhardt et al., 2009). Einige der positiven Aspekte von funktionellen bildgebenden Verfahren für die Evaluation und Weiterentwicklung von kognitiver Verhaltenstherapie sind (Flor, 2009):

- Evaluation von Therapieverfahren (Leitfragen: Ist die Veränderung der unangepassten Lern- und Gedächtnisprozesse und damit der maladaptiven Gehirnplastizität geglückt? Können diese auch von Placeboeffekten abgegrenzt werden?),
- Aufschluss über Wirkmechanismen (v. a. bei Phobien, Zwängen und Depressionen). Psychotherapie kann Hirnveränderungen, die mit diesen Störungen assoziiert sind, rückgängig machen. Außerdem sind Vergleiche mit den Wirkungen von Psychopharmaka möglich.
- Hinweise auf Biomarker, die einzelne Störungen beeinflussen.

Mit dem Messen von Hirnaktivitäten, die durch bestimmte Reize, Handlungen oder Aufgaben ausgelöst werden, lassen sich unter anderem neuronale Korrelate des Angsterlebens erschließen. In der neuropsychologischen Forschung wird zur Bestimmung der neuronalen Aktivität, die mit einer Reizwahrnehmung oder einer Handlung einhergeht, eine Symptomprovokation vorgenommen (beispielsweise bekommt ein Spinnenphobiker Spinnen vorgelegt). Die Aktivierungsbedingungen werden dann mit Kontrollbedingungen verglichen. Bislang wurden mehrere fMRT-Studien bei Patienten mit spezifischer Phobie oder sozialer Phobie durchgeführt, aber nur sehr wenige bei Patienten mit GAS oder Panikstörung (Reinhardt et al., 2009).

**Genetische und neuropsychologische Aspekte der bewussten und unbewussten Angstverarbeitung und Depression**

Die *unbewusste Angstkomponente* beruht auf den Prozessen des autonomen Nervensystems und des regulierenden Hypothalamus, der für die Steuerung von autonomen, endokrinen und viszeralen Funktionen zuständig ist. Grundlage für das *bewusste* Erinnern an Angst- und andere Gefühlszustände ist demgegenüber die episodische oder explizite Gedächtnisspeicherung (vgl. S. 32), die auf den Hippocampus und die bewertenden Funktionen des Kortex, speziell des cingulären Kortex, angewiesen ist. Nach traumatischen Erlebnissen bilden traumatisierte Personen weniger Glucokortikoid-Rezeptoren (intrazelluläre Hormonrezeptoren) im Hippocampus (Heim & Nemeroff, 2009; LeDoux, 2002; Weaver, Meany & Szy, 2006). Somit ist der *Hippocampus* an der Angstverarbeitung wesentlich beteiligt und dient als Filter für das Langzeitgedächtnis (Heim et al., 2009; Holsboer, 2007; Kandel, 2006).

Die *Amygdala* koordiniert vor allem die bewusste Erfahrung des Fühlens und den körperlichen Ausdruck von Emotionen. Mit dem evolutionshistorisch sehr alten System der Amygdala werden beängstigende Angstreize mit und ohne Beteiligung der Großhirnrinde wahrgenommen (Debiec & LeDoux, 2009). Sensorische Reize erreichen die Amygdala über zwei Wege. Ein kurzer Weg geht direkt vom sensorischen Thalamus zur Amygdala, sodass Informationen unbewusst, wenn auch nur grob, in der Amygdala verarbeitet werden können. Dabei kommt es auch zur Ausschüttung von Stresshormonen, gefolgt von körperlichen Angstsymptomen und das hat motivationale Auswirkungen. Der längere und langsamere Weg der sensorischen Reizverarbeitung führt über den Neokortex, wo es zu einer verfeinerten Sichtung und Analyse kommt. Sobald von dort Impulse in der Amygdala angelangt sind, wird eine emotionale (Angst-)Reaktion gezündet.

Bei ihren klassischen Konditionierungsversuchen an Ratten und Mäusen haben LeDoux & Trunk (2006) wiederholt Angst auslösende Stromschläge mit neutralen akustischen Reizen gepaart. Dabei konnten sie in der Amygdala drei Kernbereiche mit unterschiedlichen Aufgaben identifizieren, die auch beim Menschen an der Auslösung von Angsterleben beteiligt sind. An diesem molekularen Signalweg sind cAMP, Proteinkinase A und das Regulator-Gen CREB beteiligt:

- Der laterale Nucleus dient als Konvergenzpunkt für Informationen über konditionierte und unkonditionierte Reize. Dort trifft die sensorische Wahrnehmung (Ton) ein und wird sofort mit dem Stromschlag in Verbindung gebracht.
- Die sensorische Wahrnehmung wird dann (unter anderem) zum zentralen Nucleus der Amygdala weitergeleitet, wo die körperliche Angstreaktion ausgelöst wird. Nach einigen Wiederholungen werden die Synapsen – als Kontaktstellen zwischen den aktivierten Neuronen – gestärkt, sodass sich die Verknüpfung von akustischem Ton und Angst in das neuronale Netzwerk einprägt.
- Im basalen Nucleus, dem dritten Kern der Amygdala, werden auf den sensorischen Input und den Schreckimpuls hin Alarm- und Anpassungsreaktionen initiiert und mithilfe des Hypothalamus ausgelöst (Kampf- oder Fluchtreaktionen). Im cingulären Kortex kommt es zu einer bewussten Beurteilung der Angst.

Stromschlag (unkonditionierter Reiz) und Ton (konditionierter Reiz) werden demnach über zwei separate Bahnen weitergeleitet. Die direkte, schnellere Bahn führt in die Pyramidenzellen des lateralen Kerns der Amygdala *(unbewusste Bewertung)*, während die indirekte Bahn zunächst über den Kortex verläuft, um anschließend im lateralen Nucleus der Amygdala einzumünden *(bewusste Bewertung)*. Die unbewusste Bewertung eines Angst erregenden Reizes erfolgt somit rascher und geht der bewussten, kortikalen Beurteilung voraus. Sie ist allerdings auch ungenauer. Durch Aktivieren der direkten Bahn kann somit ein Angstreiz bereits Herzrasen, Schwindel und Schweißabsonderung auslösen, bevor die in Erregung geratene Person überhaupt eine Gefahr bewusst wahrgenommen hat (LeDoux & Trunk, 2006).

Stresserleben und genetische Disposition beeinflussen auch die neurobiologischen Grundlagen der *Depression*. In einer kontrollierten Studie (Frodl et al., 2010) wird belegt, dass die depressiven Patienten der Untersuchungsgruppe hirnstrukturelle Auffälligkeiten, nicht nur in Form einer Verkleinerung des Hippokampus, sondern auch des linken präfrontalen Kortex aufwiesen. Zwei Bedingungen wurden hierfür verantwortlich gemacht: Emotionale Vernachlässigung in der Kindheit und das Risiko beladene S-Allel im Serotonin Transporter Gen (SLC6A4, 5-HTTLPR). Bei Kontrollpersonen, die das nicht risikobehaftete L-Allel im Serotonin Transporter Gen trugen, wurde demgegenüber ein vergrößertes präfrontales Volumen festgestellt. Dieses L-Allel könnte einen Schutzfaktor gegen Depression darstellen.

Belastende Erlebnisse in der Kindheit wirken sich in geschlechtsspezifisch unterschiedlicher Weise auf die Entwicklung von *Depressionen im späteren Leben* aus (Meaney, 2001; S. 61). Das Corticotropin-Releasing-Hormon-Rezeptor-1 (CRHR1)-Gen moderiert die Entwicklung von Depressionen nach einem Trauma im Kindesalter. Nach frühkindlichem Trauma werden Frauen häufiger depressiv als Männer. Während Männer mehr physischer Gewalt ausgesetzt sind, erleben Frauen vermehrt sexuellen und emotionalen Missbrauch (Heim & Nemeroff, 2009). In einer genomanalytischen Untersuchung von 424 Männern und 635 Frauen wurden Belege dafür gefunden, dass das rs110402 A-allele im CRHR1-Gen eine Schutzwirkung gegen das Aufkommen von Depression bei den Personen entfaltet, die als Kind vermehrt körperlicher Gewalt ausgesetzt waren; das betraf vor allem die im Kindesalter traumatisierten Männer der Untersuchungsgruppe. Sie hatten auch ein geringeres Cortisolaufkommen als die in der Kindheit traumatisierten Frauen. In der geschlechtsgemischten Kontrollgruppe, in der niemand traumatisiert war, gab es diese Unterschiede nicht.

Neurobiologische Systeme und das Risiko für PTBS und Depressionen werden somit von mehreren Faktoren beeinflusst, der genetischen Variabilität, Geschlechtsunterschieden und Stresserleben (Heim et al., 2009). Derzeit wird an der Entwicklung von genotypisierenden Verfahren gearbeitet, mit denen Personen, die ein erhöhtes Risiko für PTBS und Depression tragen, identifiziert werden können.

**Angst- und Sorgentagebuch**

| Datum | Auslöser | Sorgenthemen | Ängstliche Erregung<br>1 bis 10<br>schwach stark | Angstsymptome<br><br>Weitere aversive Gefühle | Befürchtete Katastrophen<br><br>Wie stark wird daran geglaubt? (1 bis 100%) | Wie lange hielten die Sorgen und Ängste an? | Was hat das Sich-Sorgen unterbrochen oder beendet? |
|---|---|---|---|---|---|---|---|
| | | | | | | | |
| | | | | | | | |
| | | | | | | | |
| | | | | | | | |
| | | | | | | | |
| | | | | | | | |
| | | | | | | | |

## Testpsychologische Messverfahren für internalisierende Störungen und Schmerzen

**Allgemeines Screening:**

- Halbstrukturierte und strukturierte Interviews, wie das Strukturierte Klinische Interview für DSM-IV, SKID (Wittchen, Zaudig & Fydrich, 1997b),
- das Diagnostische Interview bei psychischen Störungen DIPS (Schneider & Margraf, 2005) und
- die Symptomcheckliste SCL-90-R (Franke, 2002),

werden für einen Überblick über vorhandene Störungen herangezogen.

### Internalisierende Störungen

*Selbst-* und *Fremdbeurteilung:*

- Hospital Anxiety and Depression Scale HADS-D (Herrmann-Lingen, Buss & Snaith, 1995) für Patienten mit körperlichen Erkrankungen oder Beschwerden.
- Fragebogen zum Gesundheitszustand SF-36 (Bullinger & Kirchberger, 1998), ein krankheitsübergreifendes Messinstrument zur Erfassung der körperlichen und psychischen Gesundheit.

### Angst

*Selbstbeurteilung:*

- Beck-Angst-Inventar BAI (Margraf & Ehlers, 2007), 21 somatische, kognitive und behaviorale Items.
- State-Trait-Angst-Inventar STAI (Laux et al., 1981), 40 Items, unterscheidet zwischen Angst als Zustand (state) und Angst als Eigenschaft (trait).
- Self Rating Anxiety Scale SAS von Zung (deutsch in CIPS, 1996), 21 Items zu somatischen und affektiven Aspekten der Angst.

*Fremdbeurteilung:*

- Hamilton Anxiety Rating Scale HAM-A (CIPS, 2005), 14 Items; für die Anwendung bei älteren Patienten empfehlen Forstmeier und Maercker (2008) eine abgewandelte Form, die eine getrennte Auswertung für GAS und Panikstörung erlaubt (Beck et al., 1999). HAM-A wird meistens in psychopharmakologischen Studien zur Evaluation eingesetzt.
- Anxiety Disorders Interview Schedule für DSM-IV ADIS-IV (DiNardo et al., 1995; deutsch von Hoyer, 2002).

*Fremd- und Selbstbeurteilung:*

- Panik- und Agoraphobie-Skala PAS (Bandelow, 1997).

### Zwangsstörung

*Selbstbeurteilung:*

- Hamburger Zwangsinventar HZI (Zaworka et al., 1983).

*Fremdbeurteilung:*

- Yale-Brown Obsessive Compulsive Scale Y-BOCS (Goodman et al., 1989a, b; deutsch in CIPS, 2005), halbstandardisiertes Interviewverfahren.

**Depressionen**

*Selbstbeurteilung:*

- Geriatrische Depressionsskala GDS (Yesavage et al., 1983; deutsch in CIPS, 2005).
- Beck Depressionsinventar (Hautzinger et al., 1995).
- Hamilton Depression Scale HAM-D (deutsch in CIPS, 2005).

**Schmerzerleben**

- Die Schmerzempfindungsskala SES für 16- bis 80-Jährige (Geissner, 1996) erfasst affektive und sensorische Aspekte des Schmerzerlebens, auch geeignet für die Evaluation von medikamentöser, psychotherapeutischer, physikalisch-therapeutischer und chirurgischer Schmerzbehandlung.

## Progressive Muskelentspannung (nach Jacobson, 1938)

Progressive Muskelentspannung (PME) ist ein Muskelentspannungsverfahren, bei dem auf den Kontrast von Anspannung und Entspannung unterschiedlicher Muskelpartien geachtet wird. Dabei lernen Patienten, einzelne Muskeln und deren Spannungszustand deutlicher wahrzunehmen. Folgende Muskelpartien werden nacheinander angespannt und entspannt: Hände, Oberarme, Gesicht, Schultern, Hals, Bauch, Gesäß, Oberschenkel, Fersen, Zehen. Dabei sollte der Atem locker fließen.

Patienten mit körperlichen Beschwerden können zunächst mit Anspannung, Lockerung von Muskelpartien und Nachspüren experimentieren, um ein Gespür für die erforderliche Kraftanstrengung und die Intensität der Muskelanspannung, die noch als angenehm erlebt wird, zu bekommen.

Mehrere Muskelpartien können auch gleichzeitig angespannt werden, z. B. Hände und Arme, Füße, Beine, Gesäß und Bauch; bei der Gesichtsübung können gleichzeitig die Stirnmuskeln nach oben gezogen, die Augen fest zugedrückt und die Zunge gegen den Gaumen gedrückt werden. Am Ende der Übungen wird die Aufmerksamkeit auf einzelne Muskelpartien nacheinander gerichtet, um vorhandene Verspannungen bewusst wahrzunehmen und loszulassen.

Damit Angstpatienten sich eigenständig anleiten lernen, sollte eher auf CDs mit Anweisungen zur PME verzichtet werden, denn sie gewöhnen sich an die Stimme des Anleiters und vielleicht auch daran, durch die fremde Ansage unterstützt zu werden. Die Zeit, die Patienten benötigen, um entspannt zu werden, verkürzt sich bei täglichem Üben immer mehr. Nach einigen Wochen oder Monaten sind viele in der Lage, sich mit einem Satz oder einem Wort zu entspannen.

### PMR-Instruktion für ältere Patienten

- Legen Sie sich auf den Rücken, halten Sie die Beine hüftbreit auseinander, die Arme liegen neben dem Körper mit nach oben geöffneten Händen.
- Schieben Sie Gedanken weg und schließen Sie die Augen. Atmen Sie einige Male tief ein und aus.
- Spannen Sie Ihre Fußmuskeln an, halten Sie Ihre Zehen in Richtung Kopf, während Sie langsam bis 5 zählen. Lockern Sie nun die Muskeln und zählen Sie bis 20.
- Spannen Sie Ihre Waden (oder/und Oberschenkelmuskeln) an und zählen Sie langsam bis 5. Lockern Sie die Muskeln wieder und zählen Sie bis 20.
- Spannen Sie die Bauchmuskeln an und zählen Sie langsam bis 5. Lockern Sie nun die Muskeln wieder und zählen Sie bis 20.
- Spannen Sie Ihre Brustmuskeln an und zählen Sie langsam bis 5. Lockern Sie nun die Muskeln wieder und zählen Sie bis 20.
- Ballen Sie Ihre Hände zu Fäusten und zählen Sie langsam bis 5. Lockern Sie nun die Muskeln wieder und zählen Sie bis 20.
- Spannen Sie Ihre Nackenmuskulatur an und zählen Sie langsam bis 5. Lockern Sie nun die Muskeln wieder und zählen Sie bis 20.
- Spannen Sie Ihre Gesichtsmuskeln an und zählen Sie langsam bis 5. Lockern Sie nun die Muskeln wieder und zählen Sie bis 20.

Diesen Ablauf können Sie im Liegen oder im Sitzen mehrfach wiederholen.

**Sensorisches Entspannungstraining nach B. Weitzman (vgl. auch Lazarus, 2006)**

Das Training enthält hypnotherapeutische Elemente und eignet sich für die

- Reduzierung von Erregung und Anspannung,
- Schulung der Visualisierungsfähigkeit und
- Stärkung der Körperwahrnehmung.

Zunächst wird mit dem Patienten PME im Sitzen durchgeführt, bis er entspannt ist. Dann wird er aufgefordert, seinen Rücken und den Hals an der Rückenlehne abzustützen.

### Anleitung zur Sensorischen Entspannung

Hören Sie nun auf die folgenden Fragen. Sie können sie für sich mit „ja" oder „nein" beantworten. Oder Sie achten lediglich auf die speziellen Reaktionen, die von den Fragen in Ihnen ausgelöst werden. Es gibt keine richtigen oder falschen Antworten oder Reaktionen. Schließen Sie nun die Augen, wenn Sie möchten (5 Sekunden Pause).

- Können Sie sich den Punkt bewusst machen, an dem Ihr Rücken die intensivste Berührung mit dem Stuhl hat? (nach jeder Frage immer mindestens 5 Sekunden Pause einlegen)
- Können Sie sich den Zwischenraum zwischen Ihren Ohren vorstellen?
- Können Sie sich die Entfernung von Ihrem Haaransatz bis zum Kinn vorstellen?
- Können Sie sich bewusst machen, wie Ihr Atem an den Augenhintergrund gelangt, wenn Sie Luft holen?
- Können Sie sich vorstellen, irgendetwas anzuschauen, das ganz weit entfernt ist?
- Spüren Sie, wie Ihre Arme den Körper berühren? …
- … und spüren Sie, an welchem Punkt Ihre Arme den Kontakt mit dem Körper verlieren?
- Können Sie den Boden unter den Füßen spüren?
- Spüren Sie, dass eines Ihrer Beine entspannter ist als das andere?
- Können Sie sich die Lage Ihrer Zunge im Mund deutlich machen?
- Können Sie auch den leisesten Hauch auf Ihrer Wange spüren?
- Können Sie ein warmes Gefühl spüren?
- Können Sie sich vorstellen, dass Sie wie auf einer Wolke schweben?
- Oder fühlen Sie sich heute dafür viel zu schwer?
- Können Sie sich eine friedliche Szene vorstellen? (hier 10 Sekunden Pause machen)
- Können Sie sich vorstellen, dass Sie jemanden anschauen, der ganz weit weg ist? (von nun an wieder 5 Minuten Pause)
- Können Sie spüren, dass einer Ihrer Arme entspannter ist als der andere?
- Fühlen Sie, wie Ihr Gesicht ganz weich wird?
- Können Sie sich vorstellen, dass Sie eine Kugel so leicht auf dem Scheitel Ihres Kopfes balancieren, bis die Kugel ganz ruhig auf der Mitte Ihres Kopfes liegen bleibt?
- Können Sie sich vorstellen, dass Ihnen ein Stab im Rücken hilft, die Wirbelsäule aufrecht zu erhalten?
- Können Sie sich vorstellen, dass Ihr Gesäß auf einem Wasserbett sitzt?
- Können Sie bewusst spüren, wie Sie Ihre Schultern halten?
- Können Sie sich vorstellen, wie es sich anfühlt, wenn eine Last von Ihren Schultern fällt?
- Können Sie ein leichtes Kribbeln an Ihren Fußsohlen spüren, als ob Ameisen darüber laufen würden?

Halten Sie die Augen noch ein wenig geschlossen. Es wäre schön, wenn Sie bis zum nächsten Termin mehrere Fragen erinnern und sich diese zu einer bestimmten Tageszeit in bequemer Lage nochmals stellen, um Ihr Bedürfnis nach Ruhe und Entspannung in den Alltag einzubauen.

Beenden Sie nun die Entspannung: Zählen Sie langsam rückwärts von drei bis eins und öffnen Sie die Augen.

**Visualisierungsübung (in Anlehnung an Rabins & Lauber, 2006)**

Ältere Patienten werden ermutigt, sich zur Entspannung ein schönes Bild vorzustellen und sich in dieses hinein zu begeben, wie z. B. in den folgenden ruhigen Ort, an den sie immer wieder zurückkehren können, um Ruhe zu finden und um zu entspannen.

**Anleitung zur Visualisierungsübung**

- Setzen Sie sich ganz gemütlich hin, schließen Sie die Augen und atmen Sie einige Male tief durch.
- Stellen Sie sich vor, wie Sie oben auf einer weißen Treppe stehen.
- Versuchen Sie, dieses Bild klar zu sehen.
- Gehen Sie diese Treppe ganz langsam herunter.
- Mit jeder Stufe, die Sie heruntergehen, werden Sie etwas entspannter.
- Am Ende der Treppe stehen Sie vor einem rauschenden Wasserfall, der sich in einen kleinen See mit kristallklarem Wasser ergießt.
- Schauen Sie sich dieses Bild intensiv an.
- Der Tag ist wunderschön sonnig und nicht zu heiß, der Himmel blau und wolkenlos.
- Eine sanfte Brise streicht über Ihr Gesicht.
- Sie baden im warmen Sonnenlicht und sind ein Teil dieses vollkommenen Bildes.
- Atmen Sie die frische Luft ein und aus.
- Spüren Sie die angenehme Wärme.
- Hören Sie das Rauschen des Wassers.
- Sie fühlen sich hier völlig sicher.
- Atmen Sie ruhig und gelassen.
- Spüren Sie, wie stark und gefasst Sie sind.
- Wenn Sie bereit sind, dann gehen Sie die Treppe wieder langsam hoch.

Zählen Sie rückwärts von drei bis eins, öffnen Sie die Augen und orientieren Sie sich wieder im Hier und Jetzt.

## Bauchatmung

Angstpatienten atmen in der Regel zu flach (vgl. S. 100). Mit der Bauchatmung können sie falsche Atemmuster korrigieren.

Weil sich beim Ausatmen die gesamte Körpermuskulatur entspannt, sollte länger ausgeatmet als eingeatmet werden. Um die Atemrichtung zu steuern, kann eine Hand auf dem Bauch liegen, in die dann hinein geatmet wird. Die andere Hand liegt auf dem Brustkorb, der nach Möglichkeit ruhig bleibt.

**Anleitung zur Bauchatmung**

- Setzen Sie sich bequem hin. Ihre Füße haben guten Kontakt zum Boden. Schließen Sie die Augen.
- Atmen Sie einige Male tief ein und aus.
- Atmen Sie nun langsam durch die Nase ein und zählen Sie dabei bis 3 oder 4.
- Achten Sie darauf, wie Ihr Bauch rund und fest wird.
- Atmen Sie nun wieder langsam durch den Mund aus und zählen Sie bis 6 oder weiter (Sie können nach dem langsamen Ausatmen aber auch einfach warten, bis der Reflex zum Einatmen von ganz allein wieder einsetzt).
- Atmen Sie nun wieder ein und zählen Sie bis 3 oder 4 und verlängern Sie die Ausatmung.
- Wiederholen Sie diese Atmung einige Minuten lang.

Achten Sie am Ende der Atemübung darauf, wie weit Ihre Spannung nachgelassen hat.

**Schlafprotokolle (in Anlehnung an Müller & Paterok, 2010)**

Zu den am häufigsten eingesetzten Instrumenten in der Schlafforschung und Schlaftherapie gehören Schlaftagebücher bzw. Schlafprotokolle. Trotz manchmal erheblicher Abweichungen von den objektiven Messverfahren des Schlafes gelten sie als reliabel und valide und sind in der Diagnostik und Therapie von grundlegender Bedeutung.

Bevor Patienten damit beginnen, das Abend- und das Morgenprotokoll über einen Zeitraum von zwei Wochen auszufüllen, werden ihnen folgende Fragen gestellt:

Haben Sie Probleme mit dem Ein- und Durchschlafen? ☐ Ja ☐ Nein

Haben Sie Probleme, tagsüber wach zu bleiben? ☐ Ja ☐ Nein

Welche anderen Schlafprobleme haben Sie?

________________________________________

________________________________________

________________________________________

Unter welchen anderen Erkrankungen leiden Sie?

________________________________________

________________________________________

________________________________________

Welche Medikamente nehmen Sie gegenwärtig?

________________________________________

________________________________________

________________________________________

Körpergröße: ________ cm Gewicht: ________ kg

## Schlafprotokoll

Woche von ____________________ bis ____________________

| Abendprotokoll (vor dem Lichtlöschen) | Beispiel | MO | DI | MI | DO | FR | SA | SO |
|---|---|---|---|---|---|---|---|---|
| 1. Wie ist Ihre Stimmung jetzt? (1: sehr gut .... 6: sehr schlecht) | 3 | | | | | | | |
| 2. Wie leicht/schwer fiel es Ihnen heute, Leistungen (Beruf, Haushalt) zu erbringen? (1: sehr leicht ... 6: sehr schwer) | 3 | | | | | | | |
| 3. Haben Sie heute tagsüber geschlafen? Falls ja, geben Sie an, wann und wie lange insgesamt. | 14:00 30 Min | | | | | | | |
| 4. Haben Sie in den letzten 4 Stunden Alkohol zu sich genommen? Falls ja, was und wieviel? | 3 Glas Wein | | | | | | | |
| 5. Wie frisch/müde fühlen Sie sich jetzt? (1: sehr frisch ..... 6: sehr müde) | 3 | | | | | | | |
| 6. Wann sind Sie zu Bett gegangen? | 22:30 | | | | | | | |
| **Morgenprotokoll (nach dem Aufstehen)** | **Beispiel** | **MO** | **DI** | **MI** | **DO** | **FR** | **SA** | **SO** |
| 7. Wie frisch/müde fühlen Sie sich jetzt? (1: sehr frisch ..... 6: sehr müde) | 3 | | | | | | | |
| 8. Wie ist Ihre Stimmung jetzt? (1: sehr gut .... 6: sehr schlecht) | 3 | | | | | | | |
| 9. Wann haben Sie gestern das Licht ausgemacht? | 23:00 | | | | | | | |
| 10. Wie lange hat es nach dem Licht löschen gedauert, bis Sie einschliefen? (Angabe in Minuten) | 40 | | | | | | | |
| 11. Waren Sie nachts wach? Wie oft? Wie lange insgesamt? (Angabe in Minuten) | 2 x 30 | | | | | | | |
| 12. Wann sind Sie endgültig aufgewacht? | 6:30 | | | | | | | |
| 13. Wie lange haben Sie insgesamt geschlafen? (Angabe in Stunden : Minuten) | 6:40 | | | | | | | |
| 14. Wann sind Sie endgültig aufgestanden? | 7:00 | | | | | | | |
| 15. Haben Sie seit gestern Abend Medikamente zum Schlafen genommen? (Präparat, Dosis, Uhrzeit) | 1/2 Stilnox 22:30 | | | | | | | |

**Blasentraining und Beckenbodenübungen (in Anlehnung an Burgio et al., 1996; Forstmeier & Maercker, 2008)**

Der Therapeut bestimmt aufgrund des Blasentagebuchs das längste Intervall zwischen zwei Toilettengängen, das für den Patienten problemlos einzuhalten ist. Dieses Intervall ist das Ausgangsintervall für das *Blasentraining*. Dem Patienten werden folgende Instruktionen gegeben:

- Gehen Sie morgens als Erstes auf die Toilette.
- Danach gehen Sie jedes Mal auf die Toilette, wenn das vereinbarte Intervall vergangen ist.
- Gehen Sie vor der Nachtruhe auf die Toilette.
- Wenn Sie Harndruck verspüren, unterdrücken Sie ihn und warten Sie, bis das vereinbarte Intervall verstrichen ist.
- Wenn das Intervall vergangen ist und Sie keinen Drang verspüren, gehen Sie trotzdem auf die Toilette.

Wenn der Patient dieses Ausgangsintervall drei Tage hintereinander problemlos befolgen konnte, wird das Intervall langsam, in der Regel jeweils um 15 bis 30 Minuten, erhöht, bis eine normale Frequenz der Toilettengänge (etwa alle drei bis vier Stunden) erreicht ist. Trinkgewohnheiten sollten nicht eingeschränkt werden.

*Beckenbodenübungen* helfen auch sehr schön, den Harndrang abzuschwächen. Erschlaffte Beckenbodenmuskeln führen oft zum Absinken der Harnröhre. Wird diese Muskelpartie gezielt trainiert und gestärkt, hebt sich die Harnröhre wieder und der Harndrang lässt nach. Für die Übungen wird der Patient, wie folgt, angewiesen:

Zunächst müssen Sie die richtige Muskelpartie im Beckenboden finden. Kneifen Sie den Blasenschließmuskel kräftig zusammen, als wollten Sie Harndrang unterbinden. Unter dem Becken werden Sie dabei eine leichte Anhebung der Muskeln nach oben und nach innen spüren.

Machen Sie folgende Beckenbodenübung dreimal am Tag:

- Spannen Sie die Beckenbodenmuskeln so stark wie möglich an, ohne dabei andere Muskelpartien (Bauch, Gesäß, Innenseiten der Schenkel) in Anspruch zu nehmen.
- Halten Sie die Beckenbodenmuskeln 6 bis 8 Sekunden angespannt und lassen Sie danach locker.
- Wiederholen Sie das zehnmal hintereinander.

Arbeitet der Patient gut mit, dann dürften sich nach zwei Monaten bereits erste Erfolge einstellen.

# Sachregister